血液与肿瘤疾病
常用中成药临床应用指引

侯　丽　田劭丹　郎海燕　主编

陈信义　主审

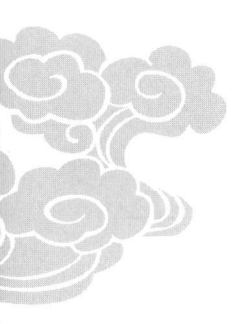

北京科学技术出版社

图书在版编目（CIP）数据

血液与肿瘤疾病常用中成药临床应用指引 / 侯丽，田劭丹，郎海燕主编 . -- 北京：北京科学技术出版社 , 2025. -- ISBN 978-7-5714-3867-8

Ⅰ. R286；R273

中国国家版本馆 CIP 数据核字第 2025221XF2 号

策划编辑： 尤玉琢

责任编辑： 钟志霞

责任校对： 贾　荣

责任印制： 吕　越

出 版 人： 曾庆宇

出版发行： 北京科学技术出版社

社　　址： 北京西直门南大街 16 号

邮政编码： 100035

电　　话： 0086-10-66135495（总编室）　　0086-10-66113227（发行部）

网　　址： www.bkydw.cn

印　　刷： 河北宝昌佳彩印刷有限公司

开　　本： 710 mm × 1000 mm　1/16

字　　数： 300 千字

印　　张： 21.75

版　　次： 2025 年 5 月第 1 版

印　　次： 2025 年 5 月第 1 次印刷

ISBN 978-7-5714-3867-8

定　　价： 75.00 元

　　中医药是中华民族的宝贵遗产，在中华几千年的文明历史中，对保障人民的身体健康发挥了重要作用。早在 1958 年，毛泽东主席就明确指出："中国医药学是一个伟大的宝库，应当努力发掘，加以提高。"这一重要指示为我国开展中医药事业指明了前进方向。国家中医药管理局成立以来，在党中央正确领导与政府大力支持下，中医药临床、科研、教育以及传承等事业得到了飞速发展，并取得了令人瞩目的成就。目前我国实际存在着中医、西医两种不同的医学体系，二者在疾病诊疗方面存在着明显差异，通过望闻问切加现代检查指标得到的是中医学的病或证，并可延伸到西医的疾病；通过视触叩听加现代检测指标得到的是西医的疾病。在治疗方面，中医强调辨证施治，组方遣药，中成药临床应用也需辨证施治；而西医强调针对病因或病理结局治疗。这会导致西医临床医师在应用中药（包括中成药）时，只考虑针对现代医学范围的疾病和检查结果用药，而不懂如何去辨证治疗，使中成药的临床应用类似西药，从而失去了中成药的根源性作用。因此，西医临床医师如何正确应用中成药，特别是辨证应用中成药已成为当前中西医临床共同关注的焦点问题。

　　鉴于目前西医治疗血液与肿瘤疾病尚存在的一些不足，如不良反应、相关并发症或合并症等，血液与肿瘤疾病多数缺乏有效的治疗，而中医或中西医结合治疗就显示了明显的疗效优势。血液与肿瘤疾病多数属于慢性病，治疗时间长，长期使用汤剂，患者依从性较差，而辨证使用中成药具有便于携带、服用方便、依从性好等特点。同时，我们在全国开展"血液与恶性肿瘤优势病种中医药治疗方案与路径"解读巡讲的过程中发现，目前制约西医医院（西医临床医师）应用中成药的关键问题是如何选择中成药并将其正确应用于临床。为此我们走访了部分从事血液与肿瘤疾病诊治工作的西医临床医师，他（她）们也迫切想知晓和掌握解决上述问题的方法。基于此，从血液与肿瘤疾病的治疗需求、患者治疗多点选择以及中成药临床推广应用等实际出发，我们以中华中医药学会血液病分会、中国民族医药学会血液病分会、中华中医药学会血液病创新研究与转化平台、国家中医药管理局高水平中医药重点学科"中医血液病学"建设单位（北京中医药大学东直门医院）为依托，在全国范围内组织部分从事血液与肿瘤疾病诊疗的中医、中西医结合的临床医师，并联合部分制药企业，编著了《血液与肿瘤疾病常用中成药临床应用指引》一书，以便中医、西医临床医师在使用中成药时参考。

编委会

2024 年 5 月 30 日

  《血液与肿瘤疾病常用中成药临床应用指引》一书，以中华中医药学会血液病分会、中国民族医药学会血液病分会、中华中医药学会血液病创新研究与转化平台、国家中医药管理局高水平中医药重点学科"中医血液病学"建设单位（北京中医药大学东直门医院）为依托，在全国范围内组织部分中医、中西医结合、西医专家编写而成，成稿后由中华中医药学会血液病创新研究与转化平台组织评审专家对书稿全部内容进行了审定。

  全书共分"血液疾病简述""肿瘤疾病简述""血液疾病常用中成药""肿瘤疾病常用中成药"四章。"血液疾病简述""肿瘤疾病简述"两章分别介绍"西医发病与治疗""中医发病与治疗"。其中，"西医发病与治疗"简要介绍了现代医学中血液与肿瘤疾病概念以及病因、病理、表现、治疗相关内容；"中医发病与治疗"简要介绍了中医学的病证的概念、病因、病机、表现、治疗相关内容。"血液疾病常用中成药""肿瘤疾病常用中成药"两章又分"疾病治疗用药"与"病证治疗用药"两节。疾病治疗用药指在产品说明中明确标识有可用于治疗某种疾病的适应证，如"益气维血片"在说明书中有"本品用于血虚证、气血两虚证的治疗，症见面色萎黄或苍白、头晕目眩、神疲乏力、少气懒言、自汗、唇舌色淡、脉细弱等，以及小细胞低色素性贫血见上述证候者"适应证的描述。其中，小细胞低色素性贫血多指缺铁性贫血、珠蛋白生成障碍性贫血和铁粒幼细胞贫血等；又如，在"复方斑蝥胶囊"说明书中，有"用于原发性肝癌、肺癌、直肠癌、恶性淋巴瘤、妇科恶性肿瘤等"适应证的描述。有些中成药没有明确标注可治疗的现代医学疾病，但其治疗的中医病证与现代医学疾病相似。如小金片的适应证为"散结消肿，化瘀止痛。用于阴疽初起，皮色不变，肿硬作痛，多发性脓肿，以及瘰瘤、瘰疬、乳岩、乳癖"。其中，瘰瘤相当于甲状腺肿瘤，乳岩相当于乳腺癌。病证治疗用药是指在产品说明书中虽然没有明确标明可用于现代医学某种疾病的治疗，但标明了可针对某些中医病名或证候（症状）的治疗，如"当归补血口服液"的适应证是"补养气血。适用于气血两虚证"。本书中还选择了部分经国家食品药品监督管理局批准的保健品进行了应用说明，所有入选产品均经临床实践证明对血液与肿瘤疾病及其相关并发症或治疗相关不良反应有治疗或舒缓效果。

我们将每种药品按照下列内容编写。①药品参考信息：药品参考信息大部分由制药企业提供，少数来源于国家食品药品监督管理局网站或与该药品相关的网站。提供药品参考信息的目的是让读者初步了解产品的基本信息。其中，生产企业和批准文号并不代表该品种具有特殊性和专属性，而且存在着同名、同方、不同剂型、不同批准文号和生产企业的情况，由于篇幅原因没有一一列举，敬请读者关注对应的相关内容。②临床应用指引：分为四方面内容，分别为说明书适应证、医保适应证、临床应用要点、拓展临床应用。其中，在"说明书适应证"中，除了给出说明书适应证，还对说明书中涉及的证候、症状与治疗相关名词术语进行了解析，以便读者能够尽快掌握和理解。"医保适应证"根据《国家基本医疗保险、工伤保险和生育保险药品目录》中相关品种列出，并给出了相关内容，如"艾愈胶囊"被列在"肿瘤用药"项下的"肿瘤辅助用药"（乙类）产品中，适应证同产品说明书。"临床应用要点"是该部分的重点内容，分别介绍了产品特点、西医疾病、中医简化证候与建议疗程这四方面的内容。其中，"中医简化证候"是将复杂的中医临床证候加以简化，目的是方便广大读者理解、分辨，也便于临床应用。在"建议疗程"中，因缺乏临床循证医学证据，而且多数药品说明书没有给出疗程，故本书只是给出建议疗程。"拓展临床应用"强调应在符合相关法律与临床用药规范的前提下以及在医师指导下，将某品种用于治疗与适应证相关的疾病或证候。拓展临床应用应有相关依据，如人用经验、相关论文、科技成果等。③相关药理作用与治疗原理：大部分由制药企业提供，少数来源于药品相关网站，主要介绍了药理学研究内容。④临床应用提示：主要分为两部分内容，一是品种准入情况，二是可能出现的不良反应，供读者参考。⑤主要参考文献：给出该品种的主要参考文献，这些文献涉及临床医学、药理学、毒理学等相关内容。

本书相关内容仅供读者临床应用中成药时参考。如有与原品种适应证以及卫生行政部门法律、文件违背之处，以原品种说明书以及相关法律、文件为准。如果读者对《血液与肿瘤疾病常用中成药临床应用指引》有误解或超出内容的行为，编委会以及参编专家不承担相应的法律责任。

编委会

2024 年 5 月 30 日

目 录

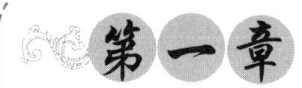

第一章

血液疾病简述

第一节 西医发病与治疗

一、概念

血液疾病是指原发于造血系统或主要累及血液和造血器官而出现血液异常改变的一类疾病，临床常以贫血、出血、发热为主要特征。部分血液疾病发病隐匿，临床表现多变，患者自己常不易察知，多在因其他疾病就医或健康体检时被发现。按照血液疾病临床表现，主要分类如下。

1. 红细胞疾病

红细胞由红骨髓产生。红骨髓是成人血细胞的主要生成部位。红系定向祖细胞发育到前体细胞阶段时出现特异性形态特征，成为显微镜下可以辨认的幼稚细胞。这些细胞进一步分化、成熟，成为终末成熟的红细胞，并被有规律地释放入血液循环。红细胞疾病发生于骨髓红系，主要包括以下两类疾病。①红细胞减少性疾病：有缺铁性贫血、巨幼红细胞贫血、再生障碍性贫血、自身免疫性溶血性贫血，以及遗传性贫血（如地中海贫血、镰状细胞贫血）等。②红细胞增多性疾病：有真性红细胞增多症、原发性红细胞增多症与继发性红细胞增多症等。

2. 白细胞疾病

人体白细胞的发育会经历原始阶段、幼稚阶段和成熟阶段。原始阶段的白细胞叫作原始白细胞，然后经过早幼白细胞、中幼白细胞、晚幼白细胞，最后才发展为成熟的白细胞。白细胞疾病包括白细胞增多性疾病（单核细胞、淋巴细胞、中性粒细胞计数高于正常范围）、白细胞减少性疾病（白细胞减少症与粒细胞缺乏症）以及白细胞恶变类疾病，如各种类型白血病。

3. 出凝血疾病

出凝血疾病是一类止血机制异常所致疾病的统称，大致可分为遗传性和获得性两大类，其发病机制各异，主要包括出血性疾病（原发免疫性血小板减少症、继发性血小板减少症、过敏性紫癜、各种类型的血友病）与凝血性疾病（弥散性血管内凝血、易栓症、血栓等）。

4. 骨髓增殖性肿瘤

骨髓增殖性肿瘤是一组骨髓造血干细胞的慢性克隆性疾病，以分化相对成熟的髓系细胞单系或多系持续过度增殖为主要特征。一般起病缓慢，肝大、脾大，尤以脾大多见，随着疾病进展，可转化为急性白血病或骨髓衰竭。这类疾病也称为骨髓增生性疾病，主要包括慢性粒细胞白血病、真性红细胞增多症、原发性血小板增多症、原发性骨髓纤维化、骨髓增生异常综合征等。

5. 淋巴与浆细胞病

淋巴系统是人体免疫系统的重要组成部分，主要由淋巴器官和淋巴细胞组成。淋巴系统疾病就是发生在淋巴细胞和淋巴器官的疾病。发生在淋巴细胞的疾病常见的有急性淋巴细胞白血病、慢性淋巴细胞白血病、传染性淋巴细胞增多症。发生在淋巴器官的疾病常见的有反应性淋巴结炎、坏死性淋巴结炎、淋巴结结核、霍奇金淋巴瘤、非霍奇金淋巴瘤、多发性骨髓瘤、胸腺瘤、脾肿瘤等。

二、病因

1. 化学因素

苯致血液病的作用比较肯定，所致血液病以急性粒细胞白血病、红血病和慢性粒细胞白血病为主。烷化剂和细胞毒性药物可致继发性血液病。肿瘤或结缔组织病化疗后引起的继发性白血病即第二肿瘤，以急性非淋巴细胞白血病为主，且发病前常有一个全血细胞减少期。很多白血病患者发病前有家装史，主要是吸入大量的甲醛及其他有害物质所致。

2. 物理因素

电离辐射会导致血液病，其作用与放射剂量和照射部位有关。一次大剂量或多次小剂量照射均有致血液病作用。全身照射，特别是骨髓受照射，可致骨髓抑制和免疫抑制，照射后数月仍可观察到染色体的断裂和畸变，可诱发急性非淋巴细胞白血病、急性淋巴细胞白血病和慢性粒细胞白血病，这些疾病发病前常有一段骨髓抑制期。

3. 生物因素

各种病毒、细菌均有可能引起血液病。例如，感染人类免疫缺陷病毒（HIV）后，病毒会攻击人体免疫系统中最重要的 $CD4^+$ T 淋巴细胞，使其被大量破坏而使人体丧失免疫功能，进而发生恶性肿瘤（淋巴瘤）。有证据表明，霉菌产生的黄曲霉毒素是导致血液病的常见的生物因素。

4. 遗传因素

某些血液病发病与遗传因素有关，少数血液病有家族遗传倾向，倘若一个人的家族中有人曾经得过遗传性血液病，也就意味着他患血液病的概率比其他人要高，如地中海贫血、镰状细胞贫血等。

5. 免疫因素

多种血液病的发生与免疫功能相关，如再生障碍性贫血、自身免疫性溶血性贫血、原发性血小板减少症等。另外，部分血液系统肿瘤的发生也与免疫监视系统的缺陷有关。

6. 营养因素

营养性贫血包括小细胞性贫血及大细胞性贫血两种。前者主要是由于铁的需要量增加而摄入不足、铁吸收不良、急性或慢性失血导致的缺铁性贫血；后者是由于摄入不足、需要增加、药物影响以及内因子缺乏、严重的胰腺外分泌不足、先天性转钴胺素 II 缺乏及接触氧化亚氮（麻醉剂）而导致的叶酸或维生素 B_{12} 缺乏所致的巨幼红细胞贫血。

三、病理

1. 红细胞疾病

（1）红细胞增多。如果经多次检测，成年男性红细胞计数大于 $6×10^{12}$/L、血红蛋白浓度超过 170 g/L，成年女性红细胞计数大于 $5.5×10^{12}$/L、血红蛋白浓度超过 160 g/L，即可考虑红细胞增多，如真性红细胞增多症、继发性红细胞增多症。主要病理表现包括以下几点。①缺氧：当患者体内的红细胞长期处于高浓度氧环境中，会吸收血液中氧气，并使红细胞增多。②红细胞增生：如真性红细胞增多症，是造血干细胞的一种恶性肿瘤，可导致骨髓增生异常活跃，大量幼稚红细胞在骨髓内增生。③血液黏滞度增高：如原发性红细胞增多症患者存在造血干细胞克隆性疾病，外周血中红细胞异常增多，血液黏滞度增高，容易诱发血栓性疾病。④疾病演化：如继发性红细胞增多症由其他疾病引起，很容易引起组织、器官慢性缺氧，如继发性肾病等。

（2）红细胞减少。如果经多次检测，成年男性红细胞计数小于 4.0×10^{12}/L、血红蛋白浓度低于 120 g/L，成年女性红细胞计数小于 3.5×10^{12}/L、血红蛋白浓度低于 110 g/L，孕妇血红蛋白浓度低于 100 g/L，即可考虑红细胞减少。引起红细胞减少的原因主要有红细胞生成不足、红细胞过度破坏、急性或慢性失血等。红细胞减少的主要病理表现为贫血。红细胞的主要功能是运输氧气和二氧化碳，正常血液中 1 g 血红蛋白能够携带 1.34 mL 氧气。贫血时，由于红细胞计数及血红蛋白浓度下降，红细胞携氧量会减少，也不能及时把体内代谢产生的二氧化碳排出体外，故患者会因各组织、器官缺血、缺氧而出现面色苍白、头昏耳鸣、头痛失眠、心悸气短、食欲不振等。贫血严重者可出现以下问题。①消化不良：贫血会导致患者肠胃功能降低，由于缺乏氧气以及营养的供给，肠道和胃的蠕动速度会减慢，患者摄入的食物会在肠胃堆积，引起消化不良，表现为腹胀、腹痛、呕吐等症状。②肾功能受损：贫血还会造成肾功能下降，这主要是由于血液供应不足，肾细胞发生坏死，肾小球功能随之下降，患者可出现少尿、无尿等症状，严重时会进一步导致肾衰竭。③心力衰竭：贫血会进一步引起心肌组织供血不足，心肌组织缺血就会增加心脏的负担，患者可在短时间内出现心率加快、呼吸急促、面色苍白等症状，多数还会伴有胸部疼痛，如果没有及时得到治疗，心脏长时间超负荷就会引起心力衰竭，患者可因此失去生命。

2. 白细胞疾病

白细胞是机体抵御微生物感染和其他外来物质侵袭的防御细胞。为有效地保卫机体，必须有足够数量的白细胞产生恰当的应激反应，到达需要的部位，杀灭并消化有害的微生物及其他物质。与其他血细胞一样，白细胞由骨髓产生。正常情况下，人体每天要产生约 1000 亿个白细胞。白细胞计数的正常值一般为（4 ～ 10）× 10^9/L，其中，中性粒细胞占 50% ～ 70%，淋巴细胞占 20% ～ 40%。当白细胞计数高于或低于正常值时即可考虑白细胞疾病。

（1）白细胞增多。如果经多次检测，白细胞计数超过 10×10^9/L，即可考虑白细胞增多。有许多生理因素可以引起白细胞计数升高，如剧烈运动、体力劳动、冬季长时间暴露于冷空气、饱餐或淋浴后常见白细胞计数轻微升高。生理性白细胞计数升高还见于月经期、排卵期、情绪紧张、饥饿、低血糖等情况下。但生理性白细胞计数升高是暂时的，去除影响因素后很快会恢复正常。生理性白细胞计数升高可能是各种生理因素刺激时，体内儿茶酚胺分泌增多，导致边缘白细胞进入循环所致。导致病理性白细胞计数升高的原因主要包括以下几项。①某些细菌性感染引发的疾病（特别是化脓性球菌引起的局部炎症和全身性感染），如脓肿、化脓性脑膜炎、肺炎、阑尾炎、中耳炎、扁桃体炎、脓胸、肾盂肾炎、输卵管炎、胆囊炎及败血症等。②某些病毒性感染导致的疾病，如乙型脑炎、传染性单核细胞增多症、麻疹等。③严重组织损伤或坏死，如大手术后、烧伤、急性出血性严重创伤、血管栓塞等。④过敏反应，如输血反应、药物过敏、急性变态反应性疾病等。⑤中毒反应，如各种药物中毒、农药中毒、重金属中毒、糖尿病酮症酸中毒、妊娠中毒症等。⑥肿瘤及恶性血液病，如慢性粒细胞白血病、急性粒细胞白血病等。⑦应用某些升白细胞的药物促使白细胞增多，多见于化疗和放疗期间白细胞数量急剧减少时，需要尽快提升白细胞数而进行下一疗程治疗的患者。服用某些药物也可能造成白细胞计数偏高。

（2）白细胞减少。如果经多次检测白细胞总数低于 $4.0 \times 10^9/L$，即可考虑白细胞减少。可引起白细胞减少的病因有很多，包括细菌感染、病毒感染、药物因素（如化疗药物及丙硫氧嘧啶等抗甲状腺药）、结缔组织病（如系统性红斑狼疮、类风湿关节炎、干燥综合征等）、消化系统疾病（如肝硬化、脾功能亢进、肝炎等），以及血液系统疾病（如恶性血液病、再生障碍性贫血、巨幼红细胞贫血、阵发性睡眠性血红蛋白尿等）。近年来，随着人们饮食习惯及其他生活习惯的改变、环境变化，白细胞减少症的发病率逐步升高，越来越受到临床医师的关注。白细胞减少症在肿瘤化疗过程中尤为常见，其主要发病机制是抗肿瘤药物缺乏特异性，在杀伤肿瘤细胞的同时也对正常细胞尤其是增殖旺盛的骨髓造血细胞造成严重损伤，导致白细胞数量减少。临床常因白细胞减少导致继发严重感染等而影响化疗顺利进行，进而导致临床疗效降低、患者生存质量下降。

3. 出凝血疾病

（1）出血性疾病。出血性疾病是指由人体止血机制异常引起的疾病，主要包括遗传性出血性疾病和获得性出血性疾病，病理表现为皮肤、深层组织、脏器等部位出现出血症状。①遗传性出血性疾病：如遗传性或先天性血管壁异常疾病，包括共济失调毛细血管扩张症、家族性单纯性紫癜、遗传性毛细血管扩张症等；遗传性血小板异常疾病，包括血小板无力症、血栓性血小板减少性紫癜等；遗传性凝血因子异常疾病，包括遗传性纤维蛋白原缺乏症、血友病等。②获得性出血性疾病：如表现为血管壁异常的免疫性血管壁异常（如药物性紫癜），非免疫性血管壁异常（如维生素C缺乏症、感染性紫癜、机械性紫癜等）；血小板异常的再生障碍性贫血、弥散性血管内凝血、血小板减少性紫癜、尿毒症、肝病等都属于获得性血小板异常疾病；凝血因子异常的获得性抗凝物质增多症、肝脏疾病导致的凝血因子异常等疾病。除此之外，出血性疾病还可能由机体抗凝和纤溶功能异常引起，如抗凝血灭鼠剂中毒、大量使用抗凝剂或溶栓药物等。

（2）凝血性疾病。一般情况下，凝血功能障碍性疾病主要是指血栓或栓塞性疾病，其病因主要包括以下几个方面。①凝血因子异常：机体缺乏任何一种凝血因子均可能发生出血，凝血因子异常可能导致患者出现血栓性疾病。②血小板异常：体内血小板含量降低可能导致患者的出血量增加或出现血栓。③血管异常：血管脆性增加以及血管功能障碍可能导致患者出血，进而形成血栓。

4. 骨髓增殖性肿瘤

（1）真性红细胞增多症。真性红细胞增多症（polycythemia vera，PV）是一种造血干细胞的克隆性慢性骨髓增生性疾病。PV起病隐匿，进展缓慢，通常经历以下2个进展阶段：①增殖期或红细胞增多期，常有红细胞增多；②红细胞增多后期，表现为全血细胞减少、髓外造血、肝脾大、脾功能亢进和骨髓纤维化。出血和血栓是PV的两个主要临床表现，少数患者可进展为急性白血病。

（2）慢性髓细胞性白血病。慢性粒细胞白血病是因骨髓造血干细胞克隆性增殖而形成的恶性肿瘤，绝大多数患者起病缓慢，早期常无症状，临床逐步出现乏力、食欲不振、腹部胀满、盗汗和体重降低等表现，偶因体检发现白细胞计数升高或左上腹包块而进一步检查发现。费城染色体或BCR-ABL融合基因为诊断必备条件。临床分期如下。①慢性期：外周血和骨髓中原始细胞占比低于10%，没有达到加速期和急变期标准。②加速期：如果病程中患者出现发热、虚弱、体重下降、骨骼疼痛，逐渐出现贫血和出血，要考虑进展到加速期。外周血和骨髓中原始血细胞占比在10%～20%，外周血嗜碱性粒细胞占比达到20%，出现持续血小板减少或者增高，并且治疗过程中出现克隆性染色体异常，则考虑患者有脾大或白细胞计数升高。③急变期：外周血和骨髓中原始细胞占比超过20%，或者骨髓活检发现白细胞聚集，或者有髓外原始细胞浸润，大部分患者会转化为急粒变，少部分患者可转化为急淋变，更少一部分患者出现巨核细胞样病变。而进展到急变期的患者，预后极差，如果这时不积极治疗，则可在数月内死亡。

（3）骨髓增生异常综合征。骨髓增生异常综合征（myelodysplastic syndromes, MDS）是起源于造血干细胞的一组异质性髓系克隆性疾病，特点是髓系细胞分化及发育异常，表现为无效造血、难治性血细胞减少、造血功能衰竭，向急性髓细胞系白血病转化的风险高。临床分期如下。①难治性贫血伴有单系病态造血，这部分患者可能表现为单纯的贫血、单纯的血小板减少或者单纯的白细胞减少。②难治性贫血伴有多系病态造血，这种情况下患者通常伴有两个细胞系的异常，比如贫血的同时血小板减少。③难治性贫血伴环形铁粒幼细胞增多症，这种情况下主要表现为有造血，但铁利用不佳，经常会出现铁贮积在细胞内，伴有环形铁粒幼细胞增多。④难治性贫血伴原始细胞增多，又可分成Ⅰ型和Ⅱ型，Ⅰ型是指骨髓的原始细胞比例为 2% ～ 10%；Ⅱ型是指骨髓的原始细胞比例为 10% ～ 19%，若这些原始细胞的数目明显增多，患者有可能向急性白血病方向转化，这两种类型的骨髓增生异常综合征需要给予密切观察和及时化疗，必要时进行造血干细胞移植。⑤未分类的骨髓增生异常综合征，指分类暂时不明确的骨髓增生异常综合征。⑥骨髓增生异常综合征伴有 5q- 综合征，现在关于骨髓增生异常综合征的研究越来越深入，发现很多患者基因异常，有些人表现为 5 号染色体的长臂丢失，这类疾病有对应的特殊治疗，目前已取得了不错的效果。

（4）原发性血小板增多症。原发性血小板增多症（primary thrombocytosis, PT）是一组相对慢性的骨髓增生性疾病中的一种，与其他骨髓增生性疾病相似。该病为多能造血干细胞克隆性疾病，特征为骨髓中巨核细胞异常增生，血小板计数（platelet count, PLT）显著升高，主要临床表现为出血和血栓形成倾向。

（5）原发性骨髓纤维化。原发性骨髓纤维化（primary myelofibrosis, PMF）是一种原因不明的克隆性造血干细胞异常所致的慢性骨髓增生性疾病。临床特征性表现是脾明显增大（多数为巨脾）和各器官的髓外造血；血液学特征表现为外周血细胞涂片中出现畸形的红细胞及数量不一的幼稚粒细胞、幼稚红细胞；组织病理学结果显示骨髓纤维组织增生；病程中可和其他骨髓增生性疾病相互转化；晚期出现骨髓衰竭。

5. 淋巴与浆细胞病

（1）急性淋巴细胞白血病。急性淋巴细胞白血病（acute lymphoblastic leukemia，ALL）是一种由起源于淋巴细胞的 B 系或 T 系细胞在骨髓内异常增生导致的恶性肿瘤性疾病。异常增生的原始细胞可在骨髓内聚集并抑制其正常造血功能，同时也可侵及骨髓外的组织，如脑膜、淋巴结、性腺、肝等。

（2）淋巴瘤。淋巴瘤（lymphoma）是起源于淋巴造血系统的恶性肿瘤，主要表现为无痛性淋巴结肿大，肝脾大，全身各组织器官均可受累，伴发热、盗汗、消瘦、瘙痒等全身症状。根据瘤细胞的类型可分为非霍奇金淋巴瘤（non-Hodgkin lymphoma，NHL）和霍奇金淋巴瘤（Hodgkin lymphoma，HL）两类。病理学特征：HL 的瘤组织内含有淋巴细胞、嗜酸性粒细胞、浆细胞和特异性的 R-S（Reed-Sternberg）细胞，HL 按照病理类型分为结节性淋巴细胞为主型和经典型，后者包括富于淋巴细胞型、结节硬化型、混合细胞型和淋巴细胞减少型。NHL 的发病率远高于 HL 的，是具有很强异质性的一组独立疾病的总称，病理学检查中主要可见分化程度不同的淋巴细胞、组织细胞或网状细胞。根据 NHL 的自然病程，可以将其分为三大临床类型，即高度侵袭性淋巴瘤、侵袭性淋巴瘤和惰性淋巴瘤；根据不同的淋巴细胞起源，可以分为 B 细胞淋巴瘤、T 细胞淋巴瘤和 NK 细胞淋巴瘤。

（3）多发性骨髓瘤。多发性骨髓瘤（multiple myeloma，MM）是一种恶性浆细胞肿瘤。肿瘤细胞起源于骨髓中的浆细胞，而浆细胞是 B 淋巴细胞发育到最终功能阶段的细胞。因此，多发性骨髓瘤可以归到 B 细胞淋巴瘤的范畴。WHO 将其归为 B 细胞淋巴瘤的一种，称为浆细胞骨髓瘤 / 浆细胞瘤，其特征为骨髓浆细胞异常增生伴有单克隆免疫球蛋白或轻链（M 蛋白）过度生成，极少数患者是不产生 M 蛋白的未分泌型多发性骨髓瘤。多发性骨髓瘤常伴有多发性溶骨性损害、高钙血症、贫血、肾脏损害。正常免疫球蛋白的生成受抑，因此容易出现各种细菌性感染。

四、表现

1. 发热

发热指病理性体温升高，是人体对致病因子的一种全身性反应。健康成人体温相对恒定，正常值在个体之间略有差异，口温（舌下）为 36.7 ～ 37.7 ℃，肛温（直肠内）为 36.9 ～ 37.9 ℃，腋温为 36.0 ～ 37.4 ℃。一般来讲，腋温较口温低 0.2 ～ 0.4 ℃，肛温较口温高 0.3 ～ 0.5 ℃。体温测量结果以肛温较为准确。导致发热的主要因素如下。

（1）血液病。①良性血液病：长期贫血时机体代谢紊乱或功能紊乱可致发热。多呈低热状态，或自觉午后发热，但体温并不升高。经抗贫血治疗后发热现象会自行消退，如急性失血性贫血、溶血性贫血等。②恶性血液病：常见于白血病、恶性组织细胞病、恶性淋巴瘤、多发性骨髓瘤等血液系统恶性肿瘤。其热型不一，多呈低热或中等热度，恶性淋巴瘤可见高热或过高热。

（2）感染。①细菌感染：由白细胞数量减少或质量降低导致，常见于由革兰阳性菌、革兰阴性菌、霉菌、结核分枝杆菌等引起的各组织、器官的急性、慢性感染。②病毒感染：患者体质下降或机体免疫功能低下时，肝炎病毒、单纯疱疹病毒、带状疱疹病毒等造成组织、器官感染的概率较大。

（3）非感染。①结缔组织病：如系统性红斑狼疮、皮肌炎、结节性多动脉炎、类风湿关节炎等免疫系统功能紊乱性疾病。注意除了自身病变可引起发热，此类疾病进展期间并发的血液学改变，如白细胞减少，也可导致感染发热。②变态反应：长期使用药物，特别是长期使用抗生素可导致药物热，或药物引起溶血反应以及血型不合输血所致溶血反应均可引起发热。③无菌性组织坏死：长期服用肾上腺皮质激素导致的心肌、肺或脾发生梗死，大面积组织损伤，骨坏死等也是引起发热的常见因素。④中枢神经系统病变：如凝血机制紊乱导致的脑出血以及白血病细胞浸润导致的中枢神经系统白血病等。中枢神经系统病变引起的发热往往呈持续高热，且经常规抗高热治疗体温不能有效下降。⑤体液失衡：体内水分大量丢失、某些疾病引起的严重脱水以及酸中毒等均可引发发热症状，发热程度与体内水分丢失、酸中毒等的严重程度呈正相关性。

2. 出血

出血是多种血液病常见的临床症状，指身体各部位（特别是皮肤和黏膜）的自发性出血或轻微创伤后出血，常由血管功能异常、血小板数量与质量异常或止血和凝血功能障碍等引起。导致出血的因素包括以下几个方面。

（1）血管壁结构和功能异常。①遗传性：血管壁结构和功能异常，如出血性毛细血管扩张症、埃勒斯 - 当洛（Ehlers-Danlos）综合征等。②获得性：如流行性出血热、亚急性细菌性心内膜炎、败血症等；过敏性紫癜；化学药物引起的血管性紫癜；蛇毒、蜂毒等；坏血病、类固醇性紫癜、糖尿病性紫癜、老年性紫癜；机械损伤导致的出血性紫癜以及原因不明的紫癜，如单纯性紫癜。

（2）血小板异常。①血小板减少：血小板生成减少，如无巨核细胞性血小板减少性紫癜、再生障碍性贫血、化疗药物等抑制骨髓、肿瘤浸润、周期性血小板减少等；血小板破坏过多，如原发性血小板减少性紫癜、药物免疫性血小板减少性紫癜、同种免疫性血小板减少性紫癜、结缔组织病；血小板消耗过多，如弥散性血管内凝血（disseminated intravascular coagulation，DIC）、血栓性血小板减少性紫癜、溶血性尿毒症综合征；血小板分布异常，如脾功能亢进、低温麻醉等。②血小板增多：原发性血小板增多症；类风湿关节炎、炎性肠病、某些血液病等；恶性淋巴瘤和某些癌症等；脾切除术后血小板增多；应用肾上腺素等药物。③血小板功能缺陷：遗传性疾病，如巨大血小板综合征、血小板无力症、血小板贮存池病等；后天获得性疾病，如尿毒症、骨髓增生性疾病、药物因素（如阿司匹林、双嘧达莫、低分子右旋糖酐等）、异常球蛋白血症（如多发性骨髓瘤、巨球蛋白血症等）。

（3）凝血异常。①凝血因子缺乏或功能异常，如血友病（包括血友病A、血友病B）、血管性血友病、其他凝血因子（如因子Ⅰ、因子Ⅱ、因子Ⅴ、因子Ⅶ、因子Ⅹ、因子Ⅺ、因子Ⅻ和因子ⅩⅢ）缺乏症、异常纤维蛋白原血症，以及获得性凝血因子缺乏或功能异常（如肝病、维生素K缺乏症、大量输库存血等）。②纤维蛋白溶解亢进：多见原发性纤维蛋白溶解症与继发性纤维蛋白溶解症。③血液循环中存在抗凝物质：如抗因子Ⅷ抗体、抗因子Ⅸ、肝素和肝素样抗凝物质、狼疮抗凝物质。

（4）综合因素。有些出血往往并非单一因素所致，而是由多种综合因素共同导致的，如DIC。

3. 贫血

贫血是多种病因通过不同的发病过程共同引起的病理结果，指外周血单位体积中血红蛋白浓度、红细胞计数和（或）红细胞压积低于正常值。其中，以血红蛋白浓度降低最为重要。如果成年男性血红蛋白浓度低于120 g/L、成年女性血红蛋白浓度低于110 g/L，即可诊断为贫血。贫血是血液系统疾病的常见症状，同时，也常发生于其他器官或系统的疾病中。因贫血的临床症状缺乏特异性，又常兼有原发病表现，致使因果难辨，容易造成诊断上的疏漏。造成贫血的主要因素如下。

（1）红细胞生成减少。①造血物质缺乏：铁元素缺乏，叶酸和（或）维生素B_{12}缺乏。②骨髓造血功能障碍：造血组织缺乏，如再生障碍性贫血、骨髓纤维化等。③恶性血液病：白血病、多发性骨髓瘤、骨髓增生异常综合征、恶性组织细胞病。④其他疾病：肾衰竭、结核病、溃疡性结肠炎、类风湿关节炎以及各种肿瘤等。

（2）红细胞丢失过多。各种外伤、手术以及其他疾病引起的急性、慢性失血。

（3）红细胞内在缺陷。①红细胞膜缺陷：如遗传性球形红细胞增多症、椭圆形红细胞增多症等。②红细胞酶缺陷：如葡萄糖-6-磷酸脱氢酶缺乏症、丙酮酸激酶缺乏症等。③血红蛋白异常：如地中海贫血、异常血红蛋白病等。④获得性贫血：如阵发性睡眠性血红蛋白尿。

（4）红细胞外在异常。①免疫因素：如血型不合输血、新生儿溶血病、自身免疫性溶血性贫血。②机械因素：如行军性血红蛋白尿、微血管病性溶血。③理化因素：如大面积烧伤以及磺胺、苯、铅、蛇毒等暴露。④生物因素：如疟原虫、溶血性链球菌、肺炎支原体等微生物感染。⑤脾的因素：如脾功能亢进。

4. 淋巴结肿大

淋巴结肿大是临床常见症状或重要体征之一。引起淋巴结肿大的原因较多，有良性与恶性之分。依据原发病的性质可见局部淋巴结肿大，也可见全身淋巴结肿大，或开始为局部淋巴结肿大，而后发展为全身淋巴结肿大。血液病的淋巴结肿大多见于恶性血液病，如急性白血病、恶性淋巴瘤、恶性组织细胞病等。淋巴结肿大的病因不同，治疗效果和预后差别明显。主要病因与发生机制如下。

（1）各种感染。①细菌感染：结核分枝杆菌感染常会侵犯局部淋巴结，或由肺结核经淋巴管播散而导致淋巴结结核。全身淋巴结均有感染机会。其发病缓慢，以颈部淋巴结与腹腔淋巴结的发生率最高。其他细菌感染也可导致淋巴结肿大，但为急性发病，局部淋巴结炎症更为明显。②病毒感染：传染性单核细胞增多症为病毒感染性疾病。发病早期即可引起颈部淋巴结肿大。在疾病进展过程中，病毒血症是导致全身淋巴结肿大的主要原因。其他如带状疱疹、种痘也可引起局部或全身淋巴结肿大。③原虫感染：弓形虫病等可侵犯淋巴系统，导致局部或全身淋巴结肿大。受感染的淋巴结可出现炎症反应。进行抗原虫治疗后，肿大的淋巴结可自行缩小。

（2）免疫反应。①异种蛋白反应：血清病是常见的异种蛋白反应性疾病。当机体接触异体血清后，异种蛋白可引起免疫反应，除了全身症状，淋巴结肿大是血清病的临床体征之一。僵蚕、蜜蜂、蜈蚣、全蝎等所含的异种蛋白也可引起严重的免疫反应。②药物过敏：有些药物可作为抗原，在体内引起抗原抗体反应，不仅可引起全身性症状，还可导致淋巴结肿大，如乙内酰脲和苯妥英钠等常可导致局部或全身淋巴结肿大。③自身免疫性疾病：自身免疫性疾病可累及全身各系统，如系统性红斑狼疮、类风湿关节炎等除了引起相关组织器官病变，还可导致局部或全身淋巴结肿大。

（3）恶性淋巴瘤。局部或全身淋巴结肿大是恶性淋巴瘤的主要体征之一。有90%的霍奇金淋巴瘤患者以及50%～70%的非霍奇金淋巴瘤患者以体表淋巴结肿大为首发症状。肿大的淋巴结多以呈无痛性、表面光滑、中等硬度、质地坚韧、均匀、丰满为特点。早期，淋巴结可从黄豆大到枣大，孤立或散在发生；中、晚期，淋巴结可相互融合，与皮肤粘连，固定或破溃。

（4）淋巴细胞白血病。90%的患者可有淋巴结肿大。可发生于急性淋巴细胞白血病病情进展过程中；慢性淋巴细胞白血病患者常可见淋巴结肿大，并经病理学切片而确诊。

（5）单克隆免疫球蛋白沉积病。多发性骨髓瘤、重链沉积病、巨球蛋白血症等多累及淋巴系统。

（6）其他。恶性组织细胞病、各种实体瘤远端转移时均可侵犯淋巴结，使肿瘤细胞在淋巴结内增殖而导致淋巴结肿大。卡斯尔曼病也可引起淋巴结肿大，其肿大程度介于良性和恶性之间。

5. 肝脾大

肝脾大是指肝、脾的大小超过正常范围的病理性肿大。正常吸气时右肋弓下可触及肝边缘，剑突下可触及2～3 cm肝实质。肺气肿或内脏下垂时，肝上界下移，肝的下缘可达肋弓下1.5～2 cm，这属于正常现象。正常情况下，脾在肋缘下不能被触及，若取仰卧位或侧卧位时在肋缘下触及脾，且超过正常大小，则为脾大。肝脾大多见于血液系统疾病以及消化系统疾病。其主要病因与发生机制如下。

（1）急性感染。①病毒感染导致的疾病，如病毒性肝炎、传染性单核细胞增多症、巨细胞病毒感染。②细菌感染导致的疾病，如伤寒、副伤寒、急性粟粒性结核、肝脾脓肿。③螺旋体感染导致的疾病，如回归热、钩端螺旋体病。④寄生虫感染导致的疾病，如疟疾。

（2）亚急性感染和慢性感染。例如，亚急性细菌性心内膜炎、结核病、布鲁菌病、血吸虫病、黑热病等。

（3）瘀血。①肝硬化，如门脉性肝硬化、坏死后肝硬化、胆汁性肝硬化、血吸虫性肝硬化、肝豆状核变性、血色病。②其他因素，如门静脉血栓、门静脉狭窄等；脾静脉血栓、脾静脉狭窄、胰腺病压迫脾静脉；肝静脉阻塞；慢性充血性心力衰竭、缩窄性心包炎等。

（4）血液病。①溶血性疾病，如遗传性红细胞膜缺陷导致的溶血性贫血、自身免疫性溶血性贫血、地中海贫血、血红蛋白病等。②骨髓增生性疾病，如真性红细胞增多症、原发性血小板增多症、骨髓纤维化。③恶性血液病，急/慢性白血病、恶性淋巴瘤、恶性组织细胞病等。

（5）其他。①炎症和肉芽肿，如系统性红斑狼疮、风湿热、血清病、结节病。②代谢异常，如戈谢病、尼曼－皮克病。③其他疾病，如纤维瘤、血管瘤、囊肿、良性肿瘤、淀粉样变性等。

6. 骨痛

骨痛是指多种因素引起的以骨骼疼痛为特征的临床症状。正常成年人的骨组织中的有机物和无机盐类的含量成适当比例，从而使骨具有一定的硬度和韧性。幼年时期，骨组织中的有机物相对多，老年时期骨组织中的有机物相对少、无机盐类相对多，骨的脆性大、韧性小，容易骨折。紧贴于骨表面的纤维膜为骨膜，由致密结缔组织构成，骨膜含有丰富的神经和血管，故而感觉敏锐，且这些神经和血管对骨的营养和生长有重要作用。充填于髓腔和骨松质的骨髓可分为红骨髓和黄骨髓。黄骨髓含大量脂肪组织，红骨髓具有造血功能。由于骨膜上分布着丰富的无鞘感觉神经，对压力、张力等机械刺激极为敏感，任何局部的骨折、炎症、肿瘤或白血病细胞浸润等均可刺激骨膜而引起疼痛。主要病因与发病机制如下。

（1）血液病。①急性白血病：大量白血病细胞增生，使骨髓腔内压力增大而发生骨痛。以扁骨疼痛为主、外周血白细胞计数升高不明显、临床症状不典型的患者，胸骨压痛常提示急性白血病。②多发性骨髓瘤：除了骨髓发生病变，病变常侵犯骨组织，造成骨质破坏，出现穿凿样改变。③骨髓纤维化：由于骨髓内大量网硬蛋白纤维组织增生，替代了正常造血组织而出现骨痛。

（2）非血液病。①内分泌功能障碍：甲状旁腺功能亢进、甲状腺功能亢进、绝经期或老年性骨质疏松、库欣综合征等均可造成骨痛。②营养代谢性疾病：如软骨病也可发生骨痛。③其他：转移性骨肿瘤；维生素 A、维生素 D 中毒，氟、镉、放射性核素等中毒；石骨症等。

7. 黄疸

黄疸是指血清胆红素含量升高而使巩膜、皮肤和黏膜发生黄染的现象。体内胆红素主要来自血红蛋白。衰老红细胞在单核巨噬细胞系统中被破坏、分解而产生血红素和珠蛋白。血红素再被分解产生铁和胆红素。游离胆红素是未与葡萄糖醛酸结合的脂溶性胆红素，它与血清白蛋白结合后分子量较大，不能由肾脏排出，称间接胆红素或称非结合胆红素，占总胆红素的 80%～85%。间接胆红素在肝细胞微粒体中在葡萄糖醛酸转移酶的作用下与葡萄糖醛酸结合成直接胆红素，直接胆红素又称结合胆红素，为水溶性的，可由肾脏滤过排出。直接胆红素由肝细胞排泌，随胆汁排入肠道，在细菌作用下还原为尿胆原，尿胆原大部分经粪便排出，正常 24 h 排出量为 50～250 mg，小部分尿胆原在肠道被重吸收，经门静脉回到肝，重新吸收入肝的尿胆原以原形或转化为直接胆红素后再度经胆道排入肠道，形成"胆色素的肠肝循环"。只有少量尿胆原进入体循环经肾脏排出，正常 24 h 排出量为 0～4 mg。黄疸的主要病因与发生机制如下。

（1）红细胞内在缺陷致黄疸。①红细胞膜异常，如遗传性球形红细胞增多症、遗传性椭圆形红细胞增多症、口形红细胞增多症及阵发性睡眠性血红蛋白尿等。②红细胞酶缺乏，如葡萄糖 -6- 磷酸脱氢酶缺乏症、丙酮酸激酶缺乏症、先天性高铁血红蛋白血症等。③血红蛋白结构异常，如地中海贫血、镰状细胞病、不稳定血红蛋白病等。

（2）红细胞外溶血因素致黄疸。①生物因素，如细菌、病毒、疟原虫、蛇毒等。②化学因素，如苯肼、萘、砷化氢、铅等。③免疫因素，如血型不合输血、自身免疫性溶血性贫血、药物免疫性溶血性贫血等。④物理因素，如烧伤、人工瓣膜、行军性血红蛋白尿、微血管病性溶血性贫血等。

（3）阻塞性黄疸。①肝外梗阻：胆囊炎、胆石症、胰头癌、胆管癌、胰腺炎等。②肝内梗阻：先天性胆管闭锁、肝内胆管结石、肝内胆管癌、肝内胆管狭窄、原发性胆汁性肝硬化、药物性肝损伤胆汁淤积、妊娠期肝内胆汁淤积、良性复发性肝内胆汁淤积等。

（4）肝细胞性黄疸。炎症、变性或坏死造成的肝细胞损害，使肝细胞摄取和结合胆红素能力减退，伴有不同程度的胆红素逆流入血循环所致的黄疸，见于病毒性肝炎、中毒性肝炎、肝硬化、肝脓肿、肝癌、脂肪肝等。

（5）先天性非溶血性黄疸。肝细胞对胆红素的摄取、结合和排泌功能先天性缺陷所引起的胆红素代谢障碍而导致的黄疸，如吉尔伯特综合征、杜宾－约翰逊综合征、罗托综合征等。

五、治疗

血液系统疾病的治疗方法通常包括补充治疗、免疫治疗、抗肿瘤化学药物治疗、造血细胞因子应用、造血干细胞移植以及靶向治疗等。

1. 补充治疗

补充治疗基于缺什么补什么、缺多少补多少的原则，用于造血物质缺乏的血液病的治疗，如缺铁性贫血的铁剂治疗、由叶酸或维生素 B_{12} 缺乏引起的巨幼红细胞贫血采用的补充叶酸或维生素 B_{12} 的治疗。除了上述药物补充治疗，在临床实践中，有些患者需要根据病情采用输血补充治疗。①红细胞输注：患者是否需要输注红细胞，主要根据患者的年龄、血红蛋白浓度等情况判断。对于不同的患者，输注红细胞的指征也有所不同。目前，对输血指征的判断及输血效果的评价，常着眼于患者血红蛋白浓度的高低或临床表现。成年人的红细胞输注指征一般为血红蛋白浓度低于 60 g/L，其中老年患者（ ≥ 60 岁）、代偿反应能力低（如伴有心、肺疾病）、需氧量增加（如有感染、发热、疼痛等）以及血红蛋白下降过快的患者，常不能耐受，红细胞输注指征可放宽为血红蛋白浓度小于等于 80 g/L。②白细胞输注：白细胞输注主要是指浓缩中性粒细胞输注。粒细胞具有趋化、吞噬和杀菌等作用，可对入侵的细菌进行围攻吞噬和杀灭，从而达到抗感染的目的。目前认为，输注白细胞对机体并无保护性作用，治疗性粒细胞输注的应用也呈日益减少趋势。③血小板输注：对于病情稳定的非出血性疾病患者，血小板数量低于 10×10^{9}/L 时，可考虑输注血小板；对于存在感染、发热的非出血性疾病或者存在出血倾向的患者，当血小板计数低于 20×10^{9}/L 时，可以输注血小板。患者如果需要进行锁骨下静脉、颈静脉或股静脉等部位置管或者进行其他侵入性操作，那么当血小板计数低于 $20 \times 10^9/L$ 时，也需要输注血小板。

2. 免疫治疗

免疫治疗，一种是免疫细胞治疗，另一种是免疫药物治疗。免疫细胞治疗是指把患者的细胞从血液里分离出来，在体外用一些细胞因子使其变成一种杀伤细胞后，再回输到血液中的治疗方法，这种杀伤细胞可以识别肿瘤细胞并进行杀伤。免疫治疗可活化吞噬细胞、自然杀伤细胞、杀伤性 T 细胞等免疫细胞，诱导白细胞介素、干扰素 $-\gamma$、肿瘤坏死因子 $-\alpha$ 等细胞因子的分泌，诱导癌细胞凋亡，与免疫治疗药物有协同作用，还能减轻晚期癌症患者的疼痛、增强食欲、改善患者的生活质量。免疫治疗适用于多种血液疾病，在临床实践中需要根据疾病性质、患者临床表现以及个体差异个性化选择免疫治疗方法。

3. 抗肿瘤化学药物治疗

化学药物治疗简称化疗，是通过使用化学治疗药物来杀灭癌细胞和抑制肿瘤细胞生长的一种治疗方法。需要化疗的血液病主要有以下几种。

（1）白血病。白血病是一类造血干细胞的恶性克隆性疾病，白血病细胞因自我更新能力增强、增殖失控、分化障碍、凋亡受阻等机制而在骨髓和其他造血组织中大量增殖和积累，并在抑制正常造血功能的同时浸润其他非造血组织和器官，还可累及肝、脾、淋巴结等。基于不同的白细胞类型可采用不同的化疗方案。

（2）淋巴瘤。淋巴瘤是起源于淋巴造血系统的恶性肿瘤，与感染、免疫因素、理化因素等有关。患者可出现发热、盗汗、消瘦等症状。基于 WHO 对淋巴瘤的分类，不同类型的淋巴瘤可采用不同的化疗方案治疗。①霍奇金淋巴瘤：霍奇金淋巴瘤早期可使用 MOPP（氮芥、长春新碱、甲基苄肼、泼尼松）方案，缓解率可达 80%；随着化疗进展，目前认为，ABVD（多柔比星、博来霉素、长春碱、达卡巴嗪）方案是霍奇金淋巴瘤患者的首选经典标准治疗方案。②非霍奇金淋巴瘤：非霍奇金淋巴瘤的化疗方案包括 COP（环磷酰胺、长春新碱、泼尼松）方案、CHOP（环磷酰胺、多柔比星、长春新碱、泼尼松）方案、R-CHOP（利妥昔单抗、环磷酰胺、多柔比星、长春新碱、泼尼松）方案、EPOCH（依托泊苷、多柔比星、长春新碱、泼尼松、环磷酰胺）方案、ESHAP（依托泊苷、甲泼尼龙、顺铂、阿糖胞苷）等，临床疗效都很好。

（3）骨髓增生异常综合征。骨髓增生异常综合征是一种造血干细胞的恶性克隆性疾病，因造血功能异常，患者会出现贫血、感染、出血等症状。对于高危或较高危患者，需要进行化疗。随着对骨髓增生异常综合征发病机制认识的加深，对于低危患者主要是对症支持治疗，对于较高危和高危患者主要应用去甲基化治疗，如使用5-氮杂胞嘧啶核苷和5-氮杂-2-脱氧胞苷等。同时，可联合使用BCL-2抑制剂，如维奈克拉（venetoclax）等。

（4）多发性骨髓瘤。多发性骨髓瘤是一种恶性浆细胞病，因骨髓浆细胞异常增生，患者会出现骨痛、病理性骨折、贫血等症状。主要化疗方案如下。①适合自体造血干细胞移植者：首选以硼替佐米、来那度胺或伊沙佐米为主的方案。以硼替佐米为主的方案包括BD（硼替佐米+地塞米松）方案、BCD（硼替佐米+环磷酰胺+地塞米松）方案、BAD（硼替佐米+阿霉素+地塞米松）方案、BRD（硼替佐米+来那度胺+地塞米松）方案等。以来那度胺为主的方案包括RD（来那度胺+地塞米松）方案、RCD（来那度胺+环磷酰胺+地塞米松）方案、RAD（来那度胺+阿霉素+地塞米松）方案等。以伊沙佐米为主的方案包括伊沙佐米+地塞米松方案，或伊沙佐米+来那度胺+地塞米松方案等。②不适合自体造血干细胞移植者：通常会选用加入马法兰（美法仑）的方案，如MP（马法兰+泼尼松）方案，或马法兰+泼尼松+硼替佐米方案，还有马法兰+来那度胺+泼尼松方案等。

4. 造血细胞因子应用

近年来，由于重组技术研究进展，许多造血细胞因子已在临床得到广泛应用，目前使用的细胞因子主要有以下几种。

（1）白细胞介素。早期发现细胞因子是由白细胞产生的，又在白细胞间发挥调节作用，故将之命名为白细胞介素。按照其发现顺序给予序号并命名，目前已经命名了38种。现在常用的白细胞介素包括IL-2、IL-4、IL-6、IL-12等，它们具有广泛的生物学活性，在介导细胞免疫、抵抗微生物感染和抗肿瘤方面起着重要的作用。

（2）集落刺激因子。指能够刺激多能造血干细胞和处在不同发育或分化阶段的造血祖细胞分化、增殖的细胞因子，主要包括粒细胞巨噬细胞集落刺激因子、巨噬细胞集落刺激因子、粒细胞集落刺激因子、红细胞生成素、干细胞因子和血小板生成素等。它们分别诱导造血干细胞或祖细胞分化、增殖成相应的细胞。

（3）干扰素（interferon，IFN）。因具有干扰病毒复制的功能而得名。根据结构特征及生物学活性，IFN 可分为Ⅰ型、Ⅱ型和Ⅲ型。目前常用的普通干扰素有 α‑2a 罗荛愫、因特芬、贝尔芬等，α‑1b 赛若金、运德素，α‑2b 安达芬、甘乐能等。长效干扰素有 α‑2a 派罗欣、α‑2b 佩乐能等。

（4）肿瘤坏死因子（tumor necrosis factor，TNF）。家族肿瘤坏死因子因最初被发现能造成肿瘤组织坏死而得名，包括 TNF‑α 和 TNF‑β，前者主要由活化的单核 / 巨噬细胞产生，后者主要由活化的 T 细胞产生，又称淋巴毒素。

（5）生长因子。指可促进相应细胞生长和分化的细胞因子，其种类较多，包括转化生长因子 ‑β、血管内皮细胞生长因子、表皮生长因子、成纤维细胞生长因子、神经生长因子、血小板生长因子等。

（6）趋化因子。是一类结构相似、分子量为 8 ~ 12 kD、具有趋化功能的细胞因子。几乎所有的趋化因子都含有由 2 对或 1 对保守的半胱氨酸残基（C）形成的分子内二硫键。根据靠近氨基端的 C 的个数以及排列顺序，趋化因子可分为 4 个亚家族。

5. 造血干细胞移植

造血干细胞又叫多能造血干细胞，是骨髓中从卵黄囊全能间叶细胞分化来的最原始的造血细胞，它具有高度自我更新或自我复制能力，并有进一步分化为各组细胞的能力。造血干细胞经有丝分裂后，正常稳定状态下约半数子细胞仍保持干细胞的全部特性。这种自我更新使造血干细胞总容量维持不变，这种能力可一直保持到正常健康机体的生命终止。造血干细胞在有丝分裂过程中，可能因基因重排或易位，细胞特征发生改变，走上逐渐分化的途径。机体通过造血干细胞的这种向各组细胞分化的功能来维持正常造血，保证自身在生命过程中对各类细胞的需要。基于造血干细胞这个重要的基本特性，临床上可应用造血干细胞移植技术治疗各种疾病，使患者的造血功能和免疫功能得以重建。造血干细胞移植可以用于治疗以下疾病。①遗传性血液病及免疫系统疾病，如重型地中海贫血、严重联合免疫缺陷病等。②造血功能衰竭性疾病，如重症再生障碍性贫血等。③各种类型的血液肿瘤，如急性白血病、骨髓增生异常综合征、淋巴瘤、多发性骨髓瘤等。

6. 靶向治疗

靶向治疗在恶性血液肿瘤治疗中发挥着重要的作用。药物特异性靶向基因或者蛋白能够通过干扰肿瘤细胞的生长和增殖，从而实现对肿瘤的治疗。靶向治疗也经常与传统的化疗、手术治疗和放疗联合使用。但是靶向治疗存在着靶点突变、耐药以及脱靶等问题，还伴随着强烈的副作用。因此，对靶向治疗药物的研发和改进一直是血液肿瘤治疗领域重要的研究方向。目前使用的靶向药物有以下几种。

（1）BCR-ABL 抑制剂。主要用于大部分慢性粒细胞白血病（chronic myeloid leukemia，CML）及由 9 号染色体和 22 号染色体易位导致的 20% ～ 30% 急性粒细胞白血病（acute myeloid leukemia，AML）的治疗，以及由染色体易位重排形成 BCR-ABL 融合基因而导致的体内酪氨酸激酶活性异常的治疗。常见的有伊马替尼、达沙替尼、尼洛替尼等，临床可依据治疗效果或是否耐药选择应用。

（2）BTK 抑制剂。BTK（Bruton's tyrosine kinase，布鲁顿酪氨酸激酶）是 B 细胞表面受体（B-cell receptor，BCR）信号通路和 Fc 受体的关键激酶，对于 B 细胞的生长、发育、分化等起重要作用。BTK 在 B 细胞和髓系细胞等细胞中表达，BTK 功能异常可能使 BCR 信号通路过度活跃，使 B 细胞异常增殖，诱导非霍奇金 B 细胞淋巴瘤（non-Hodgkin B-cell lymphoma，NHL）等疾病的发生。此外，BTK 也参与趋化因子受体、Toll 样受体、Fc 受体的通路等。目前主要有依鲁替尼（ibrutinib）、泽布替尼（zanubrutinib）、奥布替尼（orelabrutinib）、伊布替尼和阿卡替尼（acalabrutinib）等。

（3）BCL-2 抑制剂。BCL-2 是凋亡调节中的关键蛋白，在多种血液肿瘤中高表达，BCL-2 通过直接与关键的细胞死亡蛋白 BAX 和 BAK 结合来调控细胞死亡。BAX 和 BAK 能够激活线粒体外膜并在外膜上打孔，破坏其极性，释放细胞色素 c，激活半胱天冬酶，促进细胞凋亡。BCL-2 在慢性淋巴细胞白血病（chronic lymphocytic leukemia，CLL）患者中高表达，并且大部分 CLL 细胞的生存依赖 BCL-2 的表达。维奈克拉（venetoclax）是第一个 BCL-2 选择性抑制剂，也是第一个被临床试验证实的，目前是用于 CLL 和 AML 治疗的抗肿瘤药物。维奈克拉可通过与 BCL-2 的结合抑制其活性，释放促凋亡蛋白，从而促进肿瘤细胞死亡。

（4）人核转运蛋白 1（exportin1，XPO1）抑制剂。核转运蛋白在核质运输过程中发挥重要作用，在肿瘤中作为治疗靶点也有巨大的潜力。XPO1 通过调节蛋白和 RNA 从细胞核到细胞质的运输，在维持细胞内稳态中发挥着重要的作用。XPO1 在多种肿瘤中高表达，导致抑癌蛋白转运异常，这对多种实体肿瘤和血液肿瘤的发展有重要作用。除此之外，XPO1 与多种肿瘤一线治疗药物的耐药有关。XPO1能运输APC和p53等抑癌蛋白，也能够转运致癌的BCR-ABL融合蛋白。在硼替佐米（bortezomib）耐药的多发性骨髓瘤患者中，XPO1高表达被认为通过影响多种抑癌蛋白的核质转运抑制了药物敏感性。因此，XPO1是一个重要的肿瘤靶向治疗靶点。塞利尼索（selinexor）是一种口服的XPO1抑制剂。在非临床研究中，塞利尼索通过阻断XPO1可逆地抑制肿瘤抑制蛋白（TSPs）、生长调节剂和致癌蛋白mRNA的核输出。塞利尼索抑制XPO1导致TSPs在细胞核内积聚，c-myc和cyclinD1等几种癌蛋白减少，细胞周期阻滞，进而导致癌细胞凋亡。塞利尼索在多发性骨髓瘤细胞系和患者肿瘤样本以及小鼠异种移植模型中显示出体外促凋亡活性。

第二节　中医发病与治疗

一、概念

"中医血液学"是运用中医药基本理论阐述血液系统及其相关疾病的病因、病机与诊治规律的一门学科，也是结合现代血液学与应用技术而形成和发展的知识体系。中医血液学研究旨在追踪国际医学发展前沿、吸纳现代科学技术与研究方法，逐步形成学术相对独立、理论基本完整、技术全面成熟的独立学科体系。因此，中医血液学有广义和狭义之分。广义的中医血液学是相对独立的学科体系；狭义的中医血液学隶属于医学学科门类下的临床专科。

1. 内涵

中医血液学的内涵是运用中医药基本理论、借鉴现代思维模式与科学技术解决以下问题。①规范中医血液学名词术语、阐述血液生理功能、探讨病因病机与诊治规律、制订综合防治与调护方案、建立可控的疗效评价体系、提高临床疗效。②不断丰富中医血液学教学内容、总结教学经验、完善教学体系，形成并出版相对独立、完整的中医血液学教材。③跟踪国际前沿，利用现代科学技术与方法，开展具有原创思维的科学研究，并形成高质量研究成果。④完善人才培养体系，通过多种途径培养智能型人才，增加学科发展人才储备。

2. 外延

依据中医血液学的学科特点与学术发展需求，与中医基础理论、中医诊断学、中药学、方剂学、中医内科学等学科密切关联；与现代医学的血液学基础、血液学临床、血液药理学、血液病理学、血液分子生物学、血液遗传学等学科相互交叉、相互渗透，逐步完善中医血液学的学科建设内容，发展学科理论体系。

3. 历史文献简考

（1）初始阶段。中医血液学是以中医学发展为基础而呈现的新兴学科体系。但追本溯源，其发展的初始阶段主要是从秦汉时期到明朝，这阶段由于中医学科，特别是中医临床学科尚未分化，有关血液的生理特点以及病因病机、病名特征、症状表现、辨证治疗等均散落在古代医籍中。①血液生理方面。关于血液生成，《灵枢·决气》是这样描述的："中焦受气取汁，变化而赤，是谓血。"而在血液功能上，《素问·五脏生成篇》指出："肝受血而能视，足受血而能步，掌受血而能握，指受血而能摄。"《灵枢·本脏篇》也指出："血和则……筋骨劲强，关节清利矣。"在血液调控上，《素问·五脏生成篇》云："诸血者，皆属于心。""故人卧，血归于肝……"，等等。②病名方面。如对虚劳（病名最早见于《金匮要略》）的描述，《灵枢·根结》说："形气不足，病气不足，此阴阳气俱不足也……重不足则阴阳俱竭，血气皆尽，五脏空虚，筋骨髓枯，老者绝灭，壮者不复矣。"③病因病机方面。如"萎黄病"（缺铁性贫血），《丹台玉案》认为是："由于湿热蒸染。而黄肿之症，则湿热未甚，而多因虫积、食积之为害，或偶吞硬食过多，碍其脾家道路，经久不消，脾胃失运化之权，浊气上腾，故面部黄而且浮，手足皆无血色。有虫者，又吐黄水，毛发直指，肌肤不泽，且好食生米、茶叶之类者是也。"④临床症状方面。如"髓劳病"（再生障碍性贫血），《金匮要略·血痹虚劳病脉证并治》提出了"虚劳"病名，列举了"面色薄""烦热""盗汗""亡血"等主症，并提出"夫男子平人，脉大为劳，极虚亦为劳"，已成为后世虚劳脉学之总纲。《圣济总录·虚劳门》云："热劳之证，心神烦躁，面赤头痛，眼涩唇焦，身体壮热，烦渴不止，口舌生疮，饮食无味，肢节酸痛，多卧少起，或时盗汗，日渐羸瘦者是也。"又说："急劳之病，其证与热劳相似，而得之差暴也，缘禀受不足，忧思气结，荣卫俱虚，心肺壅热，金火相刑，脏气传克，或感外邪，故烦躁体热，颊赤心忪，头痛盗汗，咳嗽咽干，骨节酸痛，久则肌肤销铄，咯涎唾血，皆其候也。"⑤治则遣药方面。如在"出血"病症治疗中，张仲景在《金匮要略·惊悸吐衄下血胸满瘀血病脉证治》中不仅系统地归类了多种血证并将其列为专篇，而且记载了泻心汤、柏叶汤、黄土汤等治疗吐血、便血的方剂。《备急千金要方》收载了一些较好的治疗血证的方药。《外台秘要》的犀角地黄汤一直沿用至今。《先醒斋医学广笔记·吐血》提出了治疗吐血三要法，强调了"行血、补肝、降气"三个治则的重要作用。可以看出，从秦汉时期到明朝，虽然没有形成系统的中医血液学概念，但在血液生理特点、病因病机、病名特征、症状表现、辨证治疗方面已经有了明确论述，这为中医血液学的发展奠定了坚实的理论与临床基础。

（2）雏形阶段。清朝名医辈出，著名的中医学家有叶天士、吴鞠通、王清任、唐宗海等，他们对中医血液学的发展做出了重要贡献。①温热病名医。温热病名医的主要代表是叶天士和吴鞠通。叶天士（1666—1745 年），清代著名医学家，四大温病学家之一。叶天士最擅长治疗时疫和痧痘等证，其诊疗病案对当今的免疫性血小板减少症、过敏性紫癜等出血性疾病的治疗具有重要指导价值。他指出："大凡看法：卫之后方言气，营之后方言血。在卫汗之可也，到气才宜清气；乍入营分，犹可透热，仍转气分而解，如犀角、玄参、羚羊等物是也；至于入血，则恐耗血动血，直须凉血散血，如生地、牡丹皮、阿胶、赤芍等物是也。"吴鞠通（1758—1836 年），清代著名医学家。他在中医理论方面做出重要贡献，尤其是在温热性疾病的治疗方面留下了诸多方剂，这使得中医基本治法在外感病和热性病方面得到了进一步完善。他在治血与气血关系中指出："人之血，即天地之水也，……。盖阳能统阴，阴不能统阳；气能生血，血不能生气。至于治之之法，上焦之血，责之肺气，或心气；中焦之血，责之胃气，或脾气；下焦之血，责之肝气、肾气、八脉之气。治水与血之法，间亦有用通者，开支河也；有用塞者，崇堤防也。然皆已病之后，不得不与治其末；而非未病之先，专治其本之道也。"不仅阐释了治血基本原则，也阐释了气与血的关系。②活血化瘀派名医：王清任（1768—1831 年），清代医学家。他除了细心观察人体之构造，并将其绘制成图形，纠正前人错误，写成《医林改错》之外，还对祖国医学中的气血理论进行了新的发挥，特别是在活血化瘀治则方面有独特的贡献。他创立了很多活血逐瘀方剂，注重分辨瘀血的不同部位而分别给予针对性治疗。他的方剂一直在中医界广受重视并广泛应用于临床，经临床实践验证，疗效可靠，相关医案为血液病中瘀血证（血瘀证）的治疗奠定了理论与实践基础。③血液学专著创始人：唐容川（1846—1897 年），重视气血说，所著《血证论》是一部论治血证的专著，对血证研究颇有成就，对后世医家治疗血证产生了极其深远的影响。唐容川提出："惟以止血为第一要法。血止之后，其离经而未吐出者，是为瘀血……故以消瘀为第二法。止吐消瘀之后，又恐血再潮动，则须用药安之，故以宁血为第三法……去血既多，阴无有不虚者矣……故又以补虚为收功之法，四者乃通治血证之大纲。"其治血四法一直被后世医家推崇。

（3）形成阶段。中医血液学的学科体系形成阶段为新中国成立后到改革开放前（1949—1978 年）。在党和国家高度重视中医药事业发展的东风鼓舞下，中医事业蓬勃发展，中医血液学也随之得到了发展。以周霭祥、李英林、戴锡孟、邓成珊、黄世林、丘和明、吴正翔、黄振翘、姚乃中、杨明均、梁冰、孙伟正等为代表的老一辈中医或中西医结合专家，先后成立了中医血液学专科或专业学组，开始了中医药治疗血液病的新征程，在用中医药或用中西医结合方法治疗慢性再生障碍性贫血、慢性粒细胞白血病等方面取得了可喜的研究成果。中国中西医结合学会血液学专业委员会与中华中医药学会内科分会血液病专业组的成立，从更高的角度汇聚了中医和中西医结合专业的研究人才，为中医血液学学科体系的形成与学术发展奠定了坚实基础。

（4）发展阶段。中国改革开放以来，中医血液学进入了发展的快车道。发展的重要标志如下。①血液病专科、学科建设：到目前为止，地市级以上的三甲医院和部分县级医院设立了独立的血液病专科，有几十家单位的血液病专科被列为国家中医药管理局和（或）卫健委重点专科建设单位或区域专科建设、优势专科建设单位，有 11 家单位列入国家中医药管理局、教育部、中国人民解放军重点学科建设单位。②血液病分会成立：2014 年中华中医药学会血液病分会成立，2015 年中国民族医药学会血液病分会成立，为中医血液病方面的专家、学者搭建了优良的学术交流平台。③科学研究：改革开放以来，中医血液学界相继承担了国家"九五""十五""十一五"科技攻关计划或科技支撑计划项目，国家科技重大专项"重大新药创制"课题，国家重点基础研究发展计划（973 计划）项目，国家中医药管理局中医药行业科研专项。④高质量专业人才培养：目前全国有中医血液学专业教师队伍，博士研究生导师近 50 名，硕士研究生导师近百名，相关科研院所培养了大批博士研究生、硕士研究生，这些智能型专业人才已经成为中医血液学研究领域的中流砥柱。⑤教材建设：已出版的中医或中西医结合专著近 200 本，2019 年由中华中医药学会血液病分会牵头，在"十三五"期间出版了我国第一部"十三五"高等中医药院校创新教材《中医血液病学》；在"十四五"期间出版了我国第一部"十四五"高等中医药院校创新教材《中医血液病调护学》。⑥制定行业规范：在专科、学科建设期间，制订了再生障碍性贫血、缺铁性贫血、免疫性血小板减少症等19个病种的中医诊疗方案与路径，以及《缺铁性贫血中医药防治康复一体化专家共识》《化疗后白细胞减少症中医药防治与评估专家共识》《肿瘤相关性贫血中医药防治专家共识》等，使中医药治疗血液病的临床医疗进入规范化运行轨道。

4. 病名对照

由于中医、西医理论体系不同，血液病的中医、西医病名混淆之处甚多。因此，规范血液病中医病证名不仅利于医师规范应用病证名、进行学术交流及中西医结合诊疗，也更有利于相关工作与国际接轨。中国中西医结合学会血液病专业委员会、中华中医药学会内科分会血液病专业组于2008年10月17—19日专门联合召开了来自全国的部分高校、研究院所中从事血液病临床与科研工作的专家、教授（科主任）的常见血液病中医病证名专题讨论会，确定了部分血液病的中医病证名，并发表了相关论文［陈信义，麻柔，李冬云.规范常见血液病中医病名建议［J］.中国中西医结合杂志，2009，29（11）：1040-1041.］。结合论文发表后的反馈意见，中华中医药学会血液病分会于2017年11月与2018年4月分别组织了全国各高等院校、中医血液病重点学科与重点专科的部分专家，对《规范常见血液病中医病名建议》进行了讨论与修订［蓝海，侯丽，郎海燕，等.常见血液病的中医分类与命名［J］.中医杂志，2019，60（9）：750-753，778.］。相关主要内容如下。

（1）从病机上精准揭示现代医学中血液病的中医学特征。如对急性髓细胞性白血病不单纯从"出血（紫癜）""低热（内伤发热）""癥积（肝脾大）"等表征上概括，而是在全面认识疾病发生的本质的基础上，从病因为"毒"、病位为"髓"、发病病程"急"等方面整体考虑，而将病名定为"急髓毒病"，更符合中医学临床特点。

（2）基本思路。在参考历代中医古典医籍及现有文献记述的有关血液病的中医病证名的基础上，确定病名的基本思路如下。①中医古籍文献中确定的血液病证名如能够涵盖现代医学的血液病的病因病理、临床特征或治疗特点的可继续沿用，如"萎黄病"的病因病机、临床表现与现代医学的"缺铁性贫血"的基本一致，故可继续沿用。②国家标准或行业标准中已有的血液病的中医病名继续沿用。如1993年国家中医药管理局颁布的《中医病证分类编码》脾系病类1条中的"紫斑"基本能够涵盖现代医学的"免疫性血小板减少症"，可继续沿用。③经行业学会或专家论证已达成共识的血液病中医病名可继续沿用。如对现代医学的"骨髓增生异常综合征"确定用"髓毒劳"中医病名；对再生障碍性贫血用"髓劳"中医病名等。④对没有明确中医病名的血液病及新拓展的血液病，经专家讨论予以命名。如现代医学的血友病、易栓症、溶血性贫血、慢性病贫血均给予相应的中医病名。⑤对现代医学中独立的血液病，在给予中医命名时一律确定为"病"；对由多种因素导致血液学变化过程而形成的疾病，在中医命名时一律确定为"证"。如将现代医学的"巨幼红细胞贫血"命名为"黄胖病"，将"易栓症"命名为"血栓证"等。

（3）命名原则。在讨论现代医学的血液病中医病名的过程中，专家们基于以下原则。①继承原则：对于古代用多种病证名描述一类疾病的情况，从中找出符合现代医学的血液病特征的病证名继承下来。如古代对淋巴结肿大（见于淋巴结炎、淋巴结结核、恶性淋巴瘤等）一类疾病用"石疽""失荣""恶核""瘰疬""痰核"等不同的病名。经仔细推敲，"恶核"病名基本符合现代医学的"恶性淋巴瘤"的临床特点，故将恶性淋巴瘤的中医病名确定为"恶核"。②创新原则：创新是中医学术发展的关键。更新观念，推陈出新，引领未来。基于创新原则，一是为古代或现代习用的血液病中医病证名赋予新的名称。如"虚劳"的病因病机、临床特征与再生障碍性贫血极为相似，但"虚劳"只可部分反映再生障碍性贫血的病性，不能确定病位，因此，我们根据病性、病状与发病部位，将再生障碍性贫血命名为"髓劳病"。"劳"代表病性与病状，"髓"代表病变部位。二是对现行的还没有中医病证名的现代医学的血液病给予创新的中医学病名。如由于"溶血性贫血"以贫血并发黄疸为主要临床表现，故命名为"血疸病"。又如淋巴细胞白血病与髓细胞性白血病虽均具有"毒"的特征，但其细胞在形态学、免疫学上有明显差别，故将髓细胞性白血病的中医命名方法用于淋巴细胞白血病的命名显然不妥，于是淋巴细胞白血病创新地被命名为"淋毒病"，其下，急性淋巴细胞白血病被命名为"急淋毒病"，慢性淋巴细胞白血病被命名为"慢淋毒病"。这种命名方式上的不同显示淋巴细胞白血病与髓细胞性白血病在细胞形态学上有明显的差别。③类聚原则：许多血液病虽然有不同的病名，但病变性质基本一致。按照类聚原则，在中医命名时，统一在疾病名称前加定语。如骨髓增殖性肿瘤（原发性血小板增多症、真性红细胞增多症、原发性骨髓纤维化）等统一用"毒"代表病性与病名，或将"毒"作为该类疾病的定语，并依据临床表现给予相应的病名。如原发性血小板增多症被命名为"髓毒血实病"；真性红细胞增多症被命名为"髓毒血积病"；原发性骨髓纤维化被命名为"髓毒血癥病"等。［陈信义，麻柔，李冬云．规范常见血液病中医病名建议 [J].中国中西医结合杂志，2009，29（11）：1040-1041.；蓝海，侯丽，郎海燕，等．常见血液病的中医分类与命名 [J].中医杂志，2019，60（9）：750-753，778.］

（4）中西医病名对照见表1。

表1　常见西医血液病与中医血液病病名对照表

疾病系统分类	西医血液病	中医血液病
血液系统疾病总称	血液病	中医血液病
红细胞疾病	缺铁性贫血	萎黄病
	巨幼红细胞贫血	黄胖病
	再生障碍性贫血	髓劳病
	重型再生障碍性贫血	急髓劳病
	轻型再生障碍性贫血	慢髓劳病
	溶血性贫血	血疸病
	阵发性睡眠性血红蛋白尿	
	自身免疫性溶血性贫血	
	慢性病贫血	血劳证
	肿瘤相关性贫血	癌毒血虚证
白细胞疾病	髓细胞性白血病	髓毒病
	急性髓细胞性白血病	急髓毒病
	急性早幼粒细胞白细胞	急髓毒紫斑病
	慢性粒细胞白血病	慢髓毒病
	白细胞减少与粒细胞缺乏症	虚损病
	化疗后白细胞减少症	药毒虚损证
	骨髓增生异常综合征	髓毒劳病

续表

疾病系统分类	西医血液病	中医血液病
出凝血疾病	免疫性血小板减少性紫癜	紫癜病
	继发性血小板减少症	紫癜证
	化疗后血小板减少症	药毒紫癜证
	过敏性紫癜	紫癜风病
	血友病	血溢病
	易栓症	血栓证
	弥散性血管内凝血	血凝证
骨髓增殖性肿瘤	真性红细胞增多症	髓毒血积病
	原发性血小板增多症	髓毒血实病
	原发性骨髓纤维化	髓毒血癥病
淋巴系统疾病	淋巴细胞白血病	淋毒病
	急性淋巴细胞白血病	急淋毒病
	慢性淋巴细胞白血病	慢淋毒病
	恶性淋巴瘤	恶核病
浆细胞疾病	多发性骨髓瘤	骨髓瘤病

二、病因

1. 内在因素

（1）禀赋不足。禀赋不足多与父母禀赋薄弱、肾精不充密切相关。父母体弱多病，致胎中失养，孕育不足，或受孕期间感受毒邪，影响胎儿生长等均可导致禀赋薄弱。先天不足、脏腑功能失调，肾精亏虚，不能主骨生髓，髓不生血，如先天遗传性疾病。

（2）体质不健。髓劳病的易感性取决于体质，素体精血亏虚之人容易感受此病，其发病机制为体质不健，精血亏虚，不能奉养脏腑，以致脏腑亏虚；或一脏有病累及他脏，相互影响，最终导致髓劳。如胸腺瘤、系统性红斑狼疮、类风湿关节炎以及其他免疫性疾病的患者，血清中可见抑制造血干细胞的抗体，也与阵发性睡眠性血红蛋白尿和再生障碍性贫血密切相关。

（3）疾病转化。大病久病，缠绵不愈或病机变化，形体羸弱，正虚邪侵，合而发病。其特点是病程日久，虚实相互转化，最终导致血液败坏，好血受损而发展为急性髓细胞系白血病。有研究表明，一些骨髓增生性疾病如骨髓增生异常综合征、原发性骨髓纤维化、真性红细胞增多症、原发性血小板增多症等，在疾病进展时，若体内高速增殖细胞存在不同分化阶段的亚克隆，提示有转化为急性髓细胞系白血病的可能。现在已经证实，一些难治性急性髓细胞系白血病是由骨髓增生异常综合征（髓毒劳）转化而来的。

（4）情志失调。情志失调是指喜、怒、忧、思、悲、恐、惊七种情志变化导致的疾病。临床常出现以下情况。①抑郁状态：多由于情志活动减弱或缺乏引起，表现为持续而显著的情绪低落，以及悲观厌世、消极、自我评价降低、厌烦和迟钝等。②躁狂状态：多由于躁狂抑郁症引起，表现为情感高涨、思维奔逸、活动增多等，伴随精力旺盛，言语增多、夸大等症状。③忧郁状态：表现为过分悲观、自我评价低、兴趣丧失、活动减少等，伴随心烦、紧张、焦虑等症状。④过度愤怒状态：多为过度愤怒所致，表现为过度敏感、多疑、易怒，常伴随抑郁、焦虑、自责、失眠等症状。⑤攻击性行为：多由于生活中出现严重的刺激事件，导致过度暴躁、易怒、冲动、伤人等，严重者还会出现殴打他人的行为。⑥自伤行为：多是由于受到严重的挫折和伤害，出现伤害自己或他人的行为，表现为伤害自己的行为，可能有过度哭泣、行为不受控制、伤害他人等行为。⑦幻觉妄想状态：多是由于长期不良情绪的影响，导致患者出现幻觉、妄想等精神障碍，一般会有幻听、被害妄想、疑病妄想等症状。

2. 外在因素

（1）外感邪毒。外感六淫邪气，特别是感受疫毒之邪，直入脏腑，深入骨髓，影响气血阴阳之生化；或由于外感热毒，耗伤气血，损及阴阳以致诸虚不足；或由于感受湿邪，阻滞中焦，影响脾胃运化功能，以致水谷精微虚少，不能奉养骨髓，导致骨髓不能化生血液，与肝炎病毒（乙肝、丙肝）感染和再生障碍性贫血的发病密切相关，肝炎病毒可破坏骨髓微循环，抑制造血干细胞，还可致染色体畸变，并可通过病毒介导自身免疫异常。

（2）药毒中伤。误食或过用药物，可导致以下两种结果。①长期或大剂量应用有毒药物可损伤脾胃，导致运化功能失常，水谷精微物质吸纳不足；或有毒物质导致肾脏损伤，肾不能主骨生髓，髓不能化生血液，日久逐渐发展为髓劳。②有毒药物直接损伤五脏或直中骨髓，可造成五脏虚弱，骨髓空虚，令五脏不能发挥正常功能，水谷精微物质不能转化为血液；骨髓损伤，髓不生血，久之可发展为髓劳。直接损伤骨髓的药物有两类：一类与用药剂量密切相关，如各种抗肿瘤药、苯妥英钠、吩噻嗪、硫尿嘧啶及氯霉素等；另一类与用药剂量无关，如氯（合）霉素、有机砷、阿的平、三甲双酮、保泰松、金制剂、氨基比林、吡罗昔康、磺胺、甲砜霉素、卡比马唑、甲巯咪唑、氯磺丙脲等。

（3）环境毒邪。居住环境恶劣，或长期居住于有毒环境之中，有毒物质或放射线辐射直接耗伤气血，损及阴阳，侵害脏腑，累及骨髓，以致诸虚不足，逐渐发展为髓劳。如实验室之人长期接触苯及其衍化物，或长期接触 X 射线、γ 射线或中子射线，其可穿过或进入细胞而直接损害造血干细胞和骨髓微环境。

三、病机

1. 气血两虚

多种病因联合或独立致病，可以导致气血两虚。气血两虚多为久病消耗、气血两伤所致；或先有失血，气随血耗；或先有气虚，血化障碍而日渐衰少，从而形成气血两虚。"气主煦之""血主濡之"，气血两虚，则脏腑经络、形体官窍失之濡养，各种功能失之推动及调节，故可出现不荣或不用的病证。临床上主要表现为肌体失养及感觉运动失常的病理征象，如面色淡白或萎黄、少气懒言、疲乏无力、形体瘦怯、心悸失眠、肌肤干燥、肢体麻木，甚至感觉障碍、肢体萎废不用等。

2. 阴阳失调

阴阳失调是对机体阴阳消长失去平衡的统称，是机体在疾病过程中，由于致病因素的作用，阴阳消长失去相对的平衡，出现阴不制阳、阳不制阴的病理变化。阴阳失调也指脏腑、经络、气血等相互关系的失调，以及对表里出入、上下升降等气机运动失常的概括，包括阴阳偏盛、阴阳偏衰、阴阳互损、阴阳格拒、阴阳亡失以及阴阳离决等。在临床上，阴阳失调的病理变化多与疾病的寒热性质密切相关，《素问·阴阳应象大论》说："阳胜则热，阴胜则寒"，《素问·调经论》又说："阳虚则外寒，阴虚则内热，阳盛则外热，阴盛则内寒"。说明在疾病过程中，人体大多存在着病变性质的或寒或热，或寒热错杂，或寒热真假等病理变化。因此，阴阳失调是阐释病性寒热变化的、具有普遍意义的基本病机。

3. 脏腑虚弱

脏腑虚弱通常指五脏虚弱，可指由多种因素损及脏腑，导致脏腑功能失调。

常见的脏腑虚弱包括以下内容。

（1）心虚。包括心气虚、心血虚、心阴虚和心阳虚。①心气虚：临床表现为心慌、坐卧不安、善惊、易恐、恶闻声响、失眠多梦。②心血虚：临床表现为心慌气短、头晕目眩、失眠健忘、面色少华、倦怠乏力。③心阴虚：临床表现为心慌、心烦、失眠、五心烦热、口干、盗汗、耳鸣、腰酸、急躁、易怒。④心阳虚：临床表现为心慌、胸闷气短，活动之后加重，出现面色苍白、形寒肢冷。

（2）肝虚。包括肝血虚、肝阴虚、肝气虚。①肝血虚：肝血虚者主要表现为面色㿠白、心悸气短、唇甲色淡，还可产生自汗、乏力等临床症状，以及眩晕、视力减退、肢体麻木与血虚症状（如月经量少、失眠多梦、面唇淡白等）。②肝阴虚：肝阴虚属于比较常见的证型，主要表现为眩晕、双目干涩、胁肋隐痛，以及阴虚、虚热症状，如头晕、耳鸣、口渴、口干、口燥咽干、五心烦热、午后潮热、盗汗、两颧潮红等，部分患者还可出现入睡困难。③肝气虚：肝气虚者主要表现为神疲乏力、思维不清、面色萎黄，受熬夜、劳累等因素影响时，临床症状可能明显加重。

（3）脾虚。脾虚泛指由脾气虚损引起的一系列脾脏生理功能失常导致的病理现象及病证，包括脾气虚、脾阳虚、中气下陷、脾不统血等证型。①脾气虚：脾气虚主要是饮食失调、劳累过度等损伤脾气所致，症状主要有腹胀、进食后明显，大便溏薄，肢体倦怠，少气懒言，面色萎黄，形体消瘦、浮肿等。②脾阳虚：脾阳虚多由脾气虚进一步发展而来，或因过食生冷等而损伤脾阳，或肾阳不足等所致，症状有食少、腹胀、腹痛绵绵、喜温喜按、畏寒怕冷、四肢不温等。③中气下陷：中气下陷主要是指由于脾气虚损，升举无力，气机下陷，降多升少，对脏腑的升举之力减弱，造成内脏器官位置相对下移，常见的表现有脘腹重坠作胀，进食后症状更为明显，便意频繁，肛门重坠，久泄久痢，严重时会导致脱肛、子宫脱垂、胃下垂等。④脾不统血：脾气虚弱，不能摄血，则血不循经，多见于慢性出血的病证，如月经过多、崩漏、便血、衄血、皮下出血等。

（4）肺虚。肺虚分为肺气虚、肺阴虚两种，两者有不同的症状表现。①肺气虚：患者会出现气短、乏力、咳喘、自汗、微汗、畏寒、皮肤干燥、少气懒言等。②肺阴虚：患者肺阴亏虚，多伴有畏寒怕冷、疲乏无力、面色㿠白、口干无味、舌胖大、脉沉细等症状。

（5）肾虚。肾虚，也可称"肾亏"，是对肾阳虚、肾阴虚、肾气虚、肾精不足的统称，肾虚的患者可表现为容颜早衰、健忘、腰膝酸软、乏力、性功能降低、情绪不佳等，不同证型的临床表现各有特点。①肾阳虚：表现为头晕目眩，面色苍白或呈灰黑色，腰膝酸软而痛，全身怕冷，精神萎靡，性欲减退，男性阳痿早泄，妇女宫寒不孕。②肾阴虚：表现为腰膝酸软而痛，男子遗精，女子经少或闭经，齿松发脱，眩晕耳鸣，五心烦热，潮热，颧红，舌红少苔，脉细数。③肾气虚：表现为神疲耳鸣，腰膝酸软，小便频数而清，尿后余沥不尽，遗尿失禁，夜尿频多，男子滑精早泄，女子白带清稀，久病咳喘，呼多吸少，气不得续，动则喘息益甚。④肾精不足：表现为小儿生长发育迟缓，囟门闭合慢，身材矮小，智力低下，筋骨痿软；成人早衰，发脱齿松，耳鸣耳聋，腰膝酸软，神情呆钝，健忘。

4.气滞血瘀

气滞血瘀，是指因气的运行郁滞不畅，导致血液运行障碍，出现血瘀的病理状态。气滞血瘀多因情志内伤，抑郁不遂，气机阻滞，而致血瘀。肝主疏泄而藏血，肝气的疏泄作用在气机调畅中起着关键作用，因而气滞血瘀多与肝失疏泄密切相关。临床上多见胸胁胀满疼痛、痕聚、癥积等病证。肺主气，调节全身气机，辅心运血，若邪阻肺气，宣降失司，日久可致心、肺气滞血瘀，而见咳喘、心悸、胸痹、唇舌青紫等表现。气滞可导致血瘀，血瘀必兼气滞。由于气滞和血瘀互为因果，多同时并存，常难以明确区分孰先孰后。如闪挫外伤等因素，可同时造成气滞和血瘀。但无论何种原因所致的气滞血瘀，辨别气滞与血瘀的主次是必要的。

5.痰湿内蕴

痰湿内蕴是指痰湿阻滞在身体的不同部位所出现的疾病或者症状。淡浊是机体水液代谢异常所出现的病理产物，阻滞的部位不同，会表现为不同的症状或者疾病。如果痰浊阻滞在肺，则出现咳嗽、气喘、胸闷、喘憋等症状，还可以出现咳痰、痰黏不易出、舌苔腻、脉滑或者不流畅等。如果痰浊阻滞中焦脾胃，可以出现消化系统异常，表现为恶心、呕吐、胃痛、胃胀等，食后可能加重。如果痰浊阻滞在下焦，即肾、膀胱，以及下肢等部位，会出现二便异常，如尿频、尿急，以及下肢肿胀、浮肿，或者红肿热痛。

四、表现

1. 血虚

血虚是指人体血液的量不足或质量不佳，导致气血运行不畅，从而引起一系列身体症状的情况。常见症状如下。①皮肤干燥：由于血液供应不足，皮肤缺少必要的营养和水分，容易出现干燥、起皮、皲裂等症状。②面色苍白：血液对身体组织和器官的供氧量不足，尤其是对于肌肤而言，随着血液量的减少，面色会出现无华、萎黄或苍白。③肢体疲倦：由于身体能量不足，血虚患者常感到疲劳、乏力、嗜睡、精神不振。④头晕目眩：由于脑部供氧不足，患者会出现头晕、头痛、目眩、耳鸣等症状。血虚的症状类似现代医学中贫血的症状，但不完全相同。

2. 血证

血证是指由多种原因引起火热熏灼或气虚不摄，致使血液不循常道，或上溢于口鼻诸窍，或下泄于前后二阴，或渗出于肌肤所形成的一类出血性疾病。血证可涉及多个脏腑，也可以单独出现，常伴随其他病证。主要临床类型如下。①气不摄血证：指气虚不能统摄血液，导致患者出现失血的临床表现。大多数是由于久病气虚，或由于慢性失血，气被耗伤，从而导致气虚不能摄血。血液外溢于胃肠道，则表现为吐血、便血；外溢于肌肤，则可见皮下的瘀斑；外溢于呼吸道，则表现为鼻腔出血以及咯血等。在女性，还会出现月经过多或月经淋漓不止的现象。②血热妄行：指热入血分、损伤血络而出现的出血证候，表现为斑色鲜红或暗紫，甚或发黑，起病急骤，可见发热、烦渴、溺赤、大便秘结、舌红、苔黄、脉滑数或弦数等。③瘀血阻络：指瘀血阻滞于经络，见患处有固定刺痛，或见紫斑、肿块，或出血色暗，舌紫或有斑点，脉涩等。主要临床表现有出血、疼痛、肿块、瘀血色脉征等。出血的特征是出血反复不止，色紫暗，兼夹血块，或大便色黑如柏油，妇女可出现经少，经血紫暗、夹块或闭经。瘀血色脉征主要表现为面色黧黑，肌肤甲错，口唇爪甲紫暗，出现皮下紫斑，或皮肤出现蛛丝红缕。

3. 发热

发热主要包括外感发热和内伤发热。①外感发热：外感发热的病因与风寒、风热、暑湿、风燥等外邪因素有关，外邪可侵入患者体内引起发热、头痛、鼻塞、流鼻涕、脉搏微弱等症状。外感发热类似白细胞减少或中性粒细胞减少导致的细菌感染或病毒感染。②内伤发热：内伤发热一般是指饮食、疲劳或七情改变引起的体内阴阳失衡，患者会出现头晕、手足心热、自汗、盗汗等症状。内伤发热可见于某些血液病导致的发热，如恶性淋巴瘤、急性白血病、多发性骨髓瘤等。

4. 癥积

癥积是指腹腔内有实质性的包块，而且包块坚硬不移动、推揉不散。主要是因局部长时间痰湿、瘀血聚集或凝聚，气滞血瘀、脏腑失调而形成。癥积可见于血液病中的肝脾大。

5. 恶核

恶核病名出自《肘后方》卷五，核生于肉中，形如豆或梅李，推之可动，患处疼痛，还可伴有发热、恶寒等情况。多为风热毒邪搏于血气、复为风寒乘袭，或气机郁结，或精气亏虚，温毒内伏，痰瘀凝滞所致。多为无痛性类似瘰疬样肿块、胁下肿块，可见于现代医学中的恶性组织细胞病、恶性淋巴瘤、急性白血病等。

五、治疗

中医血液病的诊治多根据临床表现，结合宏观四诊与西医学微观检查等信息，在整体观念和辨证论治精神指导下，制订个体化治疗方案，指导组方与遣药。

1. 治标与治本结合

针对病因，抓住主要矛盾，采用精准治则。《素问·阴阳应象大论》所说的"治病求本"就是这个道理。《素问·标本病传论》说："故知逆与从，正行无问。知标本者，万举万当；不知标本，是谓妄行。"强调了治病掌握标本的重要性。在拟定血液病治疗方案时，应按照"急则治标，缓则治本"的原则进行辨证论治。具体运用如下。

（1）急则治标。"急则治其标"是指标病危急，若不治其标将危及患者生命，或影响"本"的治疗，此时应以治标为要，治病留人。如重型再生障碍性贫血、骨髓增生异常综合征、白血病、紫癜病等疾病出现大出血，或高热不退，或大汗亡津、亡阳之兆时，应当先摄血止血、解毒退热、回阳救逆以治标。

（2）缓则治本。 治本是针对疾病治疗的重要法则，是针对病因、病位、病机进行治疗。如慢髓劳病、髓毒劳病皮肤瘀斑、瘀点以及发热等症状为髓不生血、气血两虚所致。其病位在髓、在肾，当以补肾生髓治其本，治本可缓其标。

（3）标本兼治：若疾病属于标本并重类型，如白血病、骨髓增生异常综合征等，临床上既有面色苍白、疲乏无力、心悸气短等本虚表现，又有发热、出血等标实症状。只单纯治标，则治疗如为无本之木；若单纯治本，则邪气不解。此时，必须标本兼治才能取得良好疗效。

2. 扶正与祛邪结合

总体来讲，血液病的发生与发展过程是人体正气与致病邪气之间相互斗争的过程。如果正胜邪退，病情则逐渐好转；如果邪盛正衰，病情则会逐渐恶化。因此，在中医血液病的全程治疗中，扶助正气、祛邪外出非常关键。"扶正"与"祛邪"是两种不同的治疗原则，但两者辩证统一，相辅相成，正所谓"正足邪自祛""邪去正自安"。在具体运用中，要注意"扶正不留邪""祛邪不伤正"，扶正与祛邪必须分清主次才能运用恰当。

（1）扶正为主。适用于正虚邪不盛，以正虚为主要矛盾的病证。临床可根据患者的具体情况，分别运用益气、养血、滋阴、助阳等方法。

（2）祛邪为主。适用于邪气较盛，正气未衰，或虽有正虚而以邪实为主的病证。张子和说："邪不先去，补正亦无益也。"基于血液病的临床特点，常用的祛邪方法主要是"清退虚热""清热化痰""清热解毒""活血化瘀""软坚散结"等。禁用吐、下之法，慎用汗法。

（3）扶正祛邪。根据正气盛衰、邪气轻重，适当应用以下三法。①先扶正后祛邪：适用于正虚邪不盛，或正虚邪盛而以正虚为主的病证。此时，若先祛邪，反而更损伤正气，故应先扶正，增强正气后再行祛邪。例如恶性淋巴瘤后期，正气已虚，不堪攻伐，必须先扶其正气，待正气适当恢复，再施以消积散结之法并佐以扶正，才不致因祛邪而损伤正气。②先祛邪后扶正：适用于邪气甚盛，正气虽虚尚可攻伐的病证。患者邪盛正虚，以邪气盛为主要矛盾，先扶正反而固邪，必须先祛邪然后扶助正气。例如慢性再生障碍性贫血患者复感外邪出现高热症状时，虽其正虚存在，也应先行清热解毒以祛邪，待体温正常后再进行补虚治疗。③扶正祛邪兼施：适用于正虚邪实病证，若仅扶正往往容易留邪，而仅祛邪也易伤正，因此祛邪与扶正必须同时进行。但扶正祛邪兼施也并不意味着攻补各半，而是要详审病机。以正虚为主者，宜以扶正为主兼顾祛邪。反之，以邪实为主者，宜以祛邪为主兼顾扶正。扶正祛邪兼施的治则在中医血液病治疗中较为常用，如治疗气阴两虚型白血病时，常在补虚的同时给予祛邪的清热解毒之品。

3. 平衡气血阴阳

道家老子的思想对中医调平理论有很大贡献。老子是中国历史上第一个系统地提出辩证法理论的哲学家。老子认为，如果人违背了"天之道"，就会打乱机体的自我调平能力，导致阴阳偏盛偏衰。故治法必须遵循"天之道，损有余而补不足"。老子还为我们指出了返回调平状态的道路，他的"反者道之动，弱者道之有"揭示了事物的发展规律，为中医调平思想的形成及其临床应用奠定了哲学基础。中医养阴学派也提出了以柔顺养阴为主要宗旨的治疗原则。元代朱丹溪认为"阴常不足"并创立了大补阴丸以养阴制阳。明代张景岳提出元阴元阳学说，创立左归丸（左归饮）、右归丸（右归饮），滋阴补肾，治疗真阴不足之证。其方药配伍遵循阳中求阴之意。因此，血液疾病的治疗要基于调平理论，使气血阴阳重新恢复到相对平衡状态。

（1）损其偏盛。主要是针对阴阳偏盛的病证，即阴或阳的一方过盛有余的病证，临床可采用损其有余的方法治之。"阳盛则热，阴盛则寒。""盛"是指邪气盛。例如，急性白血病热毒炽盛型并发出血时，常用清热凉血之法。

（2）补其偏衰。主要是针对阴阳偏衰的病证，即阴或阳的一方虚损不足的病证，如阴虚、阳虚或阴阳两虚等，临床可采用补其不足的方法治之。"阴虚则热，阳虚则寒"，此时要采用"阳病治阴，阴病治阳"的治疗原则。

（3）滋阴以制阳。虚热的原因在于阴虚，所以治疗阴虚之热当"滋阴以制阳"，也就是用"滋阴清热""滋阴降火"等法治之。例如，血小板减少性紫癜阴虚型，常用滋阴清热、凉血止血之法治疗。

（4）补阳以制阴。虚寒的原因在于阳虚不足以温煦，故治疗阳虚之寒当"补阳以制阴"，使阳气恢复，即所谓"益火之源，以消阴翳"。例如，白细胞减少症脾肾阳虚型，常用温补脾肾之法治疗，即取"益火之源"之意。

（5）阴阳互补。阴中求阳、阳中求阴，阴根于阳、阳根于阴，阴虚可致阳虚，阳虚也可致阴虚。临证治疗阴虚证时，在补阴方剂中适当佐以补阳药，此谓"阳中求阴"。治疗阳虚证时，在助阳方剂中适当佐以补阴药，谓之"阴中求阳"。所谓"阳得阴助而生化无穷，阴得阳升而泉源不竭"。例如，临床治疗各种贫血（血虚证）时，在补血方剂中应当佐以补气药；在治疗气虚所致各种出血证时，在补气方剂中也常佐以补血药。

（6）阴阳双补。疾病属阴阳两虚证候者，治疗时既要补阴，又需补阳，采用"阴阳双补"之法。临床上常用的肾气丸、十全大补丸、八珍汤等均为阴阳气血双补的方剂。例如，再生障碍性贫血属阴阳两虚型者可用"阴阳双补"之法治疗。

（7）益气养血。益气养血又称补益气血、气血双补，是基于气能生血理论治疗血液疾病的常用方法，多用于脾胃虚弱、失血伤精或胎产崩漏而致气血两虚者。症见面色无华或萎黄、心悸气短、消瘦无力、月经不调、舌淡脉弱等。临床常用八珍汤、炙甘草汤、当归补血汤治之。

（8）益气摄血。是对气虚不足、统摄血液功能减退，以致血不循经，溢出脉外，从而导致各种失血的病证的治疗方法。主要临床表现为吐血、便血、尿血、崩漏、皮下瘀斑，并伴气短懒言、倦怠乏力、面色无华、舌淡苔薄、脉细弱等。临床多用归脾汤、四君子汤治疗。

（9）益气活血。对气与血的关系，《直指方》说："气为血帅，气行则血行，气止则血止，气滑则血滑，气寒则血凝。"朱丹溪说："气热则热，气寒则寒，气升则升，气降则降，气凝则凝，气滞则滞，气清则清，气浊则浊。"《素问·平人气象论》中"心藏血脉之气"指心主血脉，气为血帅，心气为推动血液运行的动力。何以见得？该篇又说："出于左乳下，其动应衣，脉宗气也。"针对气虚不足，推动血行无力，以致血行缓慢而成血瘀的病证的治疗，临床多用益气活血散瘀汤。

（10）气血双补。是针对久病耗伤，气血两亏；或先有失血，气随血衰；或因气虚，血液生化无源而日渐衰少，从而形成的气血两虚病证的治疗方法，临床多用八珍汤、当归补血汤等。

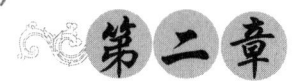

肿瘤疾病简述

第一节　西医发病与治疗

一、概念

人体内所有器官都由细胞组成。在生理状态下，细胞正常、有序的增长和分化过程可保持人体处于健康状态，以适应环境与生活需求。当人体的组织细胞发生突变时，就可能无节制地分裂，最后形成恶性肿瘤。通常说的恶性肿瘤并不是独立的疾病，而是对一百多种相关疾病的统称。在病理学上，来源于上皮组织的恶性肿瘤一般统称为癌，如肺癌、肝癌、胃癌、乳腺癌等；来源于间叶组织的恶性肿瘤统称为肉瘤，如纤维肉瘤、脂肪肉瘤、骨肉瘤；发生于血液系统的恶性肿瘤统称为白血病（leukemia，AL），如急性髓细胞性白血病、慢性粒细胞白血病、急性淋巴细胞白血病、慢性淋巴细胞白血病等；来源于淋巴结和淋巴组织的恶性肿瘤统称为恶性淋巴瘤；来源于浆细胞的恶性肿瘤统称为浆细胞病或多发性骨髓瘤。临床上又可把恶性肿瘤分为"实体瘤"和"非实体瘤"，非实体瘤又可称"血液肿瘤"。实体瘤与非实体瘤的区别主要有以下几点。①定义不同：实体瘤是一种能够通过望诊、触诊、叩诊和X线检查、CT扫描检查、超声检查等发现的有形肿块，如肺癌、肝癌、乳腺癌、肠癌等。非实体瘤一般是指通过影像学检查无法看到的肿瘤，只有通过骨髓穿刺样本的细胞形态学和组织化学检测证实的恶性肿瘤，如白血病、多发性骨髓瘤、骨髓增殖性肿瘤等。②生长速度不同：实体瘤生长速度比非实体瘤生长速度慢。③好发部位不同：实体瘤好发部位主要在有形的组织或器官，如肺、肝、胰腺、乳腺等。非实体瘤主要发生在血液系统和淋巴系统。

二、病因

恶性肿瘤病因非常复杂，不同的肿瘤可由不同原因导致，其病因尚不明确，且不能用单因素来解释致病特点，疾病多是由多种因素共同作用而产生的结果。目前认为，恶性肿瘤发生的根本原因是基因突变，导致细胞不受控制地增殖和生长。病因有很多，包括外源性因素和内源性因素两方面。

1. 外源性因素

外源性因素主要包括以下内容。①化学因素：如烷化剂、多环芳烃类化合物、氨基偶氮类、亚硝胺类、真菌毒素和植物毒素等，可诱发肺癌、皮肤癌、膀胱癌、肝癌、食管癌和胃癌等。②物理因素：电离辐射，如X线可引起皮肤癌、白血病等，紫外线可引起皮肤癌，石棉纤维与肺癌有关，滑石粉与胃癌有关，烧伤深瘢痕和皮肤慢性溃疡均可能发生癌变等。③生物因素：主要为病毒，其中，1/3为DNA病毒，2/3为RNA病毒。DNA病毒，如EB病毒与鼻咽癌、伯基特淋巴瘤有关，人乳头状瘤病毒与宫颈癌有关，乙型肝炎病毒与肝癌有关。RNA病毒，如T细胞白血病/淋巴瘤病毒与T细胞白血病/淋巴瘤有关。此外，幽门螺杆菌感染与胃癌也有关系。

2. 内源性因素

最主要的内源性因素包括以下几项。①遗传因素：当两代以上的患者都存在恶性肿瘤病史时，应考虑是否存在家族遗传的情况，并及早给予相应的基因水平检测以辅助判断。②疾病因素：部分恶性肿瘤患者发病前存在相应的慢性病，如骨髓增生异常综合征可转化为急性髓细胞系白血病，长期患慢性萎缩性胃炎可引发胃癌，结肠慢性炎症可导致结肠癌等。另外，慢性感染中的炎症刺激对机体细胞恶变也起着一定的促进作用。③精神因素：长期的精神压力、心理压力等能够破坏机体基因状态或者使内环境稳态失衡，进而促进恶性肿瘤发生。

三、病理

恶性肿瘤病理学特征如下。①从概念看，恶性肿瘤的组织结构异型性显著，组织学表现为肿瘤主质和间质成分分布紊乱，肿瘤细胞失去了原有的正常排列极向或层次。血液系统肿瘤，骨髓中存在着大量不成熟的幼稚细胞。淋巴瘤患者主要表现为局部或全身淋巴结肿大。②从生长方式看，恶性肿瘤的共性是呈浸润性生长，在体表或腔道可表现为外生性结构，呈乳头状、菜花状。浸润性生长的肿瘤没有包膜，界线不清楚且难以确认范围，生长迅速，侵袭性强、向周围组织浸润并破坏正常的组织、器官结构，进而导致功能障碍。血液系统肿瘤可侵犯淋巴组织或脏器而导致淋巴结、肝、脾肿大。③恶性肿瘤具有扩散性特性，表现为直接蔓延和转移。血液系恶性肿瘤，除了骨髓中有大量异常细胞，循环血流中也可出现大量异常细胞。④恶性肿瘤转移时，可以直接进入组织间隙，形成种植性播散，也可能侵入组织浅淋巴管或血管，早期会形成脉管瘤栓、区域淋巴结或血行转移，晚期会导致远处的组织或器官的转移性瘤。又如多发性骨髓瘤可转移至椎骨，造成骨折。

　　肿瘤还有一个重要的病理学特征，即肿瘤能够诱导生成新生血管。肿瘤的血管生成是一个动态的连续过程，但从病理学角度可分为 6 个相对独立的步骤。①肿瘤组织释放多种血管生成因子。②血管内皮细胞在血管生成因子的作用下出现形态学改变，包括血管组织细胞器数目和大小增加、伪足出现。③血管内皮细胞和肿瘤细胞释放蛋白溶酶以降解毛细血管基底膜和周围的细胞外基质，继而引起细胞外基质重塑。④血管内皮细胞从毛细血管后微静脉迁徙出来，形成血管新芽。⑤血管内皮细胞增殖。⑥肿瘤微血管分化和成型。

　　原发性和转移性肿瘤在生长、扩散过程中都依赖血管生成。有证据表明，肿瘤的生长和扩散转移与血管生成密切相关：①在肿瘤直径小于 2 mm 时，肿瘤生长缓慢，原发性肿瘤仅局部浸润，尚不发生扩散与转移，即所谓的"潜伏期"。只有当肿瘤继续生长至直径大于 2 mm 时，微血管逐渐形成，肿瘤实体随之迅速增大，进而发生扩散与转移。②肿瘤实体内微血管的数目与肿瘤转移潜能成正相关。从对黑色素瘤及乳腺癌的观察中发现，肿瘤实体内微血管数目增多提示预后欠佳。③某些血管生成素与生长因子，如 VEGF、EGF、FGF，通过促进血管生长而增加肿瘤转移的概率。④某些血管生成抑制剂能抑制肿瘤在患者体内的生长与转移，但在体外培养时不能抑制肿瘤细胞生长。

　　到目前为止，组织细胞病理学检查依然是恶性肿瘤诊断的金标准，也是确定肿瘤类型、分级和分期的重要检查手段。恶性肿瘤病理学诊断一般包括组织病理学检查和免疫组织化学检查。组织病理学检查是指通过手术或穿刺等方法获取肿瘤组织样本，并进行镜下组织细胞学检查，然后通过显微镜进行细胞化学染色和分子基因检测，以确定肿瘤类型和分子分型。免疫组织化学检查则是利用抗原抗体结合的特性来实现对肿瘤细胞的识别和定位。在临床实践中，在获得肿瘤组织细胞病理学样本之前，可以根据患者的症状与体征，通过非组织细胞病理学检查方法进行排查诊断，如血液学、影像学（核磁共振、放射核素、超声）的方法等。

四、表现

1. 实体瘤

实体瘤是一种常见的肿瘤类型，可以发生在人体的任何部位，常由单个细胞或一组细胞发展而来。实体瘤的临床症状因瘤体位置和大小的不同而有所不同，但是有些症状普遍存在并具有临床共性。①疼痛和不适感：实体瘤通常会导致疼痛和不适感，特别是在瘤体所在的区域。疼痛和不适感可能持续数周或数月，也可能变得越来越严重。②肿块：实体瘤通常会导致肿块形成，这些肿块可能在皮肤表面或身体内部形成。肿块通常坚硬，与周围的组织质地不同。③疲劳和虚弱：实体瘤患者可能出现疲劳和虚弱感，这可能与肿瘤的发生、进展或治疗相关。④精神异常：肿瘤患者往往会并发抑郁，主要原因是肿瘤或相关治疗造成的严重精神创伤，主要临床表现为食欲减退、体重下降、失眠多梦、兴趣丧失、精力丧失等；严重者还会出现无用感、自罪感，甚至出现自伤、自杀的观念、企图和行为。

2. 血液肿瘤

血液肿瘤的主要临床共性症状包括以下几项。①发热：血液肿瘤可导致白细胞减少，或正常白细胞功能缺陷，导致机体抗感染能力下降；常见的是细菌感染、病毒感染和真菌感染时，患者可能出现发热症状。②出血：由于体内血小板减少，可能导致机体凝血功能异常和免疫功能异常，从而经常出现一些出血症状；常表现为感染、发热和血小板减少。③贫血：血液肿瘤经常会引起贫血，即血红蛋白含量减少，这会引起缺血的一些表现，如疲劳、心悸、呼吸短促、恶心和呕吐等。除了上述症状，血液肿瘤还可导致头晕、耳鸣、气短，以及肝、脾、淋巴结肿大等症状。

五、治疗

1. 实体瘤

目前，实体肿瘤的主要治疗方法包括以下内容。①手术治疗：良性肿瘤可选择外科手术切除病灶；恶性肿瘤则应选择根治手术切除病灶及附属组织。②放射治疗：主要通过放射线消灭和抑制局部肿瘤的原发灶或转移灶，有助于避免肿瘤复发或转移。③化学治疗：化学药物治疗是指通过全身或局部使用化学药物杀灭肿瘤细胞的治疗方法。④靶向治疗：针对已经明确的致癌位点（该位点可以是肿瘤细胞内部的一个蛋白分子，也可以是一个基因片段）设计相应的治疗药物，药物进入体内会特异性选择结合该致癌位点，使肿瘤细胞特异性死亡，而不会波及肿瘤周围的正常组织细胞。⑤免疫治疗：通过重新启动并维持肿瘤 – 免疫循环，恢复机体正常的抗肿瘤免疫反应，从而控制与清除肿瘤。主要治疗药物包括单克隆抗体类免疫检查点抑制剂、治疗性抗体、癌症疫苗、细胞治疗和小分子抑制剂等。⑥生物治疗：通过调动宿主天然防卫机制或向机体输入某些物质以取得抗肿瘤效果。目前主要应用的是生物反应调节剂，如白细胞介素、干扰素、肿瘤坏死因子、集落刺激因子、造血干细胞移植、单克隆抗体、基因治疗、肿瘤疫苗等。肿瘤治疗已进入综合治疗时代，综合治疗就是根据患者的机体状态、实体瘤的病理类型、临床分期等实际情况，有计划、合理地将现有治疗手段综合起来，从而达到提高治愈率和改善患者生活质量的目的。

2. 血液肿瘤

目前，血液肿瘤的治疗方法主要有全身性化学治疗、靶向治疗、免疫治疗、干细胞移植治疗等。①化学治疗：因为血液肿瘤是起源于淋巴造血系统的恶性肿瘤，肿瘤细胞主要聚集在外周血液循环，以及肝、脾、淋巴结等造血器官内。化学药物进入人体后，也主要存在于这些部位。所以药物与肿瘤的接触时间越长，杀伤效果越好。②靶向治疗：某些血液肿瘤会表达正常细胞不具有的癌基因或者癌蛋白，设计一些针对性的抑制癌基因和癌蛋白的化学药物，就可通过这些药物杀死肿瘤细胞。③免疫治疗：最常见的就是骨髓移植，基本原理就是采用大剂量的化学药物联合射线，摧毁患者有缺陷的造血系统和免疫系统，用正常人的正常造血干细胞给患者重建一个正常的造血系统和免疫系统，并利用新的免疫系统清除患者体内残存的肿瘤细胞。目前，骨髓移植仍然是最有希望治愈血液肿瘤的方法。

第二节　中医发病与治疗

一、概念

中医认为，肿瘤是一种全身疾病的局部表现，属于一类病而非一种病。局部表现的特点是机体内出现坚硬的肿块、癥块、恶核等。发生在体表者，肿块表面高低不平，质地坚硬；发生在内脏者，则可通过患者外在表象，结合现代医学相关检查确诊。全身表现可见疼痛、虚衰、疲乏、抑郁等。

1. 历史文献简考

经考证，中医学中很早就有关于"瘤或癌"的记载，如早在公元前十六世纪至十一世纪，殷商时代的殷墟甲骨文中就有关于"瘤"的病名记载。《黄帝内经》也对肿瘤做了较详细的阐述和分类，提出了一些病名，如昔瘤、肠蕈、石瘕、筋瘤、积聚、噎膈、反胃等，其症状表现与现代医学中的某些肿瘤极为类似。巢元方撰写的《诸病源候论》对肿瘤性疾病的病因、病机、症状等做了详细的论述，并对"五膈、五噎、石疽、石痈、乳石痈、癥瘕、积聚"等进行了分门别类的记载。《诸病源候论·瘤候论》中载有："瘤者，皮肉中忽肿起，初梅李大，渐长大，不痛不痒，又不结强，言瘤结不散，谓之为瘤。"其描述与现代医学中肿瘤的发生极为相似。《诸病源候论·卷四十·妇人杂病诸候四·乳石痈候》曰："乳石痈之状，微强不甚大，不赤，微痛热、热自歇，是足阳明之脉，有下于乳者，其经虚，为风寒气客之，则血涩结成痈肿。而寒多热少者，则无大热，但结核如石，谓之乳石痈"。《诸病源候论·卷三十二·痈疽病诸候上·石痈候》又曰："石痈者……其肿结痈实，至牢有根，核皮相亲，不甚热，微痛……坚如石。"这些描述与恶性肿瘤中乳腺癌的浸润固定、粘连及橘皮样改变极为相似。唐代孙思邈所著的《备急千金要方·卷二十四·瘿瘤第七》首先对"瘤"进行了分类，有瘿瘤、骨瘤、脂瘤、石瘤、肉瘤、脓瘤、血瘤等七种。宋代《卫济宝书·痈疽五发》首次提出"癌"字，指出"一曰癌，二曰瘭，三曰疽，四曰痼，五曰痈"。明代陈实功所著《外科正宗》，对"乳癌（岩）"的描述更加确切："初如豆大，渐若棋子。半年、一年、二载、三载，不疼不痒，渐渐而大，始生疼痛，痛则无解。日后肿如堆栗，或如覆碗，紫色气秽，渐渐溃烂，深者如岩穴，凸者若泛莲，疼痛连心，出血作臭，其时五脏俱衰，四大不救，名口乳岩"。其将乳腺癌的发生、发展直至晚期全身转移、预后叙述得非常细致。清代时期涌现出大量的肿瘤病例记载，如"乳岩""失荣""舌疳""肾岩翻花"等，对肿瘤的病名、症状论述更加明确。

2. 病名对照

基于上述文献简考可以看出，中医学对恶性肿瘤的命名基于临床类似症状和发病部位，如"乳岩""积聚""噎膈"等。由于现代医学飞速发展以及民众医学知识的普及，现在临床上很少用肿瘤直接作为疾病诊断。但普及和传播恶性肿瘤的中医病名有利于用中西医两套方法研究恶性肿瘤。现将部分肿瘤的中西病名简述如下。

（1）噎膈。中医病名的"噎膈"或"噎食"与现代医学的食管癌、贲门癌相似。如《素问·通评虚实论》中说"膈塞闭绝，上下不通"；《灵枢·邪气脏腑病形》说"膈中，食饮入而还出，后沃沫"。

（2）反胃。中医病名的"反胃"或"翻胃"相当于现代医学的胃癌。《黄帝内经》说："饮食不下，膈塞不通，邪在胃脘。"《金匮要略》说："朝食暮吐，暮食朝吐，宿食不化，名曰胃反。"

（3）肺积。中医病名的"肺积"或"息贲"相当于现代医学的支气管肺癌。《难经》说："肺之积，名曰息贲，在右胁下，覆大如杯，久不已，令人洒淅寒热，喘咳，发肺痈。"《济生方》说："息贲之状，在右胁下，覆大如杯，喘息奔溢，是为肺积。诊其脉浮而毛，其色白，其病气逆，背痛少气，喜忘目瞑，肤寒，皮中时痛，或如虱缘，或如针刺。"

（4）失荣。中医病名的"失荣"相当于现代医学的局部肿瘤恶化，如淋巴肉瘤、喉癌、鼻咽癌、腮腺癌等中晚期状态。《外科正宗》中说："失荣者……其患多生于肩之上。初起微肿，皮色不变，日久渐大，坚硬如石，推之不移，按之不动，半载一年，方生阴痛，气血渐衰，形容瘦削，破烂紫斑，渗流血水或肿泛如莲，秽气熏蒸……"《疡科心得集》说："失荣者，犹树木之失于荣华，枝枯皮焦故名也。生于耳前后及项间，初起形如栗子，顶突根收，如虚痰疬瘤之状，按之石硬无情，推之不肯移动，如钉着肌肉是也。不寒热，不疼痛，渐渐肿大，后遂隐隐疼痛，痛着肌骨，渐渐溃破，但流血水，无脓，渐渐口大，肉腐，形如湖石，凹进凸出，斯时痛甚彻心。"

（5）乳岩。相当于现代医学的乳腺癌。如《妇人大全良方》中说"若初起，内结小核，或如鳖、棋子，不赤不痛。积之岁月渐大，巉岩崩破如熟石榴，或内溃深洞，血水滴沥，此属肝脾郁怒，气血亏损，名曰乳岩，为难疗。"

（6）妒乳。与现代医学的乳腺湿疹样癌类似。《备急千金要方》说："凡妇人、女子乳头生小浅热疮，痒搔之，黄汁出，浸淫为长，百种治疗不瘥者，动经年月，名为妒乳。"

（7）肾岩。相当于现代医学的阴茎癌，又称"外肾岩""翻花下疳"。

（8）茧唇。相当于现代医学的唇癌。《医宗金鉴·茧唇》说："初起如豆粒，渐长若蚕茧，坚硬疼痛，妨碍饮食……若溃后如翻花，时津血水者属逆……"

（9）舌菌。或称"舌疳"，相当于现代医学的舌癌。《薛己医案》说："咽喉口舌生疮，甚则生红黑菌，害人甚速。"《医宗金鉴》说："其证最恶，初如豆，次如菌，头大蒂小，又名舌菌。疼痛红烂无皮……若失于调治，以致壅肿，凸如泛莲，或有状如鸡冠，舌本缩短，不能伸舒，妨碍饮食语言，时津臭涎。再因怒气上冲，忽然崩裂，血出不止，久久延及项额，肿如结核，坚硬肿痛，皮色如常……"

（10）喉百叶。或称"喉菌""喉疳"，相当于现代医学的喉癌。《喉科指掌》对喉百叶进行了描述："生于喉中，状如浮萍，略高而厚，色紫。"《囊秘喉书》说："喉百叶是咽喉中有生肉，层层相叠，渐肺有孔出臭气者。"

（11）五色带下。相当于现代医学的宫颈癌及盆腔肿瘤。《千金翼方》对其有典型描写："崩中漏下，赤白青黑腐臭不可近，令人面黑无颜色，皮骨相连，月经失度，经来无常，小腹弦急，或苦绞痛上至心。"

（12）癥瘕。相当于现代的肝癌、胰腺癌。《肘后备急方》描述："凡癥坚之起多以渐生，如有卒觉便牢大，自难治之，腹中痕有结节，便害饮食，转羸瘦。"《诸病源候论》说："癥者，由寒温失节，致脏腑之气虚弱，而饮食不消，聚结在内，染渐生长块段，盘牢不移动者，是癥也……若积引岁月，人皆柴瘦，腹转大，遂致死。""其病不动者名曰为癥，若病虽有结而可推移者，名为瘕。瘕者假也，为虚假可动也。"

（13）肠覃。相当于现代医学的结肠癌及卵巢肿瘤。《灵枢·水胀》有关于肠覃的描述："其始生也，大如鸡卵，稍以益大，致其成如怀子之状，久者离岁，按之则坚，推之则移，月事以时下，此其候也。"

（14）肉瘤。相当于现代医学的软组织恶性肿瘤和脂肪瘤。《外科正宗》说：

"肉瘤者，软若绵，高似馒，皮色不变。"

（15）伏梁。相当于现代医学的胰腺癌、肝癌、胃癌等。《难经》描述："心之积名曰伏梁，起脐上，其大如臂，上至心下，久不愈，令人病烦心。"《素问·腹中论》说："病有少腹盛，上下左右皆有根，病名曰伏梁……裹大脓血，居肠胃之外，不可治。"《济生方》描述："伏梁之状起于脐下，其大如臂，上至心下，尤梁之横架胸膈者，是为心积。其病腹热面赤，咽干心烦，甚则吐血，令人食少肌瘦。"

（16）积聚。相当于现代医学的肝癌、胰腺癌、肠癌等。《难经》说："气之所积，名曰积；气之所聚，名曰聚。故积者，五脏所生；聚者，六腑所成也。积者，阴气也，其始发有常处，其痛不离其部，上下有所终始，左右有所穷处。聚者，阳气也，其始发无根本，上下无所留止，其痛无常处谓之聚。"《金匮要略》说："积者，脏病也，终不移；聚者，腑病也，发作有时，展转痛移，为可治。"

二、病因

根据历代医家对肿瘤病因的认识和论述，结合临床实际，将肿瘤的中医学病因概括为内伤和外源两方面。内伤病因包括正气亏虚、情志失调、疾病转化；外源病因包括外邪侵袭、饮食药毒所伤。

1. 内伤病因

（1）正气亏虚。中医学中的正气是指人体生命活动的功能状态，相对病邪而言，则是机体抵抗疾病的能力和康复能力。正气是人体脏腑、经络、肌肤、气血津液、阴阳稳态的综合体。正气亏虚可为由先天禀赋不足或后天失养导致的机体"精气夺则虚"。如《黄帝内经》中："正气存内，邪不可干""邪之所凑，其气必虚"，表明机体脏腑、经络、肌肤、气血、津液、阴阳的稳态失调，体内邪气（痰、浊、湿、瘀）就会凝结，留滞于五脏、七窍等，形成肿块、痰核或结节（恶性肿瘤）。所以，正气虚弱是肿瘤发病的内伤基础。

（2）情志失调。人体有适应喜、怒、忧、思、悲、恐、惊七种情志变化的能力。在一般情况下，七种情志变化并不足以导致疾病的发生，但长期的精神刺激或抑郁，并超出了人体生理应激能力，就会导致气血瘀滞，形成肿块（恶性肿瘤）。正如俄国生理学家巴甫洛夫所说："一切顽固沉重的忧郁和焦虑足以给疾病大开方便之门。"可见，一个人不良情绪长期得不到解决，就可能导致肿瘤发生和发展。

（3）疾病转化。大病久病，或疾病经长期治疗而不愈，病机发生根本性变化，或形成机体正气虚衰，或引发外邪侵袭，导致机体疾病化，血液败坏，好血受损而发展为急髓毒病，即急性髓细胞系白血病。有研究表明，一些骨髓增生性疾病，如骨髓增生异常综合征、原发性骨髓纤维化、真性红细胞增多症、原发性血小板增多症等，在疾病进展时，体内高速增殖的细胞存在处于不同分化阶段的亚克隆，提示有转化为急性髓细胞系白血病的可能。

2. 外源病因

（1）外邪侵袭。"外邪"指风、寒、暑、湿、燥、火六种外感邪气。用现代医学观点看待中医的邪气，可将其概括为细菌、病毒、环境污染（水污染、大气污染、放射性污染、重金属污染）等。外邪侵袭，首伤正气，正气无力抗邪，邪气流注，形成肿块或痰核。

（2）饮食药毒所伤。中医学很早就认识到饮食与疾病发生之间关系密切，凡脾胃虚弱，或饮食过度或生冷过度，不能克化，致成积聚结块。"过餐五味，鱼腥乳酪，强食生冷果菜，停蓄胃脘久则积结为癥瘕。"

三、病机

1. 气滞血瘀

"气血不和，百病乃变化而生。"如乳岩（乳腺癌）由肝气郁结、气滞血瘀而成。多种"积"或"癥块"为"气上逆，则六腑不通，但气不行，凝血蕴里不散，津液凝涩渗着不去而成积矣"。目前，肝癌、乳腺癌、胰腺癌等的发生与肝郁气滞、气滞血瘀相关，如肝癌、乳腺癌患者见胁肋胀痛或刺痛等。

2. 痰凝湿聚

《备急千金要方》曰："凡妇人、女子乳头生小浅热疮，痒搔之，黄汁出，浸淫为长，百种治疗不瘥者""百病皆生于痰""怪病皆由痰作祟"。朱丹溪在其所著《丹溪心法》中提出："凡人身上中下，有块物者，多属痰症。"《外科正宗·瘰疬论》曰："夫瘰疬者，有风毒、热毒之异，又有瘰疬、筋疬、痰疬之殊。痰疬者，饮食冷热不调，饥饱喜怒不常，多致脾气不能传运，遂成痰结。"说明痰湿凝聚是导致肿块、结节、痰核发生的关键病机。如肝癌、胃癌、肠癌等均可见到食欲不振，食后腹胀，大便溏稀，舌苔腻，脉滑等，这些都是痰湿的表现。

3. 热毒内蕴

《医宗金鉴·外科心法要诀》认为，舌疳为心脾毒火所致，其证最急。《疡科心得集·辨肾岩翻花绝症论》认为，肾岩为肝肾素亏，或又郁虑忧思，相火内灼，水不涵木，肝经血燥，阴精消，火邪郁结所致。

4. 脏腑失调

《诸病源候论》曰："积聚者，由阴阳不和，脏腑虚弱，受之风邪，搏于脏腑之气所为也。"另外，基于脏腑相表里的生理关系以及经络相关性，有积或肿块的脏腑虚弱日久，导致其他脏腑气血、阴阳出现问题，脏腑虚衰引发病变，如肠癌肺转移、乳腺癌肝转移、膀胱癌肾转移等。

四、表现

1. 癥积

癥属于中医病名，是指腹腔内有实质性的包块，而且坚硬不移动、推揉不散。主要因局部长时间有痰湿、瘀血聚集或凝聚，气滞血瘀、脏腑失调而形成，如现代医学中的子宫肌瘤、子宫腺肌病以及卵巢囊肿等疾病。积的范畴比较广泛，可以出现在任何脏器，类似现代医学的恶性肿瘤、息肉、结节等，如肺积（肺癌）、肝积（肝癌）、胃积（胃癌）、肾积（肾癌）等。

2. 恶核

恶核是一种病证名，出自《肘后方》卷五。指核生于肉中，形如豆或梅李，推之可动，患处疼痛，发热恶寒。多为风热毒邪搏于血气、复为风寒乘袭，或因气机郁结，或精气亏虚，温毒内伏，瘀痰凝滞所致。以无痛性瘰疬样肿块、胁下肿块为主，如现代医学中的恶性组织细胞病、恶性淋巴瘤、癌症淋巴结转移等。恶核预后不良，晚期患者多有发热、汗多、虚弱、消瘦、黄疸以及血液虚少等表现。

3. 疼痛

《素问·玉机真藏论》云："大骨枯槁，大肉陷下，胸中气满，喘息不便，内痛引肩项，期一月死，真藏见，乃予之期日。"《肘后备急方》云："治卒暴症，腹中有物如石，痛如刺，昼夜啼呼，不治之，百日死。"这些记载与重度癌性疼痛相似，严重影响患者生活质量。癌痛病因可为六淫邪毒、饮食失调、七情内伤、阴寒内盛及正气亏虚。基本病机为"不通则痛""不荣则痛""不温则痛"。不通则痛是因外感邪毒、气滞、痰阻、血瘀等致经脉闭阻不通，阴阳之气相搏，气血逆乱，攻冲经脉而出现疼痛；不荣则痛是各种原因导致气、血、阴、阳虚损，使脏腑、经脉失于温煦、滋润、濡养而发生疼痛；不温则痛，发病始动因素与阳气亏虚密切相关。阳气亏虚，不能温养五脏六腑、四肢百骸，导致气血不通，引发疼痛。

五、治疗

1. 治疗原则

（1）扶正祛邪。扶正与祛邪是两大治则。扶正即调动机体的抗病能力以达到治疗肿瘤的目的。祛邪就是抑制、排除、消灭致病因素，以截断导致肿瘤发生与进展的致病原因。目前，关于扶正与祛邪一般有两种不同的观点。一种主张以祛邪为先，认为"邪能伤正""邪去则正安"；一种主张以扶正为先，认为"正气存内，邪不可干"。在临床实际中，应当把扶正与祛邪治则有机结合起来，依据疾病不同阶段的临床表现与特点，正确认识扶正与祛邪的辩证关系。疾病初期，正气较强，能受攻，则应以祛邪为主；疾病中期，邪气较深，应治以攻补兼施；疾病晚期，病程日久，邪气强盛，正气消退，应以扶正为主。

（2）调整阴阳。中医理论认为，疾病的发生根本上是机体阴阳失于平衡的结果。因此，调整阴阳，促使其协调平衡是治疗肿瘤的关键。调整阴阳的方法很多，从狭义上讲即损其有余，补其不足；从广义上讲，由于阴阳是辨证论治的总纲，疾病各种病理变化均可以"阴阳失调"来概括，如气血不和、脏腑经络失调、表里出入与升降异常等。所以，诸如解表攻里、越上引下、升清降浊、扶正祛邪等均属调整阴阳的范畴。通过调整阴阳，可以改善机体内环境，使原本失衡的机体功能恢复正常。

（3）调理脏腑。中医学认为，肿瘤的发生与脏腑功能失调有着密切关系。因此，调理脏腑功能是中医治疗肿瘤的重要法则之一，包括两个方面，一是调整脏腑的某种生理功能的亢进或衰退；二是调整脏腑之间生理功能的失衡。中医五行学说认为，脏腑之间存在着相生相克关系，相生关系为肝木生心火、心火生脾土、脾土生肺金、肺金生肾水、肾水生肝木；相克关系为肝克脾、脾克肾、肾克心、心克肺、肺克肝。因此，有"虚则补其母""实则泻其子""滋水涵木法""培土生金法""益火生土法""金水相生法"以及"见肝之病，知肝传脾，当先实脾"等治疗法则。

（4）调理气血。中国古代医家认为，"气为血之帅""血为气之母"。当气和血之间的相互依存、相互为用关系失调时，即形成气血不和的各种病变。肿瘤的发生与气血失调有密切关系，从临床角度分析，气滞血瘀是肿瘤发生的基本病机变化。所以，调和气血，使气机流畅，血瘀得去，在肿瘤治疗中具有重要意义。

（5）三因制宜。"三因"即指因人、因地、因时。三因制宜是指治疗疾病必须从实际出发，必须依据当时的季节、环境、人的体质、年龄等实际情况，来确定适当的治疗方法。在治疗疾病时，要因人制宜、因地制宜、因时制宜来制订个体化诊疗原则。

2. 治疗方法

（1）整体与局部结合。肿瘤是某种全身性疾病的局部表现。因此，掌握整体与局部的对立统一的辩证关系，对肿瘤的治疗至关重要。对癌症患者，治疗前必须全面了解患者的整体功能状况、精神情绪状态、体质、饮食状况、各脏腑气血功能失调状态等。

（2）辨证与辨病结合。证与病，两者有密切的关系。"病"是从辨证而得，有各自不同的变化规律，这个规律又可反过来指导辨证。恶性肿瘤是一类疾病，每一种恶性肿瘤都有它固有的生物学特性，大致相同的发生、发展规律及形态学、病理学、生理生化改变的共同规律。因此，单靠辨证显然是不够的。在临床中，应该尽量明确病变发生的具体部位、病理类型、有无转移与浸润等。

（3）治标与治本结合。病有标本之分，标和本是相对的概念。恶性肿瘤的各种并发症和疾病过程中出现的急性症状，有些甚至威胁着患者的生命，这些均属病之标。针对如出血、感染、疼痛、胸腔积液、腹水等施治，即是治标。恶性肿瘤，通常表现为复杂的标本虚实，临床施治时当标本兼顾，肿瘤不消，治标亦难收效。但若标证急迫，如合并出血、感染等，亦应"急则治其标"，以便"留人治病"，然后再图治其本。辨标本缓急是肿瘤论治过程中的一个重要原则。

3. 具体治则

（1）扶正培本法。适用于晚期肿瘤的治疗。用扶正培本法扶助人体正气，协调阴阳偏盛偏衰。扶正培本的方法有益气、补血、养阴、温阳、益肺、健脾、和胃、补肾、填精、养肝等。扶正培本法通过多种作用机制而达到抗癌效果：

①提高机体细胞免疫和体液免疫的功能；②保护骨髓，增强放疗、化疗的疗效；③直接抑瘤作用。

（2）通畅气机法。适用于乳腺癌、肝癌等多种肿瘤的治疗，方法有疏肝理气、理气健脾、和胃降逆、通腑泄热等。理气药在肿瘤治疗中十分重要。气机不畅则津液、血液运行障碍，积而成块以生肿瘤。

（3）活血化瘀法。适用于各种肿瘤的治疗，症见体内或体表肿块经久不消，坚硬如石或凹凸不平；唇舌青紫，或舌体、舌边及舌下有青紫瘀点或静脉曲张；皮肤黯黑、有斑块、粗糙、肌肤甲错；局部疼痛，痛有定处，日轻夜重，脉涩等。当出现以下几个指征时建议重用活血化瘀类药物：①恶性肿瘤迅速增大，其他方法缺乏效果，不能抑制其发展者；②晚期肿瘤患者疼痛剧烈，用一般止痛药物疗效差；③转移灶不稳定而迅速增大者；④肿瘤虽然不是在极短时间内迅速增大，但经长时间治疗，病情不能控制时。

（4）清热解毒法。主要针对恶性肿瘤病因与病机治疗。热毒是恶性肿瘤的主要病因病理之一。恶性肿瘤，特别是中、晚期患者，在病情不断发展时，临床常有发热、疼痛、肿块增大、局部灼热疼痛、口渴、便秘、苔黄、脉数等症，即毒热内蕴或邪热瘀毒的表现，故应以清热解毒为治疗大法。清热解毒药具有较强的抗肿瘤活性，又能控制和清除肿瘤周围的炎症和感染，故能减轻症状，在恶性肿瘤某一阶段发挥一定程度的控制发展的作用。

（5）软坚散结法。适用于坚硬型肿瘤的治疗。肿瘤古称石瘕、石疽、岩等，多为有形之物，坚硬如石。所以，对肿瘤多用软坚散结法治疗。凡能使肿块软化、消散的药物称软坚散结药。

（6）化痰祛湿法。主要针对恶性肿瘤病因与病机治疗。痰湿为机体的病理产物，又是致病因素，痰凝湿聚是肿瘤发病的基本病理之一。"凡人身上中下，有块物者，多属痰症。"

（7）以毒攻毒法。指用毒药治疗肿瘤之法。瘤之所成，不论是起于气滞血瘀或痰凝湿聚或热毒内蕴或正气亏虚，久之均能瘀积成毒，毒结体内是肿瘤的根本病因之一。由于肿瘤形成缓慢，毒邪深居，非攻不克，所以临床常用性峻力猛的有毒之品，即所谓"以毒攻毒法"。

（8）固摄抑瘤法。适用于恶性肿瘤复发与转移的治疗。肿瘤具有特殊性，其病程中自始至终表现出"散"与"失固"的矛盾。无论是扶正法还是祛邪法，均不能从根本上解决这一矛盾。如何解决肿瘤"散"这一问题?《黄帝内经》谓"散者收之",提示应针对性地采用收敛、固摄的方法,这是恶性肿瘤的治本之法,称为"固摄法"。"固"有"使之牢固、巩固、坚固"之意;"摄"一方面指"收摄、摄纳离散脱失的物质",另一方面有"摄护、摄养、节制"之意。固摄法,顾名思义,是采用具有收敛、固涩、收摄等作用的药物,以治疗正气有形或无形的消耗、散失及邪气的侵袭、扩散的一种方法。

虽然恶性肿瘤的中医学具体治法较多,但恶性肿瘤的发生与进展常呈多态化过程,临床表现常与疾病及其类型、分期相关,相关治疗也会改变恶性肿瘤临床证候特征。因此,肿瘤在临床上并不是单一证候,多数存在复合证候,故应用中医学进行具体治疗时要灵活,才能实施精准治疗,提高临床疗效。

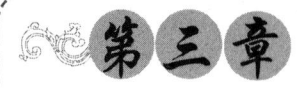

血液疾病常用中成药

第一节　疾病治疗用药

艾愈胶囊

1. 药品参考信息

【**主要成分**】山慈菇、白英、淫羊藿、苦参、当归、白术、人参。

【**剂　　型**】胶囊剂，内容物为黄棕色的粉末；味微苦。

【**适 应 证**】解毒散结，补气养血。用于中晚期癌症的辅助治疗以及癌症放化疗引起的白细胞减少症属气血两虚者。请以产品实际附带说明书为准。

【**用法用量**】口服，一次 3 粒，一日 3 次。

【**注意事项**】定期复查肝功能。

【**孕妇及哺乳期妇女用药**】孕妇慎用。

【**儿童用药**】儿童必须在成人监护下使用。

【**包装规格**】每粒重 0.35 g，每盒 48 粒。

2. 临床应用指引

（1）说明书适应证：用于中晚期癌症的辅助治疗以及癌症放化疗引起的白细胞减少症属气血两虚者。

名词解释。①解毒散结：解毒散结是中医治疗疾病或病证的一种方法，指利用该产品中具有解毒功效的中草药以消除对人体有害的毒邪（这里指生长的恶性肿瘤、化疗药物或放射线引起的不良反应）；散结是利用该产品中具有散结功效的中草药以消除影响人体健康的硬结（肿物或肿瘤）。②补血养血：补血养血是中医治疗血虚证（症见面色萎黄或苍白、肢体乏力、心悸气短、失眠多梦）的一种方法，指利用该产品中具有补血养血功效的中草药以达到先补血（改善外周血象）后养血（维持血液相对稳定状态）的效果。

（2）医保适应证：属于《国家基本医疗保险、工伤保险和生育保险药品目录》，在"肿瘤辅助用药"（乙类）。

注：恶性肿瘤，除了各种实体肿瘤，还包括血液系统肿瘤，如急性白血病、慢性白血病、多发性骨髓瘤、恶性淋巴瘤、骨髓增生异常综合征、骨髓增殖性肿瘤（原发性血小板增多症、原发性骨髓纤维化、真性红细胞增多症）。

（3）临床应用要点：①产品特点：该产品既有抗肿瘤等祛邪作用（山慈菇、白英、苦参），又有改善血象等扶正效果（淫羊藿、当归、白术、人参），体现了对包括血液系统肿瘤在内的恶性肿瘤的中医治疗中的"扶正祛邪"与"祛邪不伤正、扶正不留邪"的中医理论。②西医病种：说明书、医保规定的适应证（不限肿瘤类型，包括血液系统肿瘤在内的中晚期恶性肿瘤和（或）恶性肿瘤治疗相关白细胞减少症即可应用）。③中医简化证候：具备下列条件之一即可，局部或全身疼痛（压痛、刺痛、胀痛、定痛、夜痛、灼痛）；舌紫暗或有斑点等，并见面色萎黄或苍白、肢体乏力、心悸气短、失眠多梦等。④建议疗程：用于治疗医保支付范围的疾病时，可不受疗程限制，应依据病情决定治疗时间（疗程）；用于预防肿瘤治疗相关白细胞减少时，可在治疗前 3 ~ 7 天给药，直至西药治疗疗程结束；用于肿瘤治疗相关白细胞减少时，以检测到白细胞减少为起始治疗时间点，直至白细胞数恢复正常或患者脱离感染风险。注意，若用药时间超过 3 个月，需要定期检查肝肾功能。

（4）拓展临床应用：在符合相关法律与临床用药规范，并在保障临床用药安全的前提下，拓展应用如下。①祛邪作用：因艾愈胶囊中有山慈菇、白英、苦参等具有祛邪抗癌作用的中药，除了可提高放化疗、免疫治疗和靶向治疗的疗效，也可以用于血液与肿瘤疾病的治疗，如慢性淋巴细胞白血病或恶性淋巴瘤（西医的等待治疗）、慢性粒细胞白血病稳定期、复发耐药性白血病以及多发性骨髓瘤等的治疗；还可用于骨髓增殖性肿瘤的稳定期治疗。②扶正作用：方中淫羊藿、当归、白术、人参具有补气养血作用，可用于肿瘤相关性贫血、肿瘤治疗导致的血小板减少等的防治，并可明显改善恶性肿瘤患者的气血两虚症状（如倦怠自汗、肢体乏力、心悸气短、精神萎靡、面色萎黄或苍白、头晕耳鸣、失眠多梦、皮肤干燥、毛发枯萎、手足麻木等），也可以改善恶性肿瘤患者的疲乏症状。

③预防性用药：基于"治未病""已病防变"理论，把放化疗引起白细胞减少症的治疗时间点前移，以预防性治疗白细胞减少症。一般在放化疗前 3～7 天给药或与放化疗同步应用。④维持治疗：因艾愈胶囊具有扶正与祛邪双重功效，参考《恶性肿瘤中医维持治疗专家共识》，可用于恶性肿瘤的维持治疗。

3. 相关药理作用与治疗原理

现代药理学研究表明，艾愈胶囊具有以下药理作用。①抗肿瘤作用：艾愈胶囊中山慈姑、白英、苦参等具有细胞毒效应以及抗血管生成、抑制肿瘤细胞周期循环、促进肿瘤细胞凋亡和克服肿瘤细胞耐药性等作用，对人肺癌细胞（A549）、乳腺癌细胞（MCF-7）、卵巢癌细胞（A-2780）具有非选择性的细胞毒活性，可以有效杀伤肿瘤细胞，对多种实体瘤、血液肿瘤有较好的治疗效果。②抑制肿瘤转移：白术提取物的挥发油具有降低肿瘤组织的侵袭性、提高机体抗肿瘤反应能力及提高对肿瘤细胞杀伤效果的作用。③调节免疫：艾愈胶囊除了可明显抑制肿瘤细胞生长，还具有增加巨噬细胞数目、增强巨噬细胞吞噬功能及脾细胞自然杀伤活性等效果，能够调节免疫功能。④其他作用：研究证明，艾愈胶囊可刺激或促进骨髓造血，具有镇痛作用，对肿瘤相关性贫血、癌性疼痛等有一定改善作用。

4. 临床应用提示

（1）医保准入：属于《国家基本医疗保险、工伤保险和生育保险药品目录》"肿瘤辅助用药"（乙类）。

（2）列入指南：①《中国肿瘤整合诊治技术指南 中医治疗（CACA）》。②《乳腺癌中西医结合诊疗指南》。③《卵巢癌中西医结合诊疗指南》。

（3）列入共识：①《化疗后白细胞减少症中医药防治与评估专家共识》。②《乳腺癌中西医结合诊疗共识》。③《抗肿瘤药物引起骨髓抑制中西医结合诊治专家共识》。④《肿瘤放化疗后白细胞减少症中西医结合治疗专家共识（2022年版）》。

（4）行业引用：①《血液疾病优势病种中医诊疗方案与路径解读》。②全国中医药行业高等教育"十三五"创新教材《中医血液病学》"白细胞减少与粒细胞缺乏症、恶性淋巴瘤"章节。

5. 主要参考文献

[1] 徐胜昔，张利群，郭翔取，等 . 艾愈胶囊辅助治疗乳腺癌的有效性、安全性及经济性

研究 [J]. 中国医院用药评价与分析，2011，11（9）：780 783.

[2] 吴小建. 艾愈胶囊辅助化疗治疗非小细胞肺癌的药物经济学评价 [J]. 中国医院用药评价与分析，2014，14（8）：714-716.

[3] 陈辉，闵洁. 艾愈胶囊治疗卵巢癌的疗效观察与药物经济学分析 [J]. 中国医院用药评价与分析，2015，15（5）：581-583.

[4] 邓建辉，童小燕，刘秋江. 艾愈胶囊配合针刺治疗胃癌化疗后白细胞减少症临床观察 [J]. 中国医学创新，2015，12（32）：103-105.

[5] 卢秀花，杜瑞超，杨波. 艾愈胶囊用于老年晚期非小细胞肺癌化疗患者的临床观察 [J]. 中药药理与临床，2016，32（4）：123-125.

[6] 杨坤. 艾愈胶囊联合 CAF 化疗方案治疗乳腺癌的临床研究 [J]. 现代药物与临床，2016，31（12）：1980-1983.

[7] 尹哲，綦俊. 艾愈胶囊预防肺癌放化疗并发症的临床疗效 [J]. 中国肿瘤临床与康复，2016，23（2）：192-195.

[8] 李建良，王小文. 艾愈胶囊联合化疗治疗晚期胃癌的有效性及安全性观察 [J]. 深圳中西医结合杂志，2017，27（10）：11-13.

[9] 田劭丹，董青，祁烁，等. 化疗后白细胞减少症中医药防治与评估专家共识 [J]. 现代中医临床，2018，25（3）：1-6.

[10] 李玥婷，施鹏旭，英子伟，等. 艾愈胶囊联合 ET 方案治疗三阴乳腺癌的临床研究 [J]. 现代药物与临床，2018，33（12）：3254-3258.

[11] 敖华蓉，龚春燕，张勋丽. 艾愈胶囊辅助化疗治疗非小细胞肺癌的临床疗效及毒副反应研究 [J]. 现代诊断与治疗，2018，29（2）：258-259，322.

[12] 陈信义，周郁鸿，胡晓梅，等. 血液疾病优势病种中医诊疗方案与路径解读 [M]. 北京：北京科学技术出版社，2019.

[13] 中国中西医结合学会肿瘤专业委员会，北京乳腺病防治学会中西医结合专业委员会，北京中西医慢病防治促进会乳腺癌整合防治全国专家委员会. 乳腺癌中西医结合诊疗共识 [J]. 中国医学前沿杂志（电子版），2021，13（7）：44-64.

[14] 中国临床肿瘤学会（CSCO）中西医结合专家委员会. 抗肿瘤药物引起骨髓抑制中西医结合诊治专家共识 [J]. 临床肿瘤学杂志，2021，26（11）：1020-1027.

[15] 李婷，李佶刚. 艾愈胶囊联合顺铂注射液治疗卵巢癌的临床有效性研究 [J]. 医学美学美容，2020，29（14）：78.

[16] 肖秋菊，舒诚荣，鲁丽娟，等．艾愈胶囊联合利可君治疗恶性肿瘤化疗后白细胞减少的临床疗效观察 [J].中国医药科学，2021，11（10）：79-81.

[17] 罗秀玲，杨霞，贺前勇，等．艾愈胶囊联合同步放化疗对 TPF 诱导化疗后局部晚期鼻咽癌患者不良反应、免疫功能及预后的影响 [J].中药药理与临床，2023，39（5）：101-105.

[18] 李言冰，李子俊，马丁丁，等．艾愈胶囊联合化疗对晚期鼻咽癌患者癌因性疲乏及血清 EB 病毒水平的影响 [J].中国当代医药，2023，30（15）：74-77.

[19] 章玲玲，胡本辉，刘雅雯，等．艾愈胶囊联合放化疗对中晚期宫颈癌患者的临床疗效与造血系统的影响 [J].现代医学与健康研究（电子版），2023，7（12）：16-18.

[20] 马驰骋．艾愈胶囊联合阿那曲唑对激素受体阳性老年乳腺癌患者肿瘤标志水平和免疫功能的影响 [J].实用中西医结合临床，2023，23（19）：53-55，65.

地榆升白片

1.药品参考信息

【主要成分】地榆。辅料为蔗糖、糊精、淀粉、薄膜包衣预混剂。

【剂　　型】本品为糖衣片或薄膜衣片，除去包衣显浅褐色；味微涩、微苦、微甜。

【适 应 证】升高白细胞。用于白细胞减少症。

【用法用量】口服。1 岁以内，1 片，一日 2 次；1～2 岁，2 片，一日 2 次；2～5 岁，2 片，一日 3 次；5～14 岁，3 片，一日 3 次；14 岁以上及成人，按成人剂量，一次 2～4 片，一日 3 次。或遵医嘱。

【不良反应】尚不明确。

【禁　　忌】尚不明确。

【注意事项】尚不明确。

【孕妇及哺乳期妇女用药】尚不明确。

【儿童用药】可根据儿童年龄、体重、白细胞水平酌情加减。儿童必须在成人监护下服用。

【药物相互作用】地榆为常用中药材，味苦、酸、涩，性微寒，与其他药物合用未发现明显相互作用。

【药物过量】《中华人民共和国药典》(简称《中国药典》)（2020 版）记录地榆饮片用量为 "9～15 g"，地榆升白片的日服用量未超过此剂量。

【药物毒理学】 急性毒性：对小鼠 1 日内分 3 次灌胃本品，剂量共达 1800 毫克原生药每千克休重，7 日内无小鼠死亡。长期毒性：以 100 mg/kg、50 mg/kg、5 mg/kg 三个剂量对大鼠灌胃，每日 1 次，连续灌胃 3 个月。各剂量对大鼠一般状况（外观形态、活动、饮食等）、造血功能、肝肾功能、重要器官重量系数均无明显毒副作用。病理学检查显示，高剂量组大鼠的心、肝、脾、肾、胸腺、肾上腺等器官或组织中均未发现明显毒性损伤。

【药代动力学】 地榆升白片可明显回调 8 种差异代谢物的水平（乳酸、脂质、谷氨酸、β - 葡萄糖、甜菜碱、肌酐、O- 乙酰糖蛋白、谷氨酰胺），通过调节氨基酸代谢和能量代谢治疗白细胞减少症。

【包装规格】 薄膜衣片每片重 0.1 g。药用 PVC 硬片 / 药品包装用 PTP 铝箔；每板 20 片，每盒 2 板。

2. 临床应用指引

（1）说明书适应证：升高白细胞。用于白细胞减少症。同方不同剂型与不同生产企业的产品可参照相应生产企业产品说明书应用。

注：白细胞减少症是外周血液中白细胞计数持续低于 $4.0 \times 10^9/L$，常以无力、心悸、头晕、四肢酸软、失眠多梦等为主要表现。当白细胞计数低于 $2.0 \times 10^9/L$、中性粒细胞绝对值低于 $0.5 \times 10^9/L$ 时，患者可出现突发头痛、关节痛、极度乏力等，严重者甚至有吞咽困难等症状。

（2）医保适应证：属于《国家基本医疗保险、工伤保险和生育保险药品目录》"养血剂"（乙类），无病种限定。临床推荐用于各种原因导致的白细胞减少症，如肿瘤治疗引起的白细胞减少症，血液系统疾病、自身免疫性疾病、多系统损害以及不明原因引起的白细胞减少症的治疗。同方不同剂型与不同生产企业的产品可根据《国家基本医疗保险、工伤保险和生育保险药品目录》应用。

（3）临床应用要点：①产品特点：该产品的主要成分是生地榆，具有凉血止血、泻火解毒的功效，可用于治疗热证类型（实热或虚热）的白细胞减少症。②西医病种：说明书、医保规定的适应证（不限病种，凡见白细胞减少均可以应用）。③中医简化证候：外周血白细胞和粒细胞减少，并有头晕、乏力等表现；易感染（主要为上呼吸道感染、泌尿系统感染、肺部感染等）；中性粒细胞严重减少时，口腔、舌和咽部可见坏死性溃疡，以及肺、泌尿系统、肝胆或肛周皮肤发生炎症和脓肿。④建议疗程：用于预防肿瘤治疗相关白细胞减少时，可在治疗前 3～7 天应用，直至西药治疗疗程结束；用于肿瘤治疗相关白细胞减少时，以检测到白细胞减少为起始治疗时间点，直至白细胞数恢复正常或患者脱离感染风险；用于防治其他类型白细胞减少时，可不受疗程限制，应依据病情决定治疗时间（疗程）。

（4）拓展临床应用：在符合相关法律与临床用药规范，并在保障临床用药安全的前提下，拓展应用如下。①预防性用药：基于"治未病""已病防变"理论，用于恶性肿瘤放化疗导致白细胞减少时，在放化疗前 3～7 天给药或与放化疗同步应用，有防治或舒缓白细胞下降的作用。②联合用药：在恶性肿瘤放化疗期间与 G-CSF 联合应用，可降低不良反应发生率，保障放化疗顺利进行。③其他用药：地榆升白片的主要成分为中药材"地榆"，其功效为凉血止血，解毒敛疮，故可试用于各种原因导致血小板减少属于"血热"证候者的治疗。有研究表明，地榆升白片可保护机体免疫功能（调节 T 淋巴细胞亚群水平），有效改善头晕、乏力、倦怠、四肢酸软、食欲不振、失眠多梦、心悸等临床症状，提高患者生存质量，改善体力等。

3. 相关药理作用与治疗原理

（1）"地榆"中的地榆皂苷具有促进骨髓造血的作用，可促进骨髓基质细胞增殖，改善、稳定造血微环境；促进造血细胞生长因子的产生，同时可上调相关造血细胞生长因子受体（如 C-KIT、IL-3 受体、TPO 受体）的表达，促进造血细胞的增殖分化。

（2）血清代谢组学研究显示，地榆升白片可调节 8 种差异代谢物的水平（下调乳酸、脂质、谷氨酸水平；上调 β-葡萄糖、甜菜碱、肌酐、O-乙酰糖蛋白、谷氨酰胺水平），通过调节氨基酸代谢和能量代谢治疗白细胞减少症。

（3）网络药理学研究显示，地榆升白片治疗白细胞减少症的主要成分为地榆皂苷、槲皮素、山柰酚等，关键靶点为 FUS、CUL5、NPM1、HNRNPA1 等，关键的生物学进程和通路涉及细胞周期、DNA 修复、细胞凋亡、海马信号通路等。

4. 临床应用提示

（1）医保准入：属于《国家基本医疗保险、工伤保险和生育保险药品目录》"养血剂"（乙类）。

（2）列入指南：《中成药辅助治疗甲状腺功能亢进症（Graves 病）临床应用

指南（2021年）》。

（3）列入共识：①《抗肿瘤药物引起骨髓抑制中西医结合诊治专家共识》。② *Expert Consensus on Diagnosis and Treatment of Elderly Acute Myeloid Leukemia（Non-Acute Promyelocytic Leukemia）with Integrated Traditional Chinese and Western Medicine（2021）*。③《老年急性髓细胞系白血病（非急性早幼粒细胞白血病）中西医结合诊疗专家共识》。④《中西医结合食管癌治疗方案专家共识（2021年版）》。

（4）行业引用：①《临床路径治疗药物释义》。②《抗结核药品不良反应诊疗手册》。③《血液疾病优势病种中医诊疗方案与路径解读》。④全国中医药行业高等教育"十三五"创新教材《中医血液病学》"白细胞减少与粒细胞缺乏症"章节。

5. 主要参考文献

[1] 付利然. 地榆升白片治疗恶性肿瘤放疗后白细胞减少随机平行对照研究 [J]. 实用中医内科杂志，2014，28（1）：71-73.

[2]《临床路径治疗药物释义》专家组. 临床路径治疗药物释义 [M]. 北京：中国协和医科大学出版社，2015.

[3] 李华，马箐，艾萍，等. 中药预防肿瘤化疗后白细胞减少症随机对照试验的系统评价及 Meta 分析 [J]. 中国中西医结合杂志，2015，35（2）：157-166.

[4] 赵泽丰，何希瑞，张强，等. 地榆升白片治疗肿瘤化疗后引起的白细胞减少 Meta 分析 [J]. 西北药学杂志，2017，32（5）：648-652.

[5] 邓波，易峰涛，谢俊杰，等. 地榆升白片对宫颈癌患者辅助放疗期间免疫功能的影响 [J]. 医药导报，2018，37（2）：193-195.

[6] 施玉梅，王秋临，汪志美，等. 地榆升白片对肺癌放疗患者升高白细胞的效果及对生存质量的影响分析 [J]. 中国医学前沿杂志（电子版），2018，10（7）：72-75.

[7] 韩旭，刘思洋，王晴，等. 地榆升白片在 Ⅱ 期非小细胞肺癌术后化疗中对骨髓保护作用的研究 [J]. 中华中医药学刊，2018，36（8）：1864-1867.

[8] 张敏，帅晋豪. 地榆升白片联合聚乙二醇化重组人粒细胞刺激因子治疗乳腺癌化疗后粒细胞减少价值研究 [J]. 中华中医药学刊，2019，37（5）：1201-1204.

[9] 陈信义，杨文华. 中医血液病学 [M]. 北京：中国中医药出版社，2019：98.

[10] 中国中西医结合学会血液学专业委员会. 老年急性髓细胞系白血病（非急性早幼粒

细胞白血病）中西医结合诊疗专家共识 [J]. 中国中西医结合杂志，2019，39（4）：405-411.

[11] 刘鹏，田俊生. 基于血清～ 1H-NMR 代谢组学的地榆升白片治疗白细胞减少症作用机制研究 [J]. 中药药理与临床，2020，36（3）：193-198.

[12] 王翠兰，刘铁斌，齐胜，等. 探讨恶性肿瘤放疗后白细胞减少采取地榆升白片治疗的临床效果 [J]. 中国医药指南，2020，18（6）：240-241.

[13] 牟大英，黄露，路祥会，等. 地榆升白片预防宫颈癌患者 TP 新辅助化疗方案所致骨髓抑制的效果及对外周血象的影响 [J]. 中国医院用药评价与分析，2019，19（11）：1306-1308.

[14] 中国临床肿瘤学会（CSCO）中西医结合专家委员会. 抗肿瘤药物引起骨髓抑制中西医结合诊治专家共识 [J]. 临床肿瘤学杂志，2021，26（11）：1020-1027.

[15] Specialty Committee of Hematology of Chinese Association of Integrative Medicine. Expert Consensus on Diagnosis and Treatment of Elderly Acute Myeloid Leukemia（Non-Acute Promyelocytic Leukemia）with Integrated Traditional Chinese and Western Medicine（2021）[J]. World Journal of Integrated Traditional and Western Medicine，2021，7（5）：1-12.

[16] 中国中西医结合学会. 中西医结合食管癌治疗方案专家共识（2021 年版）[J]. 中日友好医院学报，2021，35（1）：3-7.

[17]《中成药治疗优势病种临床应用指南》标准化项目组. 中成药辅助治疗甲状腺功能亢进症（Graves 病）临床应用指南（2021 年）[J]. 中国中西医结合杂志，2022，42（9）：1029-1039.

[18] Xu X，Li H，Hu X，et al. The Efficacy and Safety of Diyushengbai Tablet on Preventing and Treating Leukopenia Caused by Radiotherapy and Chemotherapy Against Tumor：A Systematic Review and Meta-Analysis[J]. Frontiers in Pharmacology，2022，13：827710.

[19] 杜子伟，戎成婷，侯环，等. 地榆升白片同步化疗对胃癌患者增效减毒效果及免疫机制调节作用的研究 [J]. 广州中医药大学学报，2022，39（6）：1241-1247.

[20] 曹慧君，杨姣. 地榆升白片联合 PEG-rhG-CSF 治疗恶性肿瘤化疗后中性粒细胞减少的临床价值 [J]. 实用中西医结合临床，2024，24（5）：48-50，54.

复方阿胶浆

1. 药品参考信息

【**主要成分**】阿胶、红参、熟地黄、党参、山楂。

【**剂　　型**】本品为棕褐色至黑褐色的液体；味甜。

【**适 应 证**】补气养血。用于气血两虚，头晕目眩，心悸失眠，食欲不振及白细胞减少症和贫血。

【**用法用量**】口服，一次 20 mL（1 支），一日 3 次。

【**不良反应**】尚不明确。

【**禁　　忌**】尚不明确。

【**注意事项**】①本品不宜与藜芦、五灵脂、皂荚或其制剂同用；不宜喝茶和吃萝卜，以免影响药效。②凡脾胃虚弱、呕吐泄泻、腹胀便溏、咳嗽痰多者慎用。③感冒患者不宜服用。④本品宜饭前服用。⑤按照用法用量服用，小儿、孕妇、高血压患者、糖尿病患者应在医师指导下服用。⑥服药 2 周或服药期间症状无改善，或症状加重，或出现新的严重症状时，应立即停药并去医院就诊。⑦对本品过敏者禁用，过敏体质者慎用。⑧本品性状发生改变时禁止使用。⑨儿童必须在成人监护下使用。⑩请将本品放在儿童不能接触到的地方。另外，如正在使用其他药品，使用本品前请咨询医师或药师。

【**孕妇及哺乳期妇女用药**】孕妇应在医师指导下服用。

【**儿童用药**】儿童必须在成人监护下使用。

【**药物相互作用**】如与其他药物同时使用，可能发生药物相互作用，详情请咨询医师或药师。

【**药物过量**】该项研究目前已经完成，论文正在发表。

【**药物毒理学**】该项研究目前已经完成，论文正在发表。

【**药代动力学**】未进行该项研究且暂无可靠文献参考。

【**包装规格**】每支装 20 mL。

2. 临床应用指引

（1）说明书适应证：补气养血。用于气血两虚、头晕目眩、心悸失眠、食欲不振，以及贫血。

（2）医保适应证：属于《国家基本医疗保险、工伤保险和生育保险药品目录》"养血剂"（乙类），用于各种类型与不同程度的贫血。同方不同剂型与不同生产企业的产品可根据《国家基本医疗保险、工伤保险和生育保险药品目录》应用。

（3）临床应用要点：①产品特点：该产品由阿胶、红参、熟地黄、党参、山楂制成，具有补气养血的功效，属于典型的补虚产品。其中，山楂的使用具有明显特色，其一是能够舒缓阿胶、熟地黄两药的滋腻作用导致的脾胃不良反应，其二能够健脾开胃，增进食欲，提高营养物质吸收效果。②西医病种：说明书与医保规定的适应证（不限病种）。③中医简化证候：神疲乏力、少气懒言、面色萎黄或苍白、头晕目眩，舌质淡。④建议疗程：用于治疗医保支付范围的疾病时，可不受疗程限制，应依据病情决定治疗时间（疗程）。

（4）拓展临床应用：在符合相关法律与临床用药规范、保障临床用药安全的前提下，拓展应用如下。①预防或延缓肿瘤相关性贫血的发生，改善肿瘤相关性贫血患者的临床症状，提高患者生活质量（肺部及消化道肿瘤首选）。②治疗各种药物及放化疗所致的白细胞减少症，有效提高白细胞和中性粒细胞的数量。③用于化疗后骨髓抑制的治疗，改善化疗对骨髓造血系统的损伤。④联合化疗方案，可增效减毒，提高疾病控制率。⑤改善晚期肿瘤恶病质症状。⑥治疗癌因性疲乏，降低疲乏等级。⑦提高机体免疫力。

3. 相关药理作用与治疗原理

相关研究表明，复方阿胶浆具有以下药理效果。①增强凝血因子的功能，增加网织红细胞数量，增加血红蛋白（hemoglobin，Hb）及平均红细胞血红蛋白含量（mean corpuscular hemoglobin，MCH），显著增加淋巴细胞百分数，增强骨髓造血功能。②促进造血干细胞正常分裂与增殖，提高白细胞和中性粒细胞数量。③改善成纤维细胞集落状态和骨髓形态学，从而改善骨髓造血微环境，促进骨髓细胞增殖，并抑制细胞凋亡，改善骨髓造血损伤。④促进骨髓造血机制，增加血红蛋白含量，增加全身各细胞供氧量，降低体内尿素氮含量和皮质醇含量，增强疲劳耐受性。⑤增强体内巨噬细胞的吞噬功能，增加免疫球蛋白数量，增强机体自身清除外来病毒及细胞的能力，提高机体免疫力。

4. 临床应用提示

（1）医保准入：属于《国家基本医疗保险、工伤保险和生育保险药品目录》"养血剂"（乙类）。

（2）列入指南：①《癌因性疲乏中西医结合诊疗指南》。②《中医妇科常见病诊疗指南》。③《复发性流产中西医结合诊疗指南》。④《更年期综合征（围绝经期综合征）病证结合诊疗指南》。

（3）列入共识：①《老龄缺铁性贫血高危人群社区中医药防治专家共识》。②《肿瘤相关性贫血中医药防治专家共识》。③《抗肿瘤药物引起骨髓抑制中西医结合诊治专家共识》。④《肺癌中西医结合诊疗专家共识》。⑤《中西医结合食管癌治疗方案专家共识（2021年版）》。⑥《肿瘤姑息治疗中成药使用专家共识（2013版）》。⑦《乳腺癌中西医结合诊疗共识》。⑧《恶性肿瘤中医维持治疗专家共识》。⑨《复方阿胶浆治疗癌因性疲乏气血两虚证临床应用专家共识》。⑩《新型冠状病毒感染者恢复期中西医结合康复方案专家共识》。⑪《中西整合淋巴瘤诊疗中国专家共识》。

（4）行业引用：①樊代明主编的《整合肿瘤学》。②陈信义等主编的《血液疾病优势病种中医诊疗方案与路径解读》。③全国中医药行业高等教育"十三五"创新教材《中医血液病学》。

5. 主要参考文献

[1] 李素芬，郭尚敬 . 复方阿胶浆纳米级组分对骨髓细胞、癌细胞增殖影响的研究 [J]. 食品工业科技，2014，35（23）：351-355，359.

[2] 付雷，付慧，刘立青，等 . 复方阿胶浆对吉西他滨联合顺铂方案发生骨髓抑制的疗效 [J]. 临床肿瘤学杂志，2014，19（8）：739-742.

[3] 许海玉，王松松，杨洪军，等 . 基于网络药理学探析复方阿胶浆辅助治疗肿瘤的作用机制研究 [J]. 中国中药杂志，2014，39（16）：3148-3151.

[4] 许能文，陈红霞，李琳洁，等 . 复方阿胶浆防治 B 细胞性淋巴瘤化疗相关性白细胞减少症的临床观察 [J]. 全科医学临床与教育，2014，12（6）：677-679.

[5] 陈敏，沈健，周徐涛，等 . 复方阿胶浆联合利可君片治疗恶性肿瘤化疗后白细胞减少临床观察 [J]. 实用中医药杂志，2015，31（5）：406.

[6] 朱嘉绮，张强，姜大庆 . 龟鹿二仙汤与复方阿胶浆治疗乳腺癌化疗骨髓抑制 [J]. 实用中医内科杂志，2016，30（9）：108-110.

[7] 黄忠华，姜亚莉，韩芳，等 . 复方阿胶浆预防化疗所致血象下降的效果观察 [J]. 临床合理用药杂志，2016，9（26）：5-6，24.

[8] 中国抗癌协会癌症康复与姑息治疗专业委员会 . 肿瘤姑息治疗中成药使用专家共识（2013版）[J]. 中国中西医结合杂志，2016，36（3）：269-279.

[9] 张公正，陈红涛 . 复方阿胶浆与重组人促红细胞生成素改善化疗相关性贫血临床研究 [J]. 新中医，2017，49（10）：123-126.

[10] 李华碧，周琪敏 . 复方阿胶浆联合个性化综合护理对宫颈癌化疗致骨髓抑制及癌疲乏的影响 [J]. 中国肿瘤临床与康复，2017，24（7）：884-887.

[11] 周勇，侯华英，徐英，等.复方阿胶浆对化疗所致小细胞肺癌骨髓抑制的影响 [J].山东大学学报（医学版），2018，56（2）：14-17.

[12] 张明妍，郑文科，杨丰文，等.复方阿胶浆防治癌症化疗后骨髓抑制疗效和安全性的系统评价 [J].天津中医药，2019，36（5）：459-465.

[13] 黎明春，廖家华，卢增红，等.复方阿胶浆联合 EP 方案化疗对广泛期小细胞肺癌临床观察 [J].赣南医学院学报，2019，39（2）：129-131.

[14] 刘骞.复方阿胶浆联合顺铂类化疗方案治疗非小细胞肺癌的骨髓保护作用研究 [J].首都食品与医药（临床药学），2021：76-77.

[15] 中华中医药学会血液病分会，中国中西医结合学会肿瘤委员会，北京中西医结合学会肿瘤专业委员会.肿瘤相关性贫血中医药防治专家共识 [J].北京中医药，2021，40（1）：48-52.

[16] 罗梅宏，崔乐乐，孙伟正，等.老龄缺铁性贫血高危人群社区中医药防治专家共识 [J].现代中医临床，2021，28（4）：29-35.

[17] 陈信义，杨文华.中医血液病学 [M].北京：中国中医药出版社，2019.

[18] 何丹，张海潮，易子漾，等.基于网络药理学和代谢组学的复方阿胶浆抗再生障碍性贫血研究 [J].数字中医药（英文版），2021，4（4）：328-342.

[19] 王玉如，刘寨东.基于网络药理学探讨复方阿胶浆干预癌因性疲乏的作用机制研究 [J].现代中西医结合杂志，2024，33（4）：528-537.

复方黄黛片

1. 药品参考信息

【**主要成分**】青黛、雄黄、太子参、丹参。

【**剂　　型**】本品为薄膜衣片，除去薄膜衣后，显灰绿色或褐绿色；味淡，微苦。

【**适 应 证**】清热解毒，益气生血。用于初治的急性早幼粒细胞白血病。

【**用法用量**】口服，一次 3 ～ 5 片，一日 3 次，逐步加大剂量，到第 10 日左右，达到 30 片/日，分 3 次服用，疗程最长不超过 60 日。

【**不良反应**】用药期间，部分患者可发生恶心、呕吐、浮肿、腹痛、肌肉疼痛、眼干、口干、口腔黏膜水肿、皮肤溃疡、皮肤干燥、皮疹、乳房胀痛、色素沉着、头痛、胃痛、胸闷、胸痛、出血、发热、肺部感染、肝功能损害、关节痛、血尿等现象。

【禁　　忌】①过敏体质者及对本品过敏者禁用。②妊娠期及哺乳期患者禁用。

【注意事项】①本品用于急性早幼粒细胞白血病的诱导缓解治疗。本品尚未有复治的急性早幼粒细胞白血病、儿童等特殊人群，以及远期疗效的研究资料。②治疗期间如发生维 A 酸综合征则按常规处理。③本品尚未有研究数据支持出凝血功能障碍者的应用。④肝肾功能异常者慎用。⑤注意监测血砷情况，如血砷水平严重异常或有相关临床表现，则进行相应的处理。

【孕妇及哺乳期妇女用药】禁用。

【药物相互作用】未进行该项研究且暂无可靠文献参考。

【药物过量】未进行该项研究且暂无可靠文献参考。

【药物毒理学】毒理学研究结果表明，大鼠经灌胃给予复方黄黛粉 7.43 g/kg、3.72 g/kg、1.24 g/kg，连续 6 个月，高、中剂量组雄性动物体重增长缓慢，丙氨酸氨基转移酶（alanine amino-transferase，ALT）升高且肝脏出现脂肪变性和空泡化，提示本品可抑制雄性大鼠体重增长，有一定的肝毒性；杂种犬口服给予复方黄黛粉 1.93 g/kg、0.64 g/kg、0.21 g/kg，连续 6 个月，高、中剂量组犬出现明显的呕吐、流涎、食欲减退、粪便异常等反应，且体重增长缓慢，高剂量组犬的 Hb 含量降低，高、中剂量组犬的白细胞计数升高，高剂量组部分犬的 ALT 活性升高，组织病理学检查显示高、中剂量组犬肠道杯状上皮细胞增生和黏膜淋巴滤泡增生肥大，肝细胞轻度变性及轻度疏松变性，严重者肝部有点状坏死，提示本品可抑制犬的体重增长，有一定的胃肠道毒性和肝毒性。恢复期结果提示，停药后 30 天各异常指标基本恢复正常。

【药代动力学】未进行该项研究且暂无可靠文献参考。

【包装规格】0.27 g×100 片。

2. 临床应用指引

（1）说明书适应证：主要用于急性早幼粒细胞白血病。

（2）医保适应证：属于《国家基本医疗保险、工伤保险和生育保险药品目录》"抗肿瘤药"（乙类），限初治的急性早幼粒细胞白血病。

（3）临床应用要点：①产品特点：该产品由青黛、雄黄、太子参、丹参制成，具有清热解毒、益气生血的功效，属于攻补兼施的产品。其中，青黛的主要成分为靛玉红，为一种双吲哚类抗肿瘤药物，对多种移植性动物肿瘤有抑制作用，能破坏白血病细胞。雄黄的主要成分为二硫化二砷（AS_2S_2），能够诱导白血病细胞的分化。丹参的活血化瘀作用可以缓解患者血液的高凝状态。太子参可以缓解青黛、雄黄引起的消化道不良反应。②西医病种：说明书与医保规定的适应证（急性早幼粒细胞白血病）。③中医简化证候：因该产品可治疗的疾病明确，在临床应用时可以不考虑临床证候。④建议疗程：依据早幼粒细胞白血病诊疗规范（专家共识、指南）规定的疗程用药。注意，用于疾病维持治疗时，需要定期检查肝肾功能，检测血液中砷的浓度。

（4）拓展临床应用：在符合相关法律与临床用药规范、保障临床用药安全的前提下拓展应用。有文献表明，复方黄黛片可试用于其他类型的急性白血病（耐药或难治性）、骨髓增生异常综合征（常规治疗疗效不明显）、乳腺肿瘤等的治疗。

3. 相关药理作用与治疗原理

研究发现，对急性早幼粒细胞白血病的小鼠模型单独应用硫化砷（雄黄的主要成分）可延长小鼠的生存期，而三药（青黛、太子参、丹参）联合应用可取得明显强于单独应用或两药联合应用产生的治疗效果。在白血病细胞模型中，硫化砷、丹参酮单独应用时可引起白血病细胞一定程度的分化，而三药联合应用可达到使白血病细胞发生相当程度分化成熟的效果。在分子水平上，三药联合应用可显著增强硫化砷对急性早幼粒细胞白血病的致病性 PML-RARα 癌蛋白的降解、破坏。在药物作用下，促进细胞分化的基因表达明显增高，抑制细胞分化的基因表达显著降低，丹参酮在其中起重要作用；促进细胞周期的蛋白表达明显受到抑制，而抑制细胞周期的蛋白的表达量显著增多，其中，靛玉红发挥重要作用。研究还发现，丹参酮与靛玉红通过提升负责运输硫化砷的水甘油通道蛋白9的含量而使进入白血病细胞的硫化砷明显增多，因此二者都起到"使药"的作用。复方黄黛片方内药物联合应用，产生协同效应。

4. 临床应用提示

（1）医保准入：属于《国家基本医疗保险、工伤保险和生育保险药品目录》"抗肿瘤药"（乙类）。

（2）引用情况：①《WHO 基本药物示范目录》；②《欧洲白血病专家共识》；③《中国急性早幼粒细胞白血病诊疗指南》。

（3）列入指南：《国家基本药物临床应用指南（中成药）2018 年版》。

（4）行业引用：①陈信义、周郁鸿、胡晓梅编著的《血液疾病优势病种中医诊疗方案与路径解读》。②全国中医药行业高等教育"十三五"创新教材《中医血液病学》。

5. 主要参考文献

[1] 南虎松，金春姬，刘红 . 全反式维甲酸联合复方黄黛片序贯治疗小儿急性早幼粒细胞白血病的临床研究 [J]. 中国现代医学杂志，2014，24（36）：105-108.

[2] 方永光，于雅婷，栾岚，等 . 复方黄黛片联合地西他滨治疗 MDS-RAEB-Ⅱ 1 例 [C]// 中华中医药学会 . 中华中医药学会第二届岐黄论坛——血液病中医药防治分论坛论文集 .[出版者不详]，2014：333-336.

[3] 刘俊兰，刘瑜，于涛，等 . 甲磺酸伊马替尼片联合复方黄黛片治疗慢性髓性白血病慢性期 12 例临床疗效观察 [J]. 中国卫生标准管理，2016，7（20）：160-162.

[4] 宝国秀，杨晓燕，黄丽萍，等 . 复方黄黛片联合维甲酸治疗初发急性早幼粒细胞白血病的疗效观察 [J]. 中国医药指南，2016，14（14）：204.

[5] 王健，黄俊彬，刘祖霖，等 . 复方黄黛片与三氧化二砷在 45 例儿童急性早幼粒细胞白血病中的疗效比较 [J]. 中国实验血液学杂志，2017，25（6）：1605-1610.

[6] 谢淑君，罗曼，蓝海，等 . 口服复方黄黛片联合维甲酸治疗急性早幼粒细胞白血病合并大量心包积液、心律失常 1 例 [J]. 临床血液学杂志，2017，30（7）：545-547.

[7] 范长生，何敏媚，吴久鸿 . 复方黄黛片治疗急性早幼粒细胞白血病预算影响分析 [J]. 中国新药杂志，2017，26（10）：1219-1224.

[8] 向阳，陈楠楠，孙淑君，等 . 黄世林教授研制复方黄黛片治疗白血病经验 [J]. 中国中西医结合杂志，2017，37（9）：1141-1143.

[9] 谢淑君 . 复方黄黛片联合维甲酸诱导治疗急性早幼粒细胞白血病的临床研究 [D]. 广州：广州中医药大学，2017.

[10] 林双，韩凌，吴新忠，等 . 复方黄黛片灭活兔血清对人红白血病细胞的促凋亡作用及 JAK2 基因的影响 [J]. 世界中西医结合杂志，2018，13（7）：929-933.

[11] 屈敏，梁华，张涛，等 . 复方黄黛片治疗急性早幼粒细胞白血病疗效分析 [J]. 中华中医药学刊，2018，36（7）：1683-1686.

[12] 逯振宇，高小鹏，千东维，等 . 复方黄黛片对 Solt-Farber 原发性肝癌大鼠血管新生作用的影响 [J]. 中国中西医结合外科杂志，2019，25（6）：876-881.

[13] 王晓东，刘传绪，张倩，等 . 复方黄黛片联合全反式维甲酸治疗急性早幼粒细胞白血病的效果观察 [J]. 解放军预防医学杂志，2019，37（8）：79-80.

[14] 乔斌 . 复方黄黛片联合维甲酸治疗急性早幼粒细胞白血病维持期患者的疗效及安全性 [J]. 实用临床医药杂志，2020，24（12）：114-116，124.

[15] 孟瑞霞，李慧霞 . 复方黄黛片辅治急性早幼粒细胞白血病临床观察 [J]. 实用中医药杂志，2021，37（10）：1747-1749.

[16] 潘一鸣 . 复方黄黛片组分配伍对 NB4 凋亡及突变型 PML-RARα 的影响及机制研究 [D]. 北京：北京中医药大学，2021.

[17] 张锁林 . 口服维 A 酸片联合复方黄黛片治疗非高危急性早幼粒细胞白血病的临床疗效分析 [J]. 世界复合医学，2021，7（1）：147-149.

[18] 蔡琳琳，张贺洋 . 急性早幼粒细胞性白血病患者采用复方黄黛片、维 A 酸片、化疗联合治疗的可行性 [J]. 中国误诊学杂志，2021，16（1）：15-17.

[19] 王柯岩 . 不同药物组合治疗儿童急性早幼粒细胞白血病随机对照研究 [J]. 医学理论与实践，2024，37（9）：1540-1542.

复方皂矾丸

1. 药品参考信息

【主要成分】皂矾、西洋参、海马、肉桂、大枣（去核）、核桃仁。

【剂　　型】本品为棕黑色至黑褐色的小蜜丸；气味特异，味甜、微苦、微涩。

【适 应 证】温肾健髓，益气养阴，生血止血。用于再生障碍性贫血，白细胞减少症，血小板减少症，骨髓增生异常综合征，以及放化疗引起的骨髓损伤、白细胞减少属肾阳不足、气血两虚证者。

【用法用量】口服，一次 7 ～ 9 丸，一日 3 次，饭后服用。

【不良反应】服用本品后可能出现恶心、腹泻、呕吐、腹痛等胃肠道反应，减量服用可耐受。

【禁　　忌】对本品过敏者禁用。

【注意事项】①忌茶水。②儿童应在医师指导下使用。

【孕妇及哺乳期妇女用药】孕妇慎用。

【儿童用药】儿童应在医师指导下使用。

【**药物相互作用**】未进行该项研究且暂无可靠文献参考。

【**药物过量**】未进行该项研究且暂无可靠文献参考。

【**药物毒理学**】未进行该项研究且暂无可靠文献参考。

【**药代动力学**】未进行该项研究且暂无可靠文献参考。

【**包装规格**】200 mg×72 丸。

2. 临床应用指引

（1）说明书适应证：该产品具有温肾健髓、益气养阴、生血止血功效。可用于肾阳不足、气血两虚证者。可治疗的疾病如下。①再生障碍性贫血；②白细胞减少症；③血小板减少症；④骨髓增生异常综合征；⑤实体瘤放化疗引起的骨髓损伤（白细胞减少、血小板减少、贫血）。

名词解释。①温肾健髓：温肾健髓是中医治疗疾病或病证的一种方法，指利用该产品中具有温肾健髓功效的中草药，治疗肾阳亏虚导致的肾精不足、骨髓空虚（畏寒肢冷、面色苍白、神疲乏力、小便清长、夜尿多、舌淡苔白、脉弱等）。②益气养阴：益气养阴是中医治疗疾病或病证的一种方法，指利用该产品中具有益气养阴功效的中草药，治疗气阴两虚证候（神疲乏力、少气懒言、头晕目眩、形体消瘦、口燥咽干、两颧潮红、五心烦热、潮热盗汗）等。

中医病机关系解释：按照中医理论，肾藏精、主骨、生髓，髓有生血作用。肾阳不足可以导致骨髓空虚，精不化血，血液虚少。相当于现代医学的骨髓衰竭疾病，如再生障碍性贫血、肿瘤化疗后骨髓抑制等。

（2）医保适应证：属于《国家基本医疗保险、工伤保险和生育保险药品目录》"益气养阴剂"（乙类），无病种限制。可用于血液系统疾病的治疗，如再生障碍性贫血、白细胞减少症、血小板减少症、骨髓增生异常综合征，又可用于由恶性肿瘤（包括血液肿瘤）放化疗引起的骨髓损伤、白细胞减少症的治疗。

（3）临床应用要点：①产品特点：该产品由皂矾、西洋参、海马、肉桂、大枣（去核）、核桃仁制成，具有温肾健髓、益气养阴、生血止血的功效，属于典型的补虚产品。其中，皂矾有良好的补铁效果；核桃仁可明显改善贫血导致的脑组织缺血、缺氧引起的头晕、头疼、注意力不集中等症状。②西医病种：说明书与医保规定的适应证（不限病种）。③中医简化证候：神疲乏力、少气懒言、头晕目眩；形体消瘦、口燥咽干、两颧潮红、五心烦热、潮热盗汗。④建议疗程：用于治疗血液病时，至少应用 3 个月，并依据病情适当延长用药时间；

用于预防肿瘤治疗相关骨髓抑制（白细胞减少、血小板减少、贫血）时，可在治疗前 3～7 天应用，治疗时间可以依据病情决定；用于肿瘤治疗相关骨髓抑制时，以检测到相应的外周血指标为起始治疗时间点，并依据病情决定治疗时间（疗程）。

（4）拓展临床应用：在符合相关法律与临床用药规范、保障临床用药安全的前提下，拓展应用如下。①经反复治疗的疗效不明显的缺铁性贫血。②肿瘤相关性贫血（以消化道恶性肿瘤疗效最佳，多数消化道肿瘤患者合并有铁缺乏）。③恶性肿瘤放化疗导致的血小板减少。

3. 相关药理作用与治疗原理

（1）动物实验表明，复方皂矾丸可增加骨髓中有核细胞的数量，对 GM-CFU、CFU-E 的生成有明显的促进作用，从而加速造血细胞的生成、分化、成熟，恢复骨髓造血功能，从而提升外周三系血细胞等多项指标。

（2）动物实验证明，复方皂矾丸对放化疗引起的骨髓损伤具有明显的缓解和保护骨髓的作用，可减轻放化疗对骨髓的损伤程度，有效提升白细胞、血小板计数。

4. 临床应用提示

（1）医保准入：属于《国家基本医疗保险、工伤保险和生育保险药品目录》"益气养阴剂"（乙类）。

（2）列入共识：①《肿瘤化疗相关性血小板减少症中医药防治专家共识》。②《老年急性髓细胞系白血病（非急性早幼粒细胞白血病）中西医结合诊疗专家共识》。③《老龄缺铁性贫血高危人群社区中医药防治专家共识》。④《肿瘤相关性贫血中医药防治专家共识》。⑤《抗肿瘤药物引起骨髓抑制中西医结合诊治专家共识》。

（3）行业引用：①《临床路径释义：血液病分册》。②《中成药临床应用指南：气血津液疾病分册》。③《贫血的多学科中西医防治和管理》。④《血液疾病优势病种中医诊疗方案与路径解读》。⑤全国中医药行业高等教育"十三五"创新教材《中医血液病学》。⑥《血液病夹杂证中西医结合辩治经验荟萃》。

5. 主要参考文献

[1] 杨方方，王康玮，向琪，等. 复方皂矾丸对慢性再生障碍性贫血骨髓 MVD、VEGF 的影响 [J]. 中国实验血液学杂志，2015，23（2）：477-480.

[2] 余燕，王伟.复方皂矾丸联合环孢素A和沙利度胺治疗低危骨髓增生异常综合征的临床研究 [J].现代药物与临床，2016，31（12）：2004-2008.

[3] 王梅芳，陈杨，林花.复方皂矾丸联合环孢素A及十一酸睾酮治疗非重型再生障碍性贫血疗效分析 [J].中国药物与临床，2017，17（3）：396-397.

[4] 庄贤栩，裴仁治，陆滢，等.复方皂矾丸联合重组人粒细胞刺激因子注射液对白血病化疗后白细胞减少患者血清 IL-6、IL-8 及 G-CSF 水平影响研究 [J].中华中医药学刊，2017，35（5）：1275-1277.

[5] 张泽文，王端旭，林文杰，等.复方皂矾丸对化学治疗所致粒细胞减少症临床疗效及部分机制研究 [J].世界中医药，2017，12（6）：1324-1327，1331.

[6] 洪凤娟，王柳飞，韩明锦，等.乳腺癌化疗间歇期服用复方皂矾丸对贫血发生率的影响研究 [J].中国现代药物应用，2017，11（15）：96-98.

[7] 唐启盛.中成药临床应用指南：气血津液疾病分册 [M].北京：中国中医药出版社，2018.

[8] 黄晓军，王建祥.临床路径释义血液病分册 [M].北京：中国协和医科大学出版社，2018.

[9] 张慧琪，黄健.复方皂矾丸联合地西他滨治疗骨髓增生异常综合征的效果观察 [J].中华中医药学刊，2018，36（11）：2757-2759.

[10] 张稚淳，张晓波，丁皓，等.复方皂矾丸或联合西药治疗血液病疗效和安全性的 Meta 分析 [J].北京中医药大学学报，2018，41（10）：873-880.

[11] 陈信义，杨文华.中医血液病学 [M].北京：中国中医药出版社，2019.

[12] 朱艳，罗信国，蒋志勇，等.复方皂矾丸联合重组人粒细胞刺激因子注射液对血液肿瘤化疗后白细胞减少的影响 [J].新中医，2019，51（12）：193-196.

[13] 中国中西医结合学会血液学专业委员会.老年急性髓细胞系白血病（非急性早幼粒细胞白血病）中西医结合诊疗专家共识 [J].中国中西医结合杂志，2019，39（4）：405-411.

[14] 陈信义，周郁鸿，胡晓梅.血液疾病优势病种中医诊疗方案与路径解读 [M].北京：北京科学技术出版社，2019.

[15] 李辉，邵鑫，赵艳子.复方皂矾丸对缺铁性贫血患者血常规及血清 SF、Fe 水平的影响 [J].现代医学与健康研究（电子版），2020，4（20）：75-77.

[16] 中华中医药学会血液病分会，中国中西医结合学会肿瘤专业委员会，北京中西医结合学会肿瘤专业委员会.肿瘤化疗相关性血小板减少症中医药防治专家共识 [J].北京中医药，2021，40（5）：451-455.

[17] 罗梅宏，崔乐乐，孙伟正，等.老龄缺铁性贫血高危人群社区中医药防治专家共识 [J].现代中医临床，2021，28（4）：29-35.

[18] 侯丽，董青，田劭丹，等.肿瘤相关性贫血中医药防治专家共识 [J].北京中医药，2021，40（1）：48-52.

[19] 陈瑜，陶石，胡敏，等.复方皂矾丸联合琥珀酸亚铁治疗缺铁性贫血的临床研究 [J].现代药物与临床，2022，37（7）：1522-1527.

[20] 刘淑芳，李丽娜，杨国.观察地西他滨联合复方皂矾丸对骨髓异常增生综合征的临床疗效以及对其机体炎症、生存质量的影响 [J].临床和实验医学杂志，2023，22（2）：161-164.

健脾生血片

1. 药品参考信息

【主要成分】党参，茯苓，炒白术，甘草，黄芪，山药，炒鸡内金，醋龟甲，山麦冬，醋南五味子，龙骨，煅牡蛎，大枣，硫酸亚铁。

【剂　　型】片剂。

【适 应 证】健脾和胃，养血安神。用于脾胃虚弱及心脾两虚所致的血虚证，症见面色萎黄或㿠白、食少纳呆、脘腹胀闷、大便不调、烦躁多汗、倦怠乏力、舌胖色淡、苔薄白、脉细弱；缺铁性贫血见上述证候者。

【用法用量】饭后口服。1 岁以内，一次 0.5 片；1～3 岁一次 1 片；3～5 岁，一次 1.5 片；5～12 岁，一次 2 片；成人，一次 3 片；一日 3 次；或遵医嘱；4 周为 1 个疗程。

【不良反应】①服药期间，部分患儿可出现牙齿颜色变黑，停药后该现象可逐渐消失。②可能出现排黑便症状，因铁与肠内硫化氢结合生成黑色硫化铁，使大便变黑，患者无须顾虑。③可见上腹疼痛、便秘。④少数患儿服药后可见短暂性食欲下降、恶心、呕吐、轻度腹泻，多可自行缓解。

【禁　　忌】非缺铁性贫血（如地中海贫血）患者禁用。

【注意事项】①忌茶，忌油腻食物。②感冒患者不宜服用。③勿与含鞣酸类药物合用。④本品含硫酸亚铁，下列情况慎用：酒精中毒、肝炎、急性感染、肠道炎症、胰腺炎、胃与十二指肠溃疡、溃疡性肠炎。⑤本品宜饭后服用。⑥有高血压、心脏病、肝病、肾病等慢性疾病且病情严重者应在医师指导下服用。

⑦按照用法用量服用，孕妇及哺乳期妇女应在医师指导下服用。⑧服药 2 周症状无改善，或服药期间症状加重，或出现新的严重症状，应立即停药并去医院就诊。⑨对本品过敏者禁用，过敏体质者慎用。⑩本品性状发生改变时禁止使用。

【儿童用药】儿童必须在成人监护下使用。请将本品放在儿童不能接触到的地方。如正在使用其他药品，使用本品前请咨询医师或药师。

【药物相互作用】①若本品与含磷酸盐类、四环素类及鞣酸类等药物同服，可妨碍铁的吸收。②如与其他药物同时使用，可能发生药物相互作用，详情请咨询医师或药师。

【药物过量】未进行该项研究且暂无可靠文献参考。

【药物毒理学】未进行该项研究且暂无可靠文献参考。

【药代动力学】未进行该项研究且暂无可靠文献参考。

【包装规格】每片含硫酸亚铁（$FeSO_4 \cdot 7H_2O$）100 mg，规格为 0.6 g×36 片。

2. 临床应用指引

（1）说明书适应证：用于脾胃虚弱及心脾两虚所致的血虚证，症见面色萎黄或㿠白、食少纳呆、脘腹胀闷、大便不调、烦躁多汗、倦怠乏力、舌胖色淡、苔薄白、脉细弱者；缺铁性贫血见上述证候者。

名词解释。①脾胃虚弱：多种疾病可表现为虚损证候，病机为胃不主受纳、脾不主运化，临床表现为纳呆腹胀、脘腹痛而喜温喜按、口淡不渴、四肢不温、大便稀溏，或四肢浮肿、畏寒喜暖、小便清长或不利、妇女白带清稀而多，舌淡胖嫩、舌苔白润，脉沉迟等。长期脾胃虚弱可以导致水谷精微物质匮乏（这里指造血物质），不能转化为血液而致血虚。②心脾两虚：心脾两虚是指心血不足和脾气虚弱共存的证候，多先有脾气虚弱，后有心血不足。临床主要表现为心悸怔忡、失眠多梦、食少纳呆、脘腹胀满、大便稀溏、肢体倦怠，或见崩漏、便血、皮下出血，舌淡、脉细弱等。

（2）医保适应证：属于《国家基本医疗保险、工伤保险和生育保险药品目录》"健脾和胃剂"（甲类）。用于多种病因引起的缺铁性贫血。

（3）临床应用要点：①产品特点：该产品由党参、茯苓、炒白术、甘草、黄芪、山药、炒鸡内金、醋龟甲、山麦冬、醋南五味子、龙骨、煅牡蛎、大枣、硫酸亚铁制成，属于中西药合用的补益产品。其中，党参、茯苓、炒白术、甘草、黄芪、山药、大枣、炒鸡内金等可明显改善和治疗缺铁导致的消化道症状，并促进铁元素的吸收；龙骨、煅牡蛎等可以缓解或治疗贫血导致的失眠多梦、记忆力减退等症状；硫酸亚铁能够有效补充铁元素。该产品不但能够补充铁元素，还能促进铁元素的吸收。②西医病种：缺铁性贫血。③中医简化证候：面色萎黄、心悸怔忡、失眠多梦、食少纳呆、脘腹胀满、大便稀溏、肢体倦怠，或见崩漏、便血，舌淡等。④建议疗程：以血红蛋白恢复正常时间为治疗时间（疗程），巩固治疗至少维持 6 个月，直至铁相关指标恢复正常。

（4）拓展临床应用：在符合相关法律与临床用药规范、保障临床用药安全的前提下，拓展应用如下。①可试用于因胃黏膜萎缩、胃液内因子缺乏，致维生素 B_{12} 吸收出现障碍而发生的巨幼细胞贫血（恶性贫血）。②可试用于肿瘤相关性贫血的防治。

3. 相关药理作用与治疗原理

现代药理学研究显示，健脾生血片不仅有改善消化不良等症状的作用，还能显著增加促红细胞生成素（erythropoietin，EPO）的分泌及其生物活性，促进二价金属转运体 1（divalent metal transporter 1，DMT-1）的表达，调节铁调素的分泌，进而促进铁元素的吸收与利用，从而达到治疗缺铁性贫血的效果。

4. 临床应用提示

（1）医保准入：属于《国家基本医疗保险、工伤保险和生育保险药品目录》"健脾和胃剂"（甲类）。

（2）行业引用：①《缺铁性贫血中医药防治康复一体化专家共识》。②《血液疾病优势病种中医诊疗方案与路径解读》。③全国中医行业高等教育"十三五"创新教材《中医血液病学》。

（3）因该产品为中西药合方，处方中硫酸亚铁对胃肠道有刺激作用，建议饭后或饭中服用，如出现严重恶心、呕吐、腹泻等不良反应，建议减量使用或停用。

5. 主要参考文献

[1] 马薇，姚新颖，侯丽，等 . "健脾生血"治疗缺铁性贫血理论依据及应用研究 [J]. 中国临床医师，2014，42（9）：85-87.

[2] 刘玉娥，胡亚俊，裴学军 . 健脾生血片比较蛋白琥珀酸铁口服溶液治疗妊娠期贫血的临床疗效观察 [J]. 世界中医药，2017，12（11）：2716-2719.

[3] 何丽，高江河，赵刚 . 健脾生血片与多糖铁复合物胶囊治疗妊娠期缺铁性贫血的临床

对比研究 [J]. 世界中医药，2017，12（2）：334-337.

[4] 史生辉，李燕君，李生有，等 . 健脾生血片与右旋糖酐铁片治疗妊娠期缺铁性贫血的临床对比研究 [J]. 世界中医药，2018，13（9）：2241-2243.

[5] 朱林，闵捷，陈亚忠 . 健脾生血片治疗 COPD 相关性贫血的临床观察 [J]. 世界中医药，2018，13（5）：1148-1151，1155.

[6] 莫有珍，白婷 . 多糖铁复合物胶囊联合健脾生血片治疗妊娠期缺铁性贫血的疗效观察 [J]. 健康研究，2018，38（2）：234-235，237.

[7] 郎海燕，陈信义，杨文华 . 缺铁性贫血中医药防治康复一体化专家共识 [J]. 中华中医药杂志，2018，33（8）：3487-3492.

[8] 石丹，刘亚琼，张毅，等 . 健脾生血片联合琥珀酸亚铁片治疗妊娠期缺铁性贫血临床研究 [J]. 中国药业，2019，28（17）：60-62.

[9] 刘巍，李莉 . 健脾生血片治疗心力衰竭伴贫血患者的血液贫血指标、炎性因子的变化及其疗效 [J]. 世界中医药，2019，14（8）：2083-2086，2091.

[10] 柴丽，张艳超，贾自晓 . 健脾生血片并琥珀酸亚铁治疗缺铁性贫血患者的效果及对患者血清 NO、BMP6 水平的影响 [J]. 精准医学杂志，2020，35（6）：485-489.

[11] 杨晓霞，李国前，王杰华 . 健脾生血片治疗急性缺血性脑卒中合并缺铁性贫血患者的临床观察 [J]. 世界中医药，2020，15（22）：3462-3466.

[12] 米春梅，王赛钰 . 产妇补充健脾生血片对预防婴儿缺铁性贫血的临床观察 [J]. 世界中医药，2020，15（22）：3467-3470.

[13] 王少帅，冯玲，黄健，等 . 健脾生血片（颗粒）治疗妊娠期缺铁性贫血临床价值研究 [J]. 中国实用妇科与产科杂志，2020，36（11）：1110-1115.

[14] 胡姗姗，朱舒丽，施方静 . 健脾生血片治疗妊娠期缺铁性贫血临床研究 [J]. 新中医，2020，52（15）：116-118.

[15] 徐东 . 多糖铁复合物胶囊联合健脾生血片治疗妊娠期缺铁性贫血的效果观察 [J]. 临床合理用药杂志，2020，13（20）：109-110.

[16] 孙曼，周莉，廖平英 . 健脾生血片治疗妊娠期缺铁性贫血的效果 [J]. 中国当代医药，2020，27（14）：121-123.

[17] 黎金庆，丛龙皎，黎牧椰，等 . 健脾生血片治疗缺铁性贫血临床效果的回顾性分析 [J]. 世界中医药，2021，16（8）：1268-1273.

[18] 张运根 . 健脾生血片联合重组人促红素治疗肾性贫血临床研究 [J]. 实用中医药杂志，

2022, 38（7）：1161–1162.

[19] 程岚，张玉杰，邢丙楠. 健脾生血片联合罗沙司他治疗慢性肾病非透析患者肾性贫血的临床研究 [J]. 现代药物与临床，2023，38（8）：2031–2035.

[20] 郑宁，姚姝. 健脾生血片治疗妊娠期缺铁性贫血的效果及对妊娠结局的影响 [J]. 临床医学研究与实践，2023，8（23）：101–104.

金薯叶止血合剂

1. 药品参考信息

【**主要成分**】番薯藤。

【**剂　　型**】金薯叶止血合剂为棕色的液体；气微香，味微苦。

【**适 应 证**】健脾益气，凉血止血。用于脾虚气弱兼有血热证的原发性血小板减少性紫癜和放化疗引起的血小板减少的辅助治疗，症见乏力、气短、纳差、皮肤紫癜等。

【**用法用量**】口服，一次 5 ～ 10 mL，一日 2 ～ 3 次；或遵医嘱。

【**不良反应**】尚不明确。

【**禁　　忌**】尚不明确。

【**注意事项**】尚不明确。请仔细阅读说明书并遵医嘱使用。

【**药物相互作用**】如与其他药物同时使用，可能发生药物相互作用，详情请咨询医师或药师。

【**药物过量**】未进行该项研究且暂无可靠文献参考。

【**药物毒理学**】未进行该项研究且暂无可靠文献参考。

【**药代动力学**】未进行该项研究且暂无可靠文献参考。

【**包装规格**】每支 10 mL，6 支 / 盒。

2. 临床应用指引

（1）说明书适应证：用于脾虚气弱兼有血热证的原发性血小板减少性紫癜和放化疗引起的血小板减少的辅助治疗。

（2）临床应用要点：①产品特点：金薯叶止血合剂的主要成分是一种药用价值较高的蕃薯藤，番薯藤味甘、涩，性微凉，归脾、胃经，具有止血、止泻、通经功效。②西医病种：凡外周血见血小板减少，伴有（或不伴有）出血症状者均可应用。③中医简化证候：疲乏无力，气短懒言，纳差食少，皮肤有紫癜或瘀

秤　瘀点等。④建议疗程：本品无疗程限制，可以根据病情决定治疗时间（疗程）。

（3）拓展临床应用：在符合相关法律与临床用药规范、保障临床用药安全的前提下，拓展应用如下。①可试用于多种因素（先天或后天）导致的低凝血酶原血症。②可试用于不同类型的血友病（如血友病甲、血友病乙和血友病丙）。

3. 相关药理作用与治疗原理

相关药理学研究结果如下。①治疗化疗后血小板减少：金薯叶止血合剂能有效改善恶性肿瘤化疗后的血小板减少症，缩短患者Ⅲ°、Ⅳ°血小板减少的持续时间，增加外周血小板计数，减少患者输注血小板的量。②止血：金薯叶止血合剂是止血的有效药物，临床使用安全。③治疗特发性血小板减少性紫癜（idiopathic thrombocytopenic purpura，ITP）：金薯叶止血合剂能提升ITP模型小鼠的血小板计数，提高产板型巨核细胞的比例，改善T淋巴细胞的失衡，达到治疗ITP的作用。

4. 临床应用提示

行业引用：①《血液疾病优势病种中医诊疗方案与路径解读》。②全国中医药行业高等教育"十三五"创新教材《中医血液病学》。

5. 主要参考文献

[1] 许勇钢，杨晓红，王洪志，等.金薯叶止血合剂对ITP模型动物的治疗作用[J].中国中医基础医学杂志，2006（9）：674-676.

[2] 张勇，邢万红.金薯叶止血合剂联合白细胞介素-11治疗化疗所致血小板减少症[J].光明中医，2008（8）：1177-1179.

[3] 陈信义，杨文华.中医血液病学[M].北京：中国中医药出版社，2019：98.

芪胶升白胶囊

1. 药品参考信息

【主要成分】大枣、阿胶、血人参、淫羊藿、苦参、黄芪、当归。

【剂　型】本品为胶囊剂，内容物为棕褐色的颗粒及粉末；味苦。

【适应证】苗医：布笨汗吴象，怡渥雄访达：笨象窝样木，汀休水生凯罗，娘奴科，罗欧良，局忙罗饮良，颜孟柯。中医：补血益气。用于气血亏损证引起的头昏眼花、气短乏力、自汗盗汗，以及白细胞减少症见上述证候者。

【用法用量】口服，一次 4 粒，一日 3 次；或遵医嘱。

【不良反应】尚不明确。

【禁　　忌】尚不明确。

【注意事项】①依照产品说明书。②孕妇慎用。③开启防潮袋后在 120 小时内服用完毕，剥离铝塑板后在 2 小时内服用完毕。

【孕妇及哺乳期妇女用药】孕妇慎用。

【儿童用药】儿童必须在成人监护下使用。

【药物相互作用】未进行该项研究且暂无可靠文献参考。

【药物过量】相关资料请参看企业产品说明书。

【药物毒理学】未进行该项研究且暂无可靠文献参考。

【药代动力学】未进行该项研究且暂无可靠文献参考。

【包装规格】0.5 g×12 粒，4 板 / 盒。

2. 临床应用指引

（1）说明书适应证：用于气血亏损证引起的头昏眼花、气短乏力、自汗盗汗，以及白细胞减少症见上述证候者。

名词解释。①气血亏损：多种慢性病的常见证候，涉及气与血两方面不足，临床症见面色萎黄、体倦乏力、心悸气短、头晕目眩、失眠多梦、肢体麻木等。②补血益气：补血益气是中医治疗疾病或病证的一种方法，指利用该产品中具有补血益气功效的药物，达到治疗气血两虚的效果。

（2）医保适应证：属于《国家基本医疗保险、工伤保险和生育保险药品目录》"气血双补剂"项下"补气养血剂"（乙类）。

（3）临床应用要点：①产品特点：因该产品中有贵州当地药材血人参，被认定为苗药。方中血人参、大枣、阿胶、淫羊藿、黄芪、当归的主要作用是益气补血；因血属阴，按照中医理论，阴得阳助，则泉源不竭，故用淫羊藿以助阳化血；苦参在方中既可佐益气补血药物温热之性，又可清热燥湿、解毒。②西医病种：各种原因导致的白细胞和（或）粒细胞减少或缺乏，如不明原因的白细胞减少、肿瘤化疗后白细胞减少、药物性白细胞减少、多种血液病合并白细胞减少等。③中医简化证候：头昏眼花、气短乏力、自汗、盗汗。④建议疗程：用于预防肿瘤治疗相关白细胞减少时，可在治疗前 3 ~ 7 天应用，直至西药治疗疗程结束；用于肿瘤治疗相关白细胞减少时，以检测到白细胞减少为起始治疗时间点，直至白细胞数恢复正常或患者脱离感染风险；用于防治其他类型白细胞减少，可不受疗程限制。

（4）拓展临床应用：在符合相关法律与临床用药规范、保障临床用药安全的前提下，拓展应用如下。①可以试用于治疗包括遗传性和后天获得性的骨髓衰竭性疾病，如再生障碍性贫血、骨髓增生异常综合征、阵发性睡眠性血红蛋白尿、化疗后骨髓抑制等。②用于预防或舒缓放化疗后骨髓抑制导致的白细胞计数、血小板计数与血红蛋白含量降低。③有广泛调节免疫功能的作用，可以试用于免疫功能低下或免疫性疾病。④临床观察发现，该产品可以明显改善患者体倦乏力、头昏眼花等症状，可试用于治疗各种原因（疾病）导致的疲乏症状。⑤因该方以补气养血药物为主，可作为提高患者生存质量的辅助用药。

3. 相关药理作用与治疗原理

芪胶升白胶囊是根据少数民族苗族的验方，选用名贵地道药材，运用现代科学方法提炼精制而成的纯中药制剂，其主要成分为大枣、阿胶、血人参、淫羊藿、苦参、黄芪、当归。其中血人参、黄芪、大枣有补气作用；阿胶有补血作用，与血人参、黄芪合用能促进健康人淋巴细胞的转化作用，提高巨噬细胞的吞噬能力，还具有保护骨髓、激活骨髓造血功能、促进造血干细胞增殖与分化的作用；苦参能清热燥湿，淫羊藿又可温肾阳、强筋骨。①芪胶升白胶囊在非特异性免疫方面不仅能增强普通小鼠巨噬细胞的吞噬功能，还能增强免疫抑制小鼠巨噬细胞的功能；使用芪胶升白胶囊能显著提升小鼠淋巴细胞的转化功能，显著提升血清溶血素的含量。使用芪胶升白胶囊不仅能增强正常小鼠的机体免疫力，且能明显提高免疫抑制小鼠的胸腺指数及免疫功能。②芪胶升白胶囊有抗肿瘤、抗疲劳和耐缺氧、抗病毒、提高免疫力的作用。能使体内白细胞快速增殖，治疗肿瘤放化疗后的白细胞减少症，可减少化疗毒副作用，改善患者生存质量，提高患者生存期。③组方中血人参与当归的经典配伍能促进骨髓抑制大鼠的骨髓祖细胞的增殖、分化；当归、阿胶等补血药物可激活骨髓造血功能，改善放化疗后的骨髓抑制，芪胶升白胶囊不仅能改善患者的骨髓抑制情况，还能保护肿瘤患者的骨髓功能。

4. 临床应用提示

（1）医保准入：属于《国家基本医疗保险、工伤保险和生育保险药品目录》

"补气养血剂"（乙类）。

（2）列入共识：①《老年急性髓细胞系白血病（非急性早幼粒细胞白血病）中西医结合诊疗专家共识》。②已被《化疗后白细胞减少症中医药防治与评估专家共识》推荐为治疗化疗后白细胞减少症的常用中成药。

（3）行业引用：①《血液疾病优势病种中医诊疗方案与路径解读》。②《少数民族药临床用药指南》。③全国中医药行业高等教育"十三五"创新教材《中医血液病学》。④2024年9月20日被列为国家二级中药保护品种［（2024）国药中保证字第013号］。

5. 主要参考文献

[1] 关丽云，曲金荣，王青山. 芪胶生白胶囊防治原发性肝癌介入术后骨髓抑制50例 [J]. 中国药业，2015，24（18）：108-109.

[2] 谢菁，刘泉，吴灵芝. 芪胶升白胶囊对恶性消化道肿瘤化疗后骨髓抑制及免疫状态的影响 [J]. 实用癌症杂志，2015，30（10）：1462-1465.

[3] 张丽，包祖晓，冯长伟，等. 芪胶升白胶囊对非霍奇金淋巴瘤患者化疗后骨髓抑制的治疗作用观察 [J]. 中华中医药学刊，2017，35（6）：1533-1535.

[4] 陈荔莎，陈陶钧，费召东. 芪胶升白胶囊对头颈部肿瘤患者放疗后骨髓抑制的影响 [J]. 解放军医药杂志，2017，29（7）：33-36.

[5] 张丽，包祖晓，冯长伟，等. 芪胶升白胶囊对非霍奇金淋巴瘤患者化疗后骨髓抑制的治疗作用观察 [J]. 中华中医药学刊，2017，35（6）：1533-1535.

[6] 王静雯，张新. 芪胶升白胶囊联合重组人粒细胞集落刺激因子治疗宫颈癌化疗后骨髓抑制随机平行对照研究 [J]. 实用中医内科杂志，2017，31（6）：28-30.

[7] 田劭丹，董青，祁烁，等. 化疗后白细胞减少症中医药防治与评估专家共识 [J]. 现代中医临床，2018，25（3）：1-6.

[8] 中国中西医结合学会血液学专业委员会. 老年急性髓细胞系白血病（非急性早幼粒细胞白血病）中西医结合诊疗专家共识 [J]. 中国中西医结合杂志，2019，39（4）：405-411.

[9] 陈信义，周郁鸿，胡晓梅. 血液疾病优势病种中医诊疗方案与路径解读 [M]. 北京：北京科学技术出版社，2019：1-21.

[10] 李圣平，周晋华. 芪胶升白胶囊联合 rhG-CSF 治疗非小细胞肺癌化疗后骨髓抑制临床观察 [J]. 中医药临床杂志，2019，31（7）：1352-1355.

[11] 于红，王维涛，嵇钧安，等. 芪胶升白胶囊联合粒细胞集落刺激因子治疗癌症化疗

后骨髓抑制疗效观察 [J]. 现代中西医结合杂志，2019，28（6）：621-623.

[12] 陈信义，杨文华. 中医血液病学 [M]. 北京：中国中医药出版社，2019：21-31.

[13] 赵同德. 芪胶升白胶囊防治化疗相关白细胞减少临床研究与机制探讨 [D]. 北京：北京中医药大学，2020.

[14] 陈剑，王宙，吕丽媛，等. 芪胶升白胶囊预防结直肠癌术后化疗骨髓抑制临床研究 [J]. 北京中医药，2021，40（7）：747-750.

[15] 吕丽媛，吕鹏，段赟，等. 芪胶升白胶囊防治肺癌化疗所致白细胞减少症（气血两虚证）多中心、随机对照临床研究 [J]. 世界中医药，2021，16（19）：2915-2921，2926.

[16] 张玲，叶宝东，曾清，等. 芪胶升白胶囊治疗气血两虚型白细胞与中性粒细胞减少症：多中心随机对照试验 [J]. 中国中西医结合杂志，2021，41（11）：1330-1335.

[17] 王庆义，郭含梦，夏海龙. 芪胶升白胶囊联合重组人粒细胞集落刺激因子治疗化疗后白细胞减少症的疗效及对免疫功能影响 [J]. 中华中医药学刊，2022，40（1）：173-176.

[18] 蒋莉莉，何小花，朱庆华，等. 芪胶升白胶囊联合顺铂对转移性乳腺癌患者生活质量和自我效能的影响 [J]. 中国妇幼保健，2022，37（10）：1781-1784.

[19] 李燕，陈蓉，徐新倩. 芪胶升白胶囊治疗消化道恶性肿瘤化疗后骨髓抑制临床效果与安全性观察 [J]. 中华中医药学刊，2023，41（7）：235-238.

[20] 胡伟，李晨，王晨光，等. 苗方芪胶升白胶囊治疗白细胞减少症的网络药理学研究和实验验证 [J]. 中国医院药学杂志，2023，43（12）：1312-1319，1325.

芪枣口服液

1. 药品参考信息

【主要成分】黄芪、大枣、茯苓、鸡血藤（常春油麻藤）干膏。

【剂　　型】合剂（口服液）。

【适 应 证】益气补血，健脾和胃。用于白细胞减少症及病后体虚，肝脏亏损所致的免疫力下降等。

【用法用量】口服，一次 1 ～ 2 支（每支装 10 mL），一日 3 次。

【不良反应】个别患者可能出现皮疹瘙痒、恶心呕吐、腹痛、口干、燥热感、鼻出血或失眠。

【禁　　忌】儿童禁用。

【注意事项】感冒者慎用；服药期间忌食辛辣、油腻、生冷食物，宜食清淡、易消化食物。

【孕妇及哺乳期妇女用药】孕妇慎用。

【儿童用药】儿童禁用。

【药物相互作用】未进行该项研究且暂无可靠文献参考。

【药物过量】未进行该项研究且暂无可靠文献参考。

【药物毒理学】未进行该项研究且暂无可靠文献参考。

【药代动力学】未进行该项研究且暂无可靠文献参考。

【包装规格】管制口服液玻璃瓶包装，每支装 10 mL，每盒装 6 支、10 支或15 支。

2. 临床应用指引

（1）说明书适应证：用于白细胞减少症及病后体虚，肝脏亏损所致的免疫力下降等。

名词解释。病后体虚是指多系统疾病，尤其是慢性疾病引发的机体虚弱现象，基于疾病、年龄、性别不同，可有不同的临床表现。①气虚：精神萎顿、倦怠乏力、容易出汗、易于感冒。②血虚：面色萎黄或苍白、头晕目眩、失眠多梦、四肢麻木。③阴虚：五心烦热、两颧潮红、夜间盗汗、腰膝酸痛。④阳虚：面目虚浮、畏寒肢冷、大便溏薄、小便清长。

（2）临床应用要点：①产品特点：该产品由黄芪、大枣、茯苓、鸡血藤干膏制成，具有健脾益气、补血活血的功效。其中，黄芪、大枣、茯苓可健脾和胃，促进水谷运化（促进营养物质吸收）；鸡血藤（常春油麻藤）为补血和血之品，得方中益气之品相助，补血效果更佳。②西医病种：各种原因导致的白细胞和（或）粒细胞减少或缺乏，如不明原因的白细胞减少、肿瘤化疗后白细胞减少、药物性白细胞减少、多种血液病合并白细胞减少等；慢性疾病引起的体能下降；免疫功能失调。③中医简化证候：头昏眼花、气短乏力、自汗、盗汗。④建议疗程：本品无疗程限制，可依据病情决定治疗时间（疗程）。

（3）拓展临床应用：在符合相关法律与临床用药规范、保障临床用药安全的前提下，拓展应用如下。①预防各种原因引起的白细胞减少症，尤其是肿瘤化疗导致的白细胞减少（参见芪枣冲剂相关文献）。②基于中医"气能生血"等气血相关理论，该产品可试用于各类贫血的治疗，如肿瘤相关性贫血等。③可用于治疗免疫功能低下，经常外感。④提高各种慢性疾病患者的体能，可试用于改善肿瘤患者的生活质量，⑤可用于改善慢性疾病患者的食欲。

3. 相关药理作用与治疗原理

药效学研究表明：①芪枣口服液具有补血益气的作用（对再生障碍性小鼠贫血模型的贫血具有改善作用，并可增加"气虚"大鼠的游泳时间、血ATP酶含量）。②具有改善免疫功能及抗衰老的作用（参见芪枣冲剂相关文献）。③黄芪、茯苓、大枣具有提高免疫力、抗肿瘤的作用，鸡血藤（常春油麻藤）、大枣有养血补血的作用。

4. 临床应用提示

无。

5. 主要参考文献

[1] 刘星云.芪枣口服液质量标准提高及药效学初步研究 [D].广州：广州中医药大学，2016.

[2] 吴国泰，何小飞，牛亭惠，等.大枣的化学成分、药理及应用 [J].中国果菜，2016，36（10）：25-28.

[3] 国家药典委员会.中华人民共和国药典：一部 [M].北京：中国医药科技出版社，2020：23-24.

[4] 王树明，陈曦，孙琦，等.中药材黄芪药理作用的相关研究进展 [J].感染、炎症、修复，2022，23（4）：236-239.

[5] 刘琦，耿晓桐，花娇娇，等.茯苓化学成分及药理作用研究进展 [J].品牌与标准化，2023（2）：106-109.

升血灵颗粒

1. 药品参考信息

【主要成分】皂矾、黄芪、山楂、新阿胶、大枣。辅料为蔗糖、糊精。

【剂　　型】本品为棕黄色的颗粒；味甜、微酸。

【适 应 证】补气养血，消积理脾。用于治疗缺铁性贫血。

【用法用量】口服，1岁以内一次5 g，1～3岁一次10 g，3岁以上及成人一次15 g；一日3次。

【不良反应】尚不明确。如用药期间出现任何不适，请及时咨询医师。

【禁　　忌】禁用茶水冲服。

【注意事项】①忌油腻食物。②外感或实热内盛者不宜服用。③糖尿病患者慎用。④本品宜饭前服用，禁用茶水送服。⑤按照用法用量服用，孕妇应在医师指导下服用。⑥服药两周症状未明显改善，或服药期间症状加重者，应立即停药并到医院就诊。⑦对本品过敏者禁用，过敏体质者慎用。⑧本品性状发生改变时禁止使用。⑨儿童必须在成人监护下使用。⑩将本品放在儿童不能接触到的地方。

【药物相互作用】如与其他药物同时使用，可能发生药物相互作用，详情请咨询医师或药师。

【药物过量】未进行该项研究且暂无可靠文献参考。

【药物毒理学】未进行该项研究且暂无可靠文献参考。

【药代动力学】未进行该项研究且暂无可靠文献参考。

【包装规格】复合膜，10袋/盒或20袋/盒。

2.临床应用指引

（1）说明书适应证：补气养血，消积理脾。用于治疗缺铁性贫血。

名词解释。①补气养血：补气养血是中医治疗疾病或病证的一种方法，指利用该产品中具有补气养血功效的药物以达到治疗气血两虚的效果。气血两虚临床症见气短懒言、语声低微、面色萎黄、头晕目眩、失眠多梦，舌体胖大，舌质淡，脉沉细。②消积理脾：消积理脾是中医治疗疾病或病证的一种方法，指利用该产品中具有健脾促运化功效的药物以达到治疗脾虚食积（消化不良）的效果。

（2）临床应用要点：①产品特点：该产品由皂矾、黄芪、山楂、新阿胶、大枣制成，属于补益剂，除了可治疗多种疾病引起的气血两虚证，还对消化系统功能减退导致的消化不良有良好的治疗效果。其中，皂矾能够有效补充铁元素，从而治疗缺铁性贫血。山楂既能预防新阿胶滞脾胃，又能够开胃消食、治疗消化不良。②西医病种：缺铁性贫血。③中医简化证候：面色萎黄，气短懒言，语声低微，头晕目眩，失眠多梦。④建议疗程：用于治疗缺铁性贫血时以血红蛋白含量恢复正常的时间为其治疗时间（疗程），巩固治疗至少维持6个月，直到铁相关指标恢复正常。

（3）拓展临床应用：在符合相关法律与临床用药规范、保障临床用药安全的前提下，拓展应用如下。①联合使用铁剂可增强临床治疗效果。②可以试用于大细胞性贫血的治疗。③可试用于肿瘤相关贫血的治疗。

3.相关药理作用与治疗原理

相关药理学研究结果如下。①产品中皂矾所含的硫酸亚铁是合成血红蛋白的重要原料，可通过提高体内铁元素含量来促进血红蛋白的合成，从而达到纠正贫血的目的。②该产品可以刺激骨髓造血干细胞增殖、分化成红细胞，从而增加红细胞的数量。③升血灵颗粒中的其他药物成分能够调节机体对铁元素的吸收和利用，减少铁元素的丢失，提高铁元素的利用率。④该产品含有多种维生素及微量元素，能为身体提供必要的养分，进而影响血液成分的比例。⑤该产品中的某些成分具有免疫调节作用，能够增强机体的抗病能力，提升机体免疫力。

4.临床应用提示

因升血灵颗粒中含有皂矾，口服时会导致患者出现不同程度的恶心、食欲不振，严重者可出现呕吐、腹痛等不良反应。建议饭后服用或饭中服用。

5.主要参考文献

[1] 郝丽，李小芹，葛国岚.升血灵颗粒联合右旋糖酐铁口服液治疗小儿营养性缺铁贫血的疗效观察 [J]. 现代药物与临床，2020，35（4）：659-662.

[2] 兰超.升血灵颗粒联合蔗糖铁注射液对缺铁性贫血患儿预后及生活质量的影响 [J]. 首都食品与医药，2021，28（21）：87-88.

[3] 郝丽，李小芹，葛国岚.升血灵颗粒联合右旋糖酐铁口服液治疗小儿营养性缺铁贫血的疗效观察 [J]. 现代药物与临床，2020，35（4）：659-662.

升血小板胶囊

1.药品参考信息

【主要成分】青黛、连翘、仙鹤草、牡丹皮、甘草。

【剂　　型】胶囊剂。

【适 应 证】清热解毒，凉血止血，散瘀消斑。用于原发性血小板减少性紫癜。症见全身瘀点或瘀斑，发热烦渴，小便短赤，大便秘结，或见鼻衄、齿衄，舌红苔黄，脉滑数或弦数。

【用法用量】口服，一次 4 粒，一日 3 次。

【不良反应】①腹胀、腹泻、恶心、呕吐、胃部不适等消化系统反应，减量服用可耐受。②皮疹、瘙痒、心悸、头晕。③有便血个例报道，如若发现，应立即停药就医。

【禁　　忌】孕妇及哺乳期妇女禁用。

【注意事项】①骨髓巨核细胞减少型的血小板减少症及白细胞减少的患者慎用。②定期复查血象。③儿童应在医师指导下使用。④本品宜饭后服用。⑤对本品过敏者禁用，过敏体质者慎用。⑥本品的代谢产物可使尿液呈浅红色，此为正常现象，不应与血尿相混淆。

【孕妇及哺乳期妇女用药】禁用。

【儿童用药】儿童应在医师指导下使用。

【药物相互作用】未进行该项研究且暂无可靠文献参考。

【药物过量】未进行该项研究且暂无可靠文献参考。

【药物毒理学】未进行该项研究且暂无可靠文献参考。

【药代动力学】未进行该项研究且暂无可靠文献参考。

【包装规格】每粒装 0.45 g，铝塑板及纸盒装，12 粒 / 板，2 板 / 盒。

2. 临床应用指引

（1）说明书适应证：清热解毒，凉血止血，散瘀消斑。用于原发性血小板减少性紫癜。

名词解释。①清热解毒：清热解毒是中医治疗疾病或病证的一种方法，指利用该产品中具有清热解毒功效的药物（青黛、连翘）以清除热邪。②凉血止血：凉血止血是中医治疗疾病或病证的一种方法，指利用该产品中具有清热凉血功效的药物（牡丹皮、仙鹤草）以使血液恢复正常运行，以避免血行过速而造成出血等。③散瘀消斑：散瘀消斑是中医治疗疾病或病证的一种方法，指利用该产品中具有散瘀消斑功效的药物（牡丹皮、仙鹤草）以清除出血引起的瘀斑。

（2）医保适应证：属于《国家基本医疗保险、工伤保险和生育保险药品目录》"养血剂"（乙类）。

（3）临床应用要点：①产品特点：该产品由青黛、连翘、仙鹤草、牡丹皮、甘草制成，具有清热解毒、凉血止血、散瘀消斑的功效。其中，青黛不但具有清热解毒功效，还具有凉血消斑的功效，用于治疗血热妄行的出血证时效果良好；牡丹皮具有清热凉血、活血化瘀的功效，可用于温毒发斑，吐血衄血。全方止血而不留瘀，活血而不动血。②西医病种：用于原发免疫性血小板减少症的治疗。③中医简化证候：全身瘀斑、瘀点，斑色鲜红或暗紫，烦渴溺赤，大便秘结，舌红苔黄。④建议疗程：用于治疗原发免疫性血小板减少症时，可不受疗程限制，并基于病情决定治疗时间（疗程）；用于预防肿瘤治疗相关血小板减少时，可在现代医学治疗前 3～7 天用药，疗程需根据病情需要确定治疗时间（疗程）；用于肿瘤治疗相关血小板减少症时，可基于病情决定治疗时间（疗程）。

（4）拓展临床应用：在符合相关法律与临床用药规范、保障临床用药安全的前提下，拓展应用如下。①各类血小板减少症：除了治疗原发免疫性血小板减少症，还可以用于各种原因引起的继发性血小板减少症，如肿瘤化疗后血小板减少、药物性血小板减少症等。②配合西医综合治疗方案可提高对原发免疫性血小板减少症的临床疗效（提升外周血小板计数）。③可以试用于感染性紫癜，如流行性脑脊髓膜炎、败血症、流行性出血热、伤寒、斑疹伤寒等导致的紫癜。

3. 相关药理作用与治疗原理

动物实验证明，牡丹皮和连翘不仅具有一定的抗菌、消炎、降低毛细血管通透性、增加血管抗力的作用，而且具有调节机体免疫功能，抑制 Ⅰ、Ⅱ、Ⅲ 型变态反应的作用，且无肾上腺皮质激素样的作用。该药具有明显的升高外周血血小板计数、增强血小板聚集和缩短凝血时间等功能。

4. 临床应用提示

（1）医保准入：属于《国家基本医疗保险、工伤保险和生育保险药品目录》"养血剂"（乙类）。

（2）列入指南：《国家基本药物临床应用指南（中成药）2018 年版》。

（3）列入共识：①《肿瘤化疗相关性血小板减少症中医药防治专家共识》。②《成人原发免疫性血小板减少症中医诊治专家共识》。③《血液病夹杂证中西医结合辩治经验荟萃》。

（4）行业引用：①《血液疾病优势病种中医诊疗方案与路径解读》。②全国中医药行业高等教育"十三五"创新教材《中医血液病学》。

5. 主要参考文献

[1] 叶华觅，郝建萍，赵芳，等 . 升血小板胶囊联合激素治疗特发性血小板减少性紫癜有效性的系统评价 [J] . 中国循证医学杂志，2013，13（7）：852-857.

[2] 杜辉 . 升血小板胶囊联合激素治疗特发性血小板减少性紫癜 [J]. 基层医学论坛，2014，18（7）：867-868.

[3] 徐玲 . 升血小板胶囊协同小剂量泼尼松维持治疗慢性 ITP 临床观察 [J]. 中国伤残医学，2014，22（22）：27-28.

[4] 张小雯 . 升血小板胶囊与泼尼松联合治疗特发性血小板减少性紫癜疗效观察 [J]. 基层医学论坛，2015，19（30）：4218-4219.

[5] 何牧卿，何牧群，郭文坚 . 升血小板胶囊对免疫性血小板减少性紫癜 $CD4^+$ $CD25^+$ Treg 细胞的影响 [J]. 中华中医药学刊，2015，24（2）：422-425.

[6] 袁芳 . 升血小板胶囊联合常规治疗特发性血小板减少性紫癜观察 [J]. 药物流行病学杂志，2015，24（8）：457-459.

[7] 向琪，杨方方，王顺清，等 . 升血小板胶囊联合泼尼松对原发免疫性血小板减少症患者 Treg 细胞和 Th17 细胞的影响 [J]. 血栓与止血学，2015，33（6）：360-363.

[8] 阎玮兰，王涛，刘朵平，等 . 升血小板胶囊对肿瘤患者化疗后血小板恢复作用的疗效研究 [J]. 中国药物与临床，2016，16（11）：1605-1606.

[9] 杨继翔 . 升血小板胶囊联合小剂量激素治疗成人原发免疫性血小板减少症的临床观察 [J]. 山西医药杂志，2016，45（14）：1683-1684.

[10] 胡天廉 . 激素结合升血小板胶囊治疗特发性血小板减少性紫癜临床疗效观察 [J]. 基层医学论坛，2016，20（29）：4067-4068.

[11] 董新娇，崔中光，赵春亭，等 . 升血小板胶囊联合糖皮质激素治疗原发性血小板减少症的疗效 [J]. 世界临床医学，2016，10（3）：74-75.

[12] 曹波 . 升血小板胶囊联合重组人血小板生成素治疗特发性血小板减少性紫癜的疗效观察 [J]. 现代药物与临床，2017，32（8）：1540-1543.

[13] 赵鹏 . 升血小板胶囊治疗人类免疫缺陷病毒感染合并重度血小板减少的效果及安全性观察 [J]. 中国医药，2017，12（8）：102-105.

[14] 刘婧依，刘岐焕 . 升血小板胶囊联合花生衣提取液治疗特发性血小板减少性紫癜患者临床效果观察 [J]. 临床血液学杂志（输血与检验），2018，31（3）：445-448.

[15] 任雪迪 . 升血小板胶囊联合人白介素 -11 治疗食管癌化疗所致血小板减少症的回顾性临床研究 [D]. 扬州：扬州大学，2018：1-42.

[16] 郑勇洪，侯凯哲 . 升血小板胶囊治疗消化道肿瘤化疗后血小板减少疗效观察 [J]. 新中医，2018，12（50）：184-186.

[17] 蔡岗丽，何绿苑，朱颖，等 . 升血小板胶囊结合泼尼松治疗原发免疫性血小板减少症临床观察及对 Treg 细胞和 Th17 细胞的影响 [J]. 中华中医药学刊，2019，37（5）：1205-1207.

[18] 陈信义，周郁鸿，胡晓梅 . 血液疾病优势病种中医诊疗方案与路径解读 [M]. 北京：

北京科学技术出版社，2019：1-21.

[19] 国家基本药物临床应用指南和处方集编委会 . 国家基本药物临床应用指南（中成药）2018 年版 [M]. 北京：人民卫生出版社，2019：113.

[20] 陈信义，杨文华 . 中医血液病学 [M]. 北京：中国中医药出版社，2019：21-31.

[21] 李霖枫，陈重华，李胜男，等 . 基于网络药理学的升血小板胶囊物质基础及其作用机制研究 [J]. 中成药，2020，42（12）：3330-3335.

[22] 梁娣，刘春香，关阳东 . 升血小板胶囊治疗感染性发热血小板减少症患者的临床效果观察 [J]. 中国实用医药，2020，15（18）：148-150.

[23] 中华中医药学会血液病分会，中国中西医结合学会肿瘤专业委员会，北京中西医结合学会肿瘤专业委员会 . 肿瘤化疗相关性血小板减少症中医药防治专家共识 [J]. 北京中医药，2021，40（5）：451-455.

[24] The traditional Chinese medicine（TCM），Sheng-xue-xiao-ban，inhibits the angiogenesis in ovarian cancer in vitro[J]. Tropical Journal of Pharmaceutical Research, 2022, 21（5）：995-1001.

[25] 师铎轩 . 升血小板胶囊联合环磷酰胺治疗难治性特发性血小板减少性紫癜的临床观察 [J]. 血栓与止血学，2022，28（3）：980-982.

[26] 王珂，李巧 . 升血小板胶囊联合地塞米松对原发性免疫性血小板减少症患者 Breg、LAIR-1、CD4$^+$CD25$^+$Treg 表达的影响 [J]. 临床医学研究与实践，2022，7（33）：154-156.

生白颗粒（口服液、合剂）

1. 药品参考信息

【主要成分】淫羊藿、补骨脂、附子（黑顺片）、枸杞子、黄芪、鸡血藤、茜草、当归、芦根、麦冬、甘草。

【剂　　型】口服液、颗粒、合剂。

【适 应 证】温肾健脾，补益气血。用于癌症放化疗引起的白细胞减少属脾肾阳虚、气血不足证候者，症见神疲乏力、少气懒言、畏寒肢冷、纳差便溏、腰膝酸软等。

【用法用量】按产品说明书服用。

【不良反应】个别患者服用后有轻度胃脘不适。

【禁　　忌】①阴虚火旺及有出血倾向者禁用。②热毒证者禁用。③孕妇禁用。

【注意事项】尚不明确。

【孕妇及哺乳期妇女用药】孕妇禁用。

【儿童用药】儿童必须在成人监护下使用。

【药理学作用】本品可用于化疗药物和放射线造成的小鼠白细胞减少，可提升白细胞计数，对环磷酰胺造成的小鼠骨髓抑制有改善作用并能促进骨髓粒系干细胞的增殖，具有一定的提高小鼠巨噬细胞吞噬功能的作用。

【药物相互作用】生白口服液配合化疗对荷瘤小白鼠抑瘤及增效作用的研究结果显示，生白口服液在提升白细胞、保护骨髓、促进骨髓干细胞增殖的同时，对肿瘤组织无促进生长作用，有一定的抑瘤作用。大、中、小剂量组的抑瘤率分别为 25.8%、23.4%、20.2%，与空白对照组相比有显著性差异（$P < 0.05$）。如果配合化疗药物，抑瘤效果更佳。环磷酰胺与生白口服液合用组的抑瘤率高于单用环磷酰胺组的。

【药物过量】未进行该项研究且暂无可靠文献参考。

【药物毒理学】急性毒性试验：①小鼠灌胃给药，以最大浓度（743%）与最大允许容积（0.75 mL/10 g），剂量为 557.25 g/kg，约为人用量的 139.3 倍（单人体重按 60 kg 计），无中毒和死亡现象。②小鼠腹腔注射给药，半数致死时（median lethal dose，LD50）的 95% 可信限为（103.30 ± 9.13）g/kg。长期毒性试验：①中、小剂量对大鼠的一般状况、体重无明显影响，大剂量组与对照组相比，大鼠一般状况有变化，体重减轻，二者有显著差异（$P < 0.01$）。②大鼠灌胃给药 60 天，对红细胞、血小板及肝肾功能无明显影响，对大鼠的白细胞有明显的升高作用（$P < 0.01$）。③大鼠灌胃给药 60 天，处死，取 10 个脏器进行病理学检查，药物组和对照组动物的脏器形态相同，各脏器均未发现明显病理学变化。

【药代动力学】未进行该项研究且暂无可靠文献参考。

2. 临床应用指引

（1）说明书适应证：用于癌症放化疗引起的白细胞减少属脾肾阳虚、气血不足证候者。

名词解释。①温肾健脾：温肾健脾是中医治疗疾病或病证的一种方法，指利用该产品中具有温肾健脾功效的中药治疗脾肾阳虚证（除了说明书列出的症状，还有脘腹冷痛、完谷不化、小便清长、手足不温等）。②补益气血：补益气血是中医治疗疾病或病证的一种方法，指利用该产品中具有补益气血功效的中药治疗气血两虚证（除了说明书列出的症状，还有倦怠自汗、头晕目眩、面色萎黄、心慌心悸、失眠多梦等）。

（2）医保适应证：属于《国家基本医疗保险、工伤保险和生育保险药品目录》"肿瘤辅助用药"（乙类）。同方不同剂型与不同生产企业的产品可根据《国家基本医疗保险、工伤保险和生育保险药品目录》应用。

（3）临床应用要点：①产品特点：该产品为国内第一个用于癌症放化疗引起的白细胞减少属脾肾阳虚者的中药新药。该产品除了具有温肾健脾作用，还配有黄芪、鸡血藤、当归、枸杞子、麦冬等益气养阴补血之品，可温阳而不伤阴，养阴而滋腻，从而达到调和阴阳、气血双补的效果。②西医病种：癌症放化疗引起的白细胞减少。③中医简化证候：畏寒肢冷、面色萎黄、面目虚浮、食欲不振、腰膝酸软、头晕目眩、气短懒言、肢体疲惫、失眠多梦。④建议疗程：用于预防肿瘤治疗相关白细胞减少时，在治疗前 3～7 天开始给药；用于治疗肿瘤治疗相关白细胞减少时，应以治疗后白细胞减少为起始治疗点，可依据病情决定治疗时间（疗程），不受疗程限制。

（4）拓展临床应用：在符合相关法律与临床用药规范、保障临床用药安全的前提下，拓展应用如下。①抑瘤作用：有一定的抑瘤作用，参见生白颗粒（口服液、合剂）的药理学研究及相关文献。②改善乏力：拓展用于治疗癌因性疲乏或其他慢性病导致的疲乏。参见《生白口服液预防/治疗非小细胞肺癌患者化疗后中性粒细胞减少的有效性和安全性的随机、对照、多中心临床研究》结果及相关文献。③用于不明原因的白细胞减少。④可试用于经其他中西药治疗无效的各类贫血。

3. 临床治疗原理

（1）本品可用于化疗药物和放射线造成的小鼠白细胞减少，有提升白细胞计数的作用，对环磷酰胺造成的小鼠骨髓抑制有改善作用，并能促进骨髓粒系干细胞的增殖。具有一定的提高小鼠巨噬细胞吞噬功能的作用，并具有提升免疫功能和抑瘤及增效作用。实验还发现，生白口服液能明显增强小鼠的耐疲劳、抗缺氧能力，还有提高性功能的作用。

（2）药理及药效研究显示，本品在提升白细胞数量、保护骨髓、促进骨髓干细胞增殖的同时，对肿瘤组织无促进生长作用，并有一定的抑瘤作用。大、中、小剂量组抑瘤率分别为 25.8%、23.4%、20.2%，与空白对照组有显著差异（$P < 0.05$）。如果配合化疗药物，抑瘤效果更佳。环磷酰胺与本品合用组的抑瘤率高于单用环磷酰胺组的。

（3）本品急性毒性试验和长期毒性试验都显示该产品安全性好。

急性毒性试验：①小鼠灌胃给药，以最大浓度（743%）与最大允许容积（0.75 mL/10 g），剂量为 557.25 g/kg，约为人用量的 139.3 倍（单人体重按 60 kg 计），无中毒和死亡现象。②小鼠腹腔注射给药，LD50 的 95% 可信限为（103.30±9.13）g/kg。

长期毒性试验：①中、小剂量药物对大鼠的一般状况、体重无明显影响，大剂量组与对照组相比，大鼠一般状况有变化，体重减轻，二者有显著差异（$P < 0.01$）。②大鼠灌胃给药 60 天，对红细胞、血小板及肝肾功能无明显影响，对大鼠的白细胞数量有明显的升高作用（$P < 0.01$）。③大鼠灌胃给药 60 天，处死，取 10 个脏器进行病理学检查，药物组和对照组病理形态相同，各脏器均未发现明显病理学变化。

（4）本品对肿瘤患者因放疗对造血功能造成的损伤有一定保护作用。

4. 临床应用提示

（1）医保准入：属于《国家基本医疗保险、工伤保险和生育保险药品目录》"肿瘤辅助用药"（乙类）。

（2）列入共识：①列入中国临床肿瘤学会（CSCO）中西医结合专家委员会发表的 2021 版《抗肿瘤药物引起骨髓抑制中西医结合诊治专家共识》，被推荐为化疗后白细胞减少症治疗中成药。②列入中国抗癌协会癌症康复与姑息治疗专业委员会发表的《肿瘤姑息治疗中成药使用专家共识（2013 版）》，生白口服液作为保护骨髓造血功能的Ⅱ类证据 B 级推荐中成药。

（3）列入指南：人民卫生出版社 2014 年出版的《恶性肿瘤中医诊疗指南》。

（4）行业引用：①产品已被《血液疾病优势病种中医诊疗方案与路径解读》与全国中医药行业高等教育"十三五"创新教材《中医血液病学》引用。②产品已列入中国协和医科大学出版社出版的 2022 年版《临床路径治疗药物释义·肿瘤疾病分册》推荐的抗肿瘤中成药，《临床路径治疗药物释义·血液病分册》血液病治疗推荐中成药。

参考文献

[1] 中国临床肿瘤学会（CSCO）中西医结合专家委员会 . 抗肿瘤药物引起骨髓抑制中西医结合诊治专家共识 [J]. 临床肿瘤学杂志，2021，26（11）：1020-1027.

[2] Zeng F, Li T, Xia C, et al. Efficacy of Joungal in preventing febrile neutropenia induced by platinum-based doublet chemotherapy in lung cancer[J]. Ann Palliat Med, 2020, 9（4）：1688-1695. doi：10.21037/apm-19-531. Epub 2020 Jun 23. PMID：32648449.

[3] 陈信义，周郁鸿，胡晓梅 . 血液疾病优势病种中医诊疗方案与路径解读 [M]. 北京：北京科学技术出版社，2019：1-21.

[4] 陈信义，杨文华 . 中医血液病学 [M]. 北京：中国中医药出版社，2019：21-31.

[5] 苗贤媛，王晓稼 . 生白合剂治疗肿瘤化疗导致骨髓抑制疗效的 Meta 分析 [J]. 临床肿瘤学杂志，2019，24（1）：54-59.

[6] 李冰雪，袁嘉萌，郑佳彬，等 . 生白口服液防治放化疗后白细胞减少症研究概况 [J]. 中华中医药杂志，2018，33（4）：1455-1458.

[7] 周春花，陈功，曾亮，等 . 生白合剂对肺癌化疗后骨髓抑制的疗效观察 [J]. 中国中西医结合外科杂志，2018，24（2）：131-134.

[8] 中国抗癌协会癌症康复与姑息治疗专业委员会 . 肿瘤姑息治疗中成药使用专家共识 (2013 版)[J]. 中国中西医结合杂志，2016，36（3）：269-279.

生血宝合剂

1. 药品参考信息

【主要成分】制何首乌、女贞子、桑椹、墨旱莲、白芍、黄芪、狗脊。

【剂　　型】本品为棕色至棕褐色的液体；气微香，味甜、微苦。

【适 应 证】滋补肝肾，益气生血。用于肝肾不足、气血两虚所致的神疲乏力、腰膝酸软、头晕耳鸣、心悸、气短、失眠、咽干、食少纳差；放疗、化疗所致的白细胞减少，缺铁性贫血见上述证候者。

【用法用量】口服，一次 15 mL，一日 3 次。用时摇匀。

【不良反应】监测数据显示，本品可见以下不良反应：恶心、呕吐、胃不适、腹泻、腹痛、腹胀、便秘等消化系统反应及皮疹、瘙痒等，偶有患者出现肝功能生化指标异常。

【禁　　忌】对本品及所含成分过敏者禁用。

【注意事项】①白细胞减少、贫血及体虚患者病因众多，服用本品时应注意以下事项：A. 本品用于放疗、化疗引起的白细胞减少症时需连续服药 3 周为一个疗程；B. 缺铁性贫血患者需连续服药 4 周为一个疗程；C. 用于肝肾不足、气血两虚所致失眠、眩晕、耳鸣、心悸时需连续服药 2 周为一个疗程。②本品为中药制剂，在贮藏期间出现少量沉淀属正常现象，不影响产品使用和疗效。③当使用本品出现不良反应时，应停药并及时就医。④孕妇应在医师指导下使用。⑤儿童应在医师指导下酌情减量使用。⑥应避免与其他有肝毒性的药物联合使用。⑦严重肝损伤者不宜使用。已有本品或组方药物相关肝损害个人史的患者不宜使用。

【包装规格】每毫升相当于饮片 2.67 g。口服液体药用聚酯瓶，每瓶 100 mL。

2. 临床应用指引

（1）说明书适应证：用于肝肾不足、气血两虚所致的神疲乏力、腰膝酸软、头晕耳鸣、心悸、气短、失眠、咽干、食少纳差；放化疗所致的白细胞减少，缺铁性贫血见上述证候者。

名词解释。①肝肾不足：肝肾不足是多种疾病的临床常见证候，主要以耳鸣耳聋、腰膝酸软、失眠多梦、食欲下降、头晕目眩、五心烦热、形体消瘦为临床表现。②气血两虚：气血两虚是多种疾病的临床常见证候，临床多见面色萎黄、头晕目眩、失眠多梦、气短懒言、食欲不振等症状。

（2）医保适应证：属于《国家基本医疗保险、工伤保险和生育保险药品目录》"养血剂"（甲类）。同方不同剂型与不同生产企业的产品可根据《国家基本医疗保险、工伤保险和生育保险药品目录》应用。

（3）临床应用要点：①产品特点：该产品由制何首乌、女贞子、桑椹、墨旱莲、白芍、黄芪、狗脊制成，属于补益剂。对肝肾不足、气血两虚有很好的治疗效果。②西医病种：放化疗所致的白细胞减少、缺铁性贫血。③中医简化证候：腰膝酸软、五心烦热、形体消瘦、面色萎黄、头晕目眩、失眠多梦、气短懒言、食欲不振。④建议疗程：用于治疗符合医保支付范围的疾病或病证时不受疗程限制，可依据病情需要决定治疗时间（疗程）。但若长时间连续用药，需定期检查肝功能。

（4）拓展临床应用：在符合相关法律与临床用药规范、保障临床用药安全的前提下，拓展应用如下。①治疗各种病因引起的贫血，如妊娠期贫血、肾性贫血、地中海贫血、再生障碍性贫血、消化道出血后贫血、肿瘤相关性贫血。②对多种疾病引起的肝肾不足、气血两虚证候有明显的改善作用。③治疗各种因素引起的白细胞减少症。④治疗肿瘤放化疗引起的骨髓抑制、癌因性疲乏。⑤治疗放化疗所致的血小板减少。

3. 相关药理作用与治疗原理

方中的制何首乌可滋养肝肾、补益精血，温而不燥，补而不腻，为治疗肝肾不足、精血亏虚之良药，合黄芪可大补肺脾之气，以开气血生化之源，"形不足者，温之以气，精不足者，补之以味"，二药合用共奏滋补肝肾、益气生血之功，以缓解肝肾不足、气血两虚之主证，故为君药。女贞子可滋补肝肾、益阴培本，墨旱莲可补肾养肝、滋阴益血，桑椹可滋阴补血，三药合用辅助增强君药滋补肝肾、益气生血之功，故为臣药。白芍养肝血、滋肝阴、平肝阳，佐助君药，可以改善阴虚阳亢、眩晕、耳鸣之兼症；狗脊能补益肝肾、强筋壮骨，以除肝肾不足之腰膝酸软，且其药性甘温，可"补肾养气"，有佐助生化精血之能，并可引药入血，共为佐使药。诸药合用共奏滋补肝肾、益气生血之效。①联合用药：生血宝合剂与治疗量环磷酰胺联用，可明显对抗化疗引起的体重减轻，可对治疗量环磷酰胺所致的骨髓有核细胞和外周血白细胞数量降低有明显的回升作用，其有效成分芍药苷在此起关键作用，可提升骨髓造血，增强体质和抑制肿瘤细胞增殖。②细胞保护作用：生血宝合剂对血细胞有保护作用，可减少血细胞的破坏，加快干细胞增殖，促进机体对血细胞的调节能力。同时，生血宝合剂可促进铁元素的吸收及储存能力，提升机体造血能力，改善贫血症状，显著提升红细胞计数、血红蛋白含量和血清铁蛋白含量，发挥对缺铁性贫血的治疗作用。③免疫调节作用：生血宝合剂可增强机体免疫功能，显著提高脾指数、胸腺指数和巨噬细胞的吞噬功能，对网状内皮细胞的吞噬功能具有明显的激活和增强作用，同时对特异性免疫功能有增强作用；能有效提升外周血 CD4[+] T 淋巴细胞、CD8[+] T 淋巴细胞、总 B 淋巴细胞的百分比。

4. 临床应用提示

（1）医保准入：属于《国家基本医疗保险、工伤保险和生育保险药品目录》"补气养血剂"（甲类）。

（2）列入指南：①《国家基本药物临床应用指南（中成药）2018 年版》。②《老年缺铁性贫血慢病管理指南》。③《癌因性疲乏中西医结合诊疗指南》。

（3）列入共识：①《化疗后白细胞减少症中医药防治与评估专家共识》。

②《肿瘤相关性贫血中医药防治专家共识》。③《缺铁性贫血中医药防治康复一体化专家共识》。④《老龄缺铁性贫血高危人群社区中医药防治专家共识》。⑤《缺铁性贫血（萎黄病）中西医诊疗专家共识》。⑥《肿瘤放化疗后白细胞减少症中西医结合治疗专家共识（2022 年版）》。⑦《2023 年春季成人流行性感冒中医药防治专家共识》。⑧《新型冠状病毒感染者成人居家中医药健康管理专家共识》。⑨《恶性肿瘤中医维持治疗专家共识》。⑩《结直肠癌患者居家药学服务专家共识》。

（4）行业引用：①《血液疾病优势病种中医诊疗方案与路径解读》。②全国中医药行业高等教育"十三五"创新教材《中医血液病学》。③《贫血的多学科中西医防治和管理》。④《中成药临床应用指南：儿科疾病分册》。⑤《现代中医肾脏病学》。⑥《中华人民共和国药典临床用药须知》。

5. 主要参考文献

[1] 程纬民.生血宝合剂治疗化疗后白细胞减少症临床观察 [J].国际检验医学杂志，2013，34（16）：2185-2186.

[2] 张小丽，陈瑞明，张红，等.生血宝合剂主要药效学研究报告 [R].陕西省中医药研究院中药研究所药理研究室，2014.

[3] 黄文植，刘叶果，张建中，等.生血宝合剂联合地榆升白片预防放射治疗后骨髓抑制的临床观察 [J].中医中药 2014，12（36）：252-252.

[4] 杨霖，刘声，杨国旺，等.生血宝合剂治疗气血两虚型肿瘤患者化疗毒副反应 60 例临床观察 [J].中医杂志 2015，56（21）：1845-1848.

[5] 赵艳修.慢性肾脏病患者肾性贫血的临床治疗探讨 [J].临床医药文献杂志（电子版），2016，3（2）：283-284.

[6] 何斌，杨宇飞，褚亚军，等.生血宝合剂治疗非小细胞肺癌患者化疗后白细胞减少症210 例多中心随机、双盲对照临床研究 [J].中医杂志 2017，58（9）：763-767.

[7] 宋莉.生血宝合剂对妊娠合并地中海贫血患者妊娠结局的影响 [J].河南医学研究，2017，26（2）283-284.

[8] 文军.生血宝合剂对肿瘤气血两虚证化疗毒副反应的临床研究 [J].中国医药导刊，2017，19（2）：153-154，172.

[9] 温雯，石玲.生血宝合剂治疗女性缺铁性贫血（气血两虚）随机平行对照研究 [J].实用中医内科杂志，2018，32（11）：10-12.

[10] 陈小妹，刘勇.生血宝合剂联合 rhu-EPO 治疗肿瘤化疗相关性贫血的疗效观察 [J].

中国医学创新, 2019, 16（30）: 65-69.

[11] 杨和验, 黄进团. 生血宝合剂治疗肝硬化致食管胃底静脉曲张破裂出血后贫血的临床观察 [J]. 中国实用医药, 2019, 14（16）: 12-14.

[12] 郭苑莉, 陈姗. 生血宝合剂对妇科围手术期缺铁性贫血患者的治疗价值 [J]. 实用妇科内分泌电子杂志, 2019, 6（4）: 74-75.

[13] 饶晓燕. 生血宝合剂治疗妊娠期缺铁性贫血的临床疗效及其安全性 [J]. 临床合理用药, 2020, 13（4）: 117-119.

[14] 陈玲, 聂爱宏, 曾翠英. 生血宝合剂对妊娠缺铁性贫血患者症状的改善作用观察 [J]. 中西医结合与祖国医学, 2021, 25（1）: 121-122.

[15] 张婧. 生血宝合剂治疗妊娠期缺铁性贫血疗效观察 [J]. 中西医结合研究, 2021, 13（4）: 251-253.

[16] 林辉, 周鹏. 生血宝合剂对乳腺癌化疗骨髓抑制的疗效观察 [J]. 现代实用医学, 2018, 30（9）: 1152-1153.

[17] 田劭丹, 董青, 祁烁, 等. 化疗后白细胞减少症中医药防治与评估专家共识 [J]. 现代中医临床, 2018, 25（5）: 1-6.

[18] 郎海燕, 陈信义, 杨文华. 缺铁性贫血中医药防治康复一体化专家共识 [J]. 中华中医药杂志, 2018, 33（8）: 3487-3492.

[19] 李兆艳, 刘勇. 生血宝合剂联合地榆升白片防治胃癌患者化疗后毒性反应的疗效观察 [J]. 中国医学创新, 2019, 16（25）: 55-59.

[20] 刘俊, 王玉, 李月芬. 生血宝合剂对妊娠期贫血的疗效观察 [J]. 当代医药, 2019, 25（33）: 94-96.

[21] 陈信义, 杨文华. 中医血液病学 [M]. 北京: 中国中医药出版社, 2019: 19, 75.

[22] 么丽颖, 薛艳云. 生血宝合剂治疗肾性贫血疗效观察 [J]. 临床医药文献电子杂志, 2019, 6（97）: 53, 55.

[23] 陈信义, 周郁鸿, 胡晓梅. 血液疾病优势病种中医诊疗方案与路径解读 [M]. 北京: 北京科学技术出版社, 2019: 29-98.

[24] 巩雪敏, 喻业安, 伍军, 等. 生血宝合剂对合并微炎症维持性血液透析患者贫血的影响 [J]. 临床医药文献电子杂志, 2019, 6（63）: 155.

[25] 邓玲玲, 李洁. 口服铁剂联合生血宝对妊娠期贫血孕妇贫血状态及母婴结局的影响 [J]. 中国医药指南, 2020, 18（20）: 95-96.

[26] 包蕾，时宇静，孙静，等.生血宝合剂对冠状病毒肺炎寒湿疫毒袭肺小鼠病证结合模型的治疗作用 [R].中国中医科学院中药研究所，2020.

[27] 叶海琼.生血宝合剂对妊娠合并地中海贫血患者妊娠结局的影响分析 [J].世界复合医学，2020，4（4）：13-15.

[28] 杨春莲.生血宝合剂治疗产后贫血的临床疗效及其安全性 [J].临床合理用药，2020，13（6）：119-120.

[29] 于洁，李金红.生血宝合剂对白血病化疗后骨髓抑制及生活质量的改善作用 [J].中国当代医药，2020，31（11）：103-105.

[30] 涂云霞，叶婷婷，潘玫，等.生血宝合剂联合香菇多糖预防宫颈癌放化疗期间骨髓抑制的疗效观察 [J].临床医药实践 2021，30（2）：92-94.

[31] 徐云发，彭倩.生血宝合剂联合蔗糖铁治疗血液透析患者肾性贫血的疗效观察 [J].临床与实践，2021，25（13）：1852-1854.

[32] 侯丽，董青，田劭丹，等.肿瘤相关性贫血中医药防治专家共识 [J].北京中医药，2021，40（1）：48-52.

[33] 罗梅宏，崔乐乐，孙伟正，等.老龄缺铁性贫血高危人群社区中医药防治专家共识 [J].现代中医临床，2021，28（4）：29-35.

[34] 王璇.生血宝合剂辅助治疗对血液肿瘤患者化疗后毒副反应及免疫功能的影响 [J].新中医，2021，53（12）：136-139.

[35] 周郁鸿，林圣云，武利强，等.贫血的多学科中西医防治和管理 [M].杭州：浙江大学出版社，2021：88-405.

[36] 李平，李顺民，程庆砾.现代中医肾脏病学 [M].北京：中国医药科技出版社，2021：175-176.

[37] 刘璐，许岭，王允吉，等.生血宁片结合罗沙司他治疗肾性贫血临床疗效研究 [J].中华中医药学刊，2022，40（9）：247-250.

[38] 汪月丹，尚飞，方锦颖，等.生血宁片有效成分及其治疗肾性贫血的作用机制研究 [J].中国现代应用药学，2023，40（11）：1481-1489.

生血宁片

1. 药品参考信息

【主要成分】蚕沙提取物。

【剂　　型】本品为薄膜衣片，除去薄膜衣后显灰绿色或灰黑色；味酸、甜。

【适　应　证】益气补血。用于缺铁性贫血属气血两虚证者，症见面部或其他部位的皮肤萎黄或苍白、神疲乏力、眩晕耳鸣、心悸气短、舌淡或胖、脉弱等。

【用法用量】口服，轻度患者，一次 2 片，一日 2 次；中、重度患者，一次 2 片，一日 3 次；儿童患者，一次 1 片，一日 3 次。30 天为 1 个疗程。

【不良反应】少数患者用药后可见上腹部不适、恶心；个别患者大便次数增多、排黑便；出现皮疹、瘙痒。另外，有个别患者用药后出现中性粒细胞异常，但尚不能确定与服用本品有关。

【禁　　忌】①血色病或含铁血黄素沉着症患者禁用。②本品主要成分为铁叶绿酸钠，对本品及所含成分过敏者禁用。

【注意事项】服药期间注意复查血常规、血清铁等相关生化指标，以指导治疗。

【孕妇及哺乳期妇女用药】本品适宜孕妇、哺乳期妇女使用。Ⅳ期临床试验（纳入 301 例孕妇）以及文献报道的临床应用中均未发现明显不良反应，说明本品安全有效。

【儿童用药】儿童患者用法用量明确，但须在成人监护下使用。Ⅳ期临床试验（纳入儿童患者 360 例）、中药保护临床试验（纳入儿童患者 160 例）以及文献报道（涵盖出生后 2 周至 14 岁儿童）均表明本品对儿童缺铁性贫血的治疗效果良好，无明显不良反应。

【药物相互作用】无。

【药物过量】急性毒性试验结果表明，本品的 LD50 为 9830 mg/kg，是临床剂量的 1640 倍，说明本品毒性较低。在文献报道的临床应用中，大剂量组（4 片，每日 3 次）也未见明显不良反应，说明本品安全性良好。

【药物毒理学】动物研究结果表明，本品能明显促进正常小鼠骨髓红系祖细胞和粒 - 巨噬祖细胞的增殖反应；可提高小鼠外周血网织红细胞的百分比和促进失血性大鼠红细胞、血红蛋白和网织红细胞损失的恢复，并能提高血清铁含量和转铁蛋白的饱和度。长期毒性试验结果显示，本品未见明显毒性反应，长期服用安全性良好。

【药代动力学】通过实验研究初步建立了铁叶绿酸钠在动物体内的药代动力学参数。

【包装规格】每片重 0.25 g。

2. 临床应用指引

（1）说明书适应证：用于缺铁性贫血属气血两虚证。

（2）医保适应证：属于《国家基本医疗保险、工伤保险和生育保险药品目录》"养血剂"（乙类）。

（3）临床应用要点：①产品特点：该产品主要成分为蚕沙提取物（铁叶绿酸钠与叶绿素衍生物），具有明显的补铁作用。②西医病种：各种原因导致的缺铁性贫血。③中医简化证候：因本品主要成分为铁叶绿酸钠与叶绿素衍生物，故不考虑中医证候。④建议疗程：用于治疗缺铁性贫血时，血红蛋白恢复正常后，应至少维持用药 6 个月，直至铁相关检测指标恢复正常。

（4）拓展临床应用：在符合相关法律与临床用药规范、保障临床用药安全的前提下，拓展应用如下。①本品能够有效纠正铁缺乏，故用于预防缺铁性贫血。②用于巩固治疗：贫血纠正后的巩固治疗（减少用药剂量，应用至铁相关检测指标恢复正常）。③基于既往研究资料，可以试用于妊娠期贫血、肾性贫血、肿瘤相关性贫血的治疗。

3. 相关药理作用与治疗原理

药理学研究表明，本品主要有效成分为蚕沙提取物。蚕沙提取物中含有铁元素，可直接补铁。铁叶绿酸钠是蚕沙提取物的主要成分，其结构与血红素铁类似，以分子形式通过血红素受体被小肠黏膜细胞吸收，不受膳食影响，生物利用度高，胃肠道刺激小。主要药理作用如下。①促进骨髓红系细胞增殖：生血宁片能明显促进骨髓红系祖细胞和粒－巨噬祖细胞的增殖反应，提高外周血网织红细胞的百分比。②促进造血功能恢复：研究显示，生血宁片可通过促进造血因子的分泌，激活 JAK2 / STAT3 通路，促进骨髓抑制模型动物造血功能的恢复。③改善功能性铁缺乏：生血宁片可抑制铁调素的表达、增加铁调节蛋白的表达，促进贮存铁的释放，有效改善功能性铁缺乏。④促进红细胞合成：生血宁片通过上调低氧诱导因子 HIF-2α、抑制脯氨酰羟化酶 PHD2 的表达，同时在基因水平上抑制 NF-κB 和 GATA2 的表达，促进 EPO 的表达，从而促进红细胞合成。

4. 临床应用提示

（1）医保准入：属于《国家基本医疗保险、工伤保险和生育保险药品目录》"养血剂"（乙类）。

（2）列入指南：①《中成药治疗慢性肾脏病 3～5 期（非透析）临床应用指南（2020 年）》。②《老年缺铁性贫血慢病管理指南》。

（3）列入共识：①《缺铁性贫血中医药防治康复一体化专家共识》。②《肿瘤相关性贫血中医药防治专家共识》。③《老龄缺铁性贫血高危人群社区中医药防治专家共识》。④《慢性肾脏病 3～5 期非透析中西医结合诊疗专家共识》。⑤《恶性肿瘤中医维持治疗专家共识》。⑥《缺铁性贫血（萎黄病）中西医诊疗专家共识》。

（4）行业引用：①《血液疾病优势病种中医诊疗方案与路径解读》。②《现代中医肾脏病学》。③陈信义、杨文华主编的全国中医药行业高等教育"十三五"创新教材《中医血液病学》。

5. 主要参考文献

[1] 骆丹东，傅小玲，王江潮. 生血宁治疗缺铁性贫血的临床疗效与观察 [J]. 中华全科医学，2015，13（2）：225-226，262.

[2] 陈红，曾恩泉. 生血宁治疗肿瘤相关性贫血的临床分析 [J]. 川北医学院学报，2014，29（1）：76-78.

[3] 刘丽恒，王小新，王欣. 生血宁治疗妊娠期缺铁性贫血的临床研究 [J]. 中国临床医师杂志，2016，44（6）：90-92.

[4] 张娟，吴小燕. 生血宁片治疗维持性腹膜透析患者肾性贫血的临床观察 [J]. 临床肾脏病杂志，2016，16（8）：492-495.

[5] Cheng X, Yu G, Hu J, et al. Clinical study of Shengxuening tablet combined with rHuEPO for the treatment of renal anemia of maintenance hemodialysis patients[J]. Exp Ther Med, 2016, 12（1）：157-160.

[6] Xu XF, Hu JP, Cheng X, et al. Effects of sodium ferrous chlorophyll treatment on anemia of hemodialysis patients and relevant biochemical parameters[J]. J Biol Regul Homeost Agents, 2016, 30（1）：135-40.

[7] Huang X, Wu J, Li Q, et al. Silkworm feces extract improves iron deficiency anemia via suppressing hepcidin expression and promoting iron-regulatory proteins expression[J]. RSC Advances, 2017, 7（79）：50378-50388.

[8] 郎海燕，陈信义，杨文华. 缺铁性贫血中医药防治康复一体化专家共识 [J]. 中华中医药杂志，2018，33（8）：3487-3492.

[9] 刘巧艳，陈帆，曹世义 . 生血宁片治疗肾性贫血临床效果的 Meta 分析 [J]. 中国医药导报，2018，15（4）：120–125.

[10] Ding L，Xu L，Jin Y，et al. Efficacy of SXN in the Treatment of Iron Deficiency Anemia：A Phase IV Clinical Trial[J]. Evid Based Complement Alternat Med, 2019: 8796234.

[11] 汤晓静，戎殳，梅长林，等 . 生血宁片对非透析慢性肾脏病肾性贫血患者的临床疗效 [J]. 中成药，2019，41（2）：316–321.

[12] 陈信义，周郁鸿，胡晓梅 . 血液疾病优势病种中医诊疗方案与路径解读 [M]. 北京：北京科学技术出版社，2019：1–21.

[13] 陈信义，杨文华 . 中医血液病学 [M]. 北京：中国中医药出版社，2019：21–31.

[14] 安虹 . 生血宁片辅助治疗妊娠期缺铁性贫血的效果 [J]. 内蒙古中医药，2020，39（6）：68–69.

[15] Zeng Q，Wang XH，Yang LP，et al. Shengxuening versus Oral Iron Supplementation for the Treatment of Renal Anemia：A Systematic Review[J]. J Transl Int Med, 2020, 8（4）：245–254.

[16] Tang XJ，Rong S，Mei CL，et al. Effect of Sheng Xue Ning Tablets on Renal Anemia in Patients Subject to Maintenance Hemodialysis and Safety Evaluation：A Multi–setting Prospective Randomized Study[J]. Curr Med Sci, 2020, 40（2）：327–331.

[17] 苏超，卞显倩，王刚，等 . 生血宁与多糖铁治疗血液透析患者肾性贫血的疗效比较 [J]. 临床肾脏病杂志，2020，20（4）：293–296，321.

[18] 罗梅宏，崔乐乐，孙伟正，等 . 老龄缺铁性贫血高危人群社区中医药防治专家共识 [J]. 现代中医临床，2021，28（4）：29–35.

[19] 陈香美，张大宁 . 现代中医肾脏病学 [M]. 北京：中国医药科技出版社，2021.

[20] 侯丽，董青，陈信义，等 . 肿瘤相关性贫血中医药防治专家共识 [J]. 北京中医药，2021，40（1）：48–52.

[21] Mei H，Wu NN，Huang X，et al. Possible mechanisms by which silkworm faeces extract ameliorates adenine–induced renal anaemia in rats[J]. Ethnopharmacol, 2021, 266: 113448.

[22]《中成药治疗优势病种临床应用指南》标准化项目组 . 中成药治疗慢性肾脏病 3 ～ 5 期（非透析）临床应用指南（2020 年）[J]. 中国中西医结合杂志，2021，41（3）：261–272.

[23] Zhang Y，Lv Y，Sun Y，et al. The efficiency and safety of Shengxuening tablet on treating and preventing iron deficiency anemia：A systematic review and meta–analysis[J]. Front Pharmacol, 2022, 13：1029641.

[24]《慢性肾脏病 3～5 期非透析中西医结合诊疗专家共识》编写组 . 慢性肾脏病 3～5 期非透析中西医结合诊疗专家共识 [J]. 中国中西医结合杂志，2022，42（7）：791-801.

[25] 汪月丹，尚飞，方锦颖，等 . 生血宁片有效成分及其治疗肾性贫血的作用机制研究 [J]. 中国现代应用药学，2023，40（11）：1481-1489.

[26] 唐萍，方佳敏，周怡，等 . 生血宁片辅助治疗急性髓细胞系白血病患者贫血的疗效 [J]. 武汉大学学报（医学版），2023，44（9）：1093-1097.

生血丸

1. 药品参考信息

【主要成分】鹿茸、黄柏、山药、炒白术、桑枝、炒白扁豆、稻芽、紫河车。

【剂　　型】本品为深褐色的小蜜丸；味微苦。

【适 应 证】补肾健脾、填精补髓。用于失血血亏，放化疗后全血细胞减少及再生障碍性贫血。

【用法用量】口服，一日 3 次，每次 1 袋，小儿酌减。

【不良反应】尚不明确。

【禁　　忌】尚不明确。

【注意事项】阴虚内热，舌质红、少苔者慎用。

【药物相互作用】口干、舌燥者可与知柏地黄丸配合使用。

【药理作用】参见产品说明书。

【药物过量】未进行该项研究且暂无可靠文献参考。

【药物毒理学】未进行该项研究且暂无可靠文献参考。

【药代动力学】未进行该项研究且暂无可靠文献参考。

【包装规格】每袋 5 g。

2. 临床应用指引

（1）说明书适应证：用于失血血亏，放化疗后全血细胞减少及再生障碍性贫血。

（2）临床应用要点：①产品特点：该产品主要由温肾填精中药（鹿茸、紫河车）、健脾和胃中药（山药、炒白术、炒白扁豆、稻芽）组成，并配黄柏以佐鹿茸、紫河车之热性，配桑枝通经活络，以防血液瘀滞。全方既体现了"肾藏精，主骨生髓，髓生血"以及"脾为后天之本，气血生化之源"的中医基本理论。

②西医病种：失血性贫血、再生障碍性贫血以及多种因素导致的全血细胞减少。③中医简化证候：面色萎黄，食欲不振、体倦乏力、腰膝酸软、头晕目眩。④建议疗程：用于说明书中适应证的治疗时，可以不受疗程限制，需根据病情决定治疗时间（疗程）。

（3）拓展临床应用：在符合相关法律与临床用药规范，并在保障临床用药安全前提下，拓展应用如下。①提高免疫力：生血丸具有保护骨髓造血功能、改善机体免疫功能、改善患者临床症状及生活质量的作用，且其提高 $CD4^+$ T 细胞、$CD4^+$ 细胞 /$CD8^+$ T 细胞水平的效果优于益血生胶囊。②改善血象：生血丸可以预防胃肠肿瘤化疗所致血象下降。

3. 相关药理作用与治疗原理

相关药理学研究结果如下。①本品有刺激骨髓造血和增强免疫功能等作用，可激活骨髓祖细胞的增殖反应：使用外源性脾结节法、体内扩散盒半固体培养及体内血浆凝块法的研究证明，生血丸可刺激小鼠多能干细胞、粒系细胞及红系祖细胞的增殖。②对抗环磷酰胺所致骨髓细胞减少：对小鼠给予生血丸药粉 3.2 g/kg 连续灌胃 7 日，对腹腔注射环磷酰胺 100 mg/kg 所致骨髓有核细胞下降有明显的保护作用。③对乙酰苯肼所致小鼠溶血性贫血的作用：为小鼠灌服生血丸 4 g/kg，同时腹腔注射乙酰苯肼 30 mg/kg，连续 10 日。结果表明生血丸对乙酰苯肼所致小鼠外周血红细胞数量、血红蛋白水平和白细胞计数降低有明显的对抗作用。④增强巨噬细胞功能：为小鼠灌服生血丸 2 g/kg，连续 6 日，能增强腹腔巨噬细胞吞噬鸡红细胞的能力。⑤对迟发超敏反应的影响：为小鼠灌服生血丸 2 g/kg，连续 7 日，阳性对照组为腹腔注射左旋咪唑 0.5 mg/kg，连续 3 次。结果表明，生血丸对小鼠迟发超敏反应的激活程度与左旋咪唑的相当。

4. 临床应用提示

该产品中鹿茸、紫河车属于温补的血肉有情之品，虽有黄柏佐其热性，但个别患者长期服用可能出现火热上炎症状，如口干咽燥、咽喉肿痛、口舌生疮等。出现上述症状时可减量服用或停药。

5. 主要参考文献

[1] 徐颖，田雪姣.生血丸联合司坦唑醇片、环孢素软胶囊对慢性再生障碍性贫血的疗效 [J]. 河南医学研究，2020，29（30）：5657-5659.

[2] 尹立祥，刘宝山.生血丸治疗肾阳虚型慢性再生障碍性贫血临床观察 [J]. 内蒙古中医

药，2019，38（3）：23-25.

[3] 张丽丽，赵林林，李小江，等.生血丸防治化疗所致骨髓抑制32例临床观察 [J].中医杂志，2014，55（13）：1123-1126.

[4] 阎山林，张晓乐，王光普等.生血丸对甲醛致小鼠细胞损伤的影响 [J].中草药，2014，45（13）：1899-1902.

[5] 张晓乐，王光普，齐立聪，等.生血丸对低剂量敌百虫暴露小鼠肝、脾、骨髓细胞及外周血淋巴细胞的影响 [J].中医杂志，2013，54（8）：691-693，700.

[6] 林洪生，杨宗艳，张培彤，等.生血丸治疗胃肠肿瘤化疗所致血象下降的临床疗效观察 [J].肿瘤防治研究，2013，40（1）：16-19.

[7] 王光普.生血丸对骨髓抑制小鼠造血调控的实验研究 [D].天津：天津医科大学，2012.

[8] 林洪生，杨宗艳，张培彤，等.生血丸治疗非小细胞肺癌脾肾阳虚证化疗所致血象下降的临床疗效观察 [J].中华中医药杂志，2013，28（8）：2491-2494.

[9] 张丽丽，贾英杰，于建春，等.生血丸治疗肺癌化疗相关性贫血的临床观察 [J].中国医疗前沿，2013，8（9）：77.

[10] 严苏纯，张晓乐，王光普，等.生血丸对小鼠低剂量辐射损伤的预防与修复作用及机制 [J].中草药，2013，44（5）：595-597.

[11] 王光普，荣子丹，张晓乐，等.生血丸促进骨髓抑制小鼠造血功能的机制研究 [J].中草药，2012，43（6）：1162-1165.

[12] 严苏纯，王光普，刘彤.生血丸对骨髓抑制小鼠造血功能的调控作用 [J].中草药，2010，41（11）：1853-1856.

桃芪生血胶囊

1. 药品参考信息

【主要成分】绿矾、黄芪、当归、核桃仁、枸杞子、炒白术。

【剂　　型】本品为肠溶胶囊剂，内容物为棕黑色至黑褐色的粉末，内有散在的浅色小点；味微涩、微甜。

【适 应 证】益气生血，健脾补肾。用于缺铁性贫血、慢性继发性贫血属气血不足、脾肾虚损证者，症见面色萎黄、头晕目眩、腰膝酸软等。

【用法用量】口服，一次3粒，一日3次，饭后服用。

【不良反应】个别患者服药后可见短时间食欲下降、轻度腹泻，若坚持服药，可自行缓解。

【禁　　忌】孕妇禁用。

【注意事项】忌与茶、咖啡同用。

【孕妇及哺乳期妇女用药】孕妇禁用。

【儿童用药】未进行该项研究且暂无可靠文献参考。

【药物相互作用】未进行该项研究且暂无可靠文献参考。

【药物过量】未进行该项研究且暂无可靠文献参考。

【药物毒理学】未进行该项研究且暂无可靠文献参考。

【药代动力学】未进行该项研究且暂无可靠文献参考。

【包装规格】每粒装 0.3 g。

2. 临床应用指引

（1）说明书适应证：用于缺铁性贫血、慢性继发性贫血属气血不足、脾肾虚损证者，各种病因引起的缺铁性贫血及慢性继发性贫血。

名词解释。①气血不足：是由气虚和血虚两部分组成的证候，临床症见面色萎黄或少华、气短懒言、倦怠乏力、心慌心悸、头晕目眩、失眠多梦；舌质淡白、脉濡细。②脾肾虚损：脾虚症见体倦乏力、脘腹胀满、食欲不振、大便不调；肾虚症见腰膝酸软、头晕耳鸣、遗精早泄、月经不调等。

（2）临床应用要点：①产品特点：该处方基于气血相关理论而拟定。方中的炒白术、黄芪、当归、绿矾可益气补血；核桃仁、枸杞子可补肾填精。方中的核桃仁含有较多的蛋白质及人体必需的不饱和脂肪酸，这些成分皆是大脑组织细胞代谢所需的重要物质，能滋养脑细胞，有健脑益智的作用，可改善贫血患者脑供血不足导致的失眠多梦、健忘等症状。②西医病种：缺铁性贫血、继发性贫血。③中医简化证候：因脾胃虚弱在先，气血虚弱在后，故凡见气血不足者均可应用，如面色萎黄、气短懒言、倦怠乏力、头晕目眩、失眠多梦。④建议疗程：用于治疗缺铁性贫血时，血红蛋白恢复正常后，应至少维持用药 6 个月，直至铁相关检测指标恢复正常；用于治疗其他类型贫血时，可不受疗程限制，需根据治疗需求决定治疗时间（疗程）。

（3）拓展临床应用：在符合相关法律与临床用药规范、保障临床用药安全的前提下，拓展应用如下。①能够有效地预防贮存铁缺乏与缺铁性红细胞生成向缺铁性贫血的发展，也可以用于防治慢性病贫血。②有文献表明，该产品可有效预防老龄缺铁性贫血，也对肿瘤相关性贫血有较好的治疗效果。

3.相关药理作用与治疗原理

桃芪生血胶囊相关药理学研究表明，桃芪生血胶囊是一种中成药制剂，主要成分包括黄酮类化合物、皂苷等。相关药理学研究结果如下。①调节内分泌功能：桃芪生血胶囊中的某些活性成分可以影响患者体内的激素水平，从而起到调节内分泌功能的效果。②促进血液循环：该药物中的有效成分能够扩张血管，促进血液流动，有助于改善血液循环，预防心脑血管疾病的发生。③增强免疫力：桃芪生血胶囊中的多种营养素和抗氧化物质有助于提升机体的免疫力，增强身体对外界病原微生物的抵抗力。④抗炎镇痛作用：研究表明，桃芪生血胶囊可能具有一定的抗炎和镇痛效果，可通过抑制炎症反应和神经传导通路来缓解疼痛。⑤其他药理机制：桃芪生血胶囊还可能具有其他药理作用机制，有保护肝脏、促进睡眠等方面的作用。

4.临床应用提示

（1）列入共识：①《肿瘤相关性贫血中医药防治专家共识》。②《老龄缺铁性贫血高危人群社区中医药防治专家共识》。

（2）行业引用：①《血液疾病优势病种中医诊疗方案与路径解读》。②全国中医药行业高等教育"十三五"创新教材《中医血液病学》。

5.主要参考文献

[1] 陈信义，周郁鸿，胡晓梅.血液疾病优势病种中医诊疗方案与路径解读 [M].北京：北京科学技术出版社，2019：1-21.

[2] 陈信义，杨文华.中医血液病学 [M].北京：中国中医药出版社，2019：62-71.

[3] 罗梅宏，崔乐乐，孙伟正，等.老龄缺铁性贫血高危人群社区中医药防治专家共识 [J].现代中医临床，2021，28（4）：29-35.

[4] 中华中医药学会血液病分会，中国中西医结合学会肿瘤专业委员会，北京中西医结合学会肿瘤专业委员会.肿瘤相关性贫血中医药防治专家共识 [J].北京中医药，2021，40（1）：48-52.

维血康颗粒

1.药品参考信息

【**主要成分**】党参、熟地黄、何首乌、山药、黑豆、陈皮、砂仁、山楂、硫酸亚铁。

【剂　　型】本品为棕色至棕褐色颗粒；气香，味甜、微酸。

【适 应 证】补肾健脾，补血养阴。适用于脾肾不足、精血亏虚、面色萎黄、眩晕耳鸣、腰膝酸软、倦怠体瘦；营养性贫血、缺铁性贫血属上述证候者。

【用法用量】口服，成人一次 1 袋，小儿一次半袋，一日 3 次。

【不良反应】尚不明确。

【禁　　忌】尚不明确。

【注意事项】请遵医嘱。

【药物相互作用】如与其他药物同时使用，可能发生药物相互作用，详情请咨询医师或药师。

【药物过量】未进行该项研究且暂无可靠文献参考。

【药物毒理学】未进行该项研究且暂无可靠文献参考。

【药代动力学】未进行该项研究且暂无可靠文献参考。

【包装规格】每袋 10 g，每盒 10 袋、15 袋、30 袋或 45 袋。

2. 临床应用指引

（1）说明书适应证：补肾健脾，补血养阴。适用于脾肾不足、精血亏虚、面色萎黄、眩晕耳鸣、腰膝酸软、倦怠体瘦；营养性贫血、缺铁性贫血属上述证候者。

名词解释。①补肾健脾：补肾健脾是中医治疗疾病或病证的一种方法，是利用该产品中具有补肾健脾功效的中药治疗脾肾两虚证（既有脾虚证，又有肾虚证）。②补血养阴：补血养阴是中医治疗疾病或病证的一种方法，按照中医理论，气属阳，血属阴，本品通过补血而达到补阴的效果。

（2）临床应用要点：①品种特点：该品种由健脾益气药（党参、山药）、补血填精药（熟地黄、何首乌、黑豆）、理气和胃药（陈皮、砂仁、山楂）、直接补铁药（硫酸亚铁）四部分组成，既体现了健脾生血、气血互生等气血相关理论，又体现了精能化血等中医理论。②西医病种：缺铁性贫血、巨幼红细胞贫血以及慢性病贫血。③中医简化证候：面色萎黄、眩晕耳鸣、腰膝酸软、倦怠体瘦。④建议疗程：用于治疗缺铁性贫血时，血红蛋白恢复正常后，应至少维持用药 6 个月，直至铁相关检测指标恢复正常。但若用药时间超过 3 个月，应注意检测肝功能；用于治疗其他疾病时，需依据临床需求决定治疗时间（疗程）。

（3）拓展临床应用：在符合相关法律与临床用药规范、保障临床用药安全的前提下，拓展应用如下。①预防作用：能有效预防贮存铁缺乏与缺铁性红细胞生成向缺铁性贫血进展。②改善症状：用药2周可明显改善缺铁性贫血一般症状，如头晕眼花、四肢乏力、心悸气短等；用药4周后患者的精神行为异常（如烦躁、易怒、注意力不集中等）、口腔病变（如口腔炎、舌炎、舌乳头萎缩、口角皲裂）、毛发干枯、脱落等可明显改善。同时，本品除了能够有效改善贫血导致的食欲不振、食后腹胀等消化道症状，还对缺铁性贫血伴慢性胃炎导致的消化道症状有明显改善效果。③巩固治疗：患者的血红蛋白水平恢复正常后，需巩固治疗至少6个月，待铁相关检测指标恢复正常、临床症状完全消失才可考虑停药。④其他：有文献表明，本品对肿瘤相关性贫血（首选消化道肿瘤）有较好的治疗效果，也可以用于叶酸、维生素 B_{12} 吸收不良导致的巨幼红细胞贫血。

3. 相关药理作用与治疗原理

药理学研究尚待完善。

4. 临床应用提示

该品种含有硫酸亚铁，请饭后或饭中服用，一旦出现恶心呕吐、腹痛腹泻等症状应当停药观察。久服宜检测肝肾功能。

5. 主要参考文献

[1] 张鑫，王云霞，姚佳，等. 火焰原子吸收分光光度法测定维血康颗粒中总铁 [J]. 化学分析计量，2017，26（4）：78-80.

[2] 余良忠，文萍，李晶，等. 维血康颗粒中药材的鉴定及橙皮苷的测定 [J]. 华西药学杂志，2010，25（2）：195-197.

维血宁合剂

1. 药品参考信息

【主要成分】虎杖、炒白芍、仙鹤草、地黄、鸡血藤、熟地黄、墨旱莲、太子参。

【剂　　型】合剂。

【适 应 证】滋补肝肾、清热凉血。用于血小板减少症及血热所致的出血。

【用法用量】口服，一次 25 ～ 30 mL，一日 3 次，小儿用量酌减或遵医嘱。

【不良反应】尚不明确。

【禁　　忌】尚不明确。

【注意事项】尚不明确。

【药物过量】未进行该项研究且暂无可靠文献参考。

【药物毒理学】未进行该项研究且暂无可靠文献参考。

【药代动力学】未进行该项研究且暂无可靠文献参考。

【包装规格】每瓶 180 mL。

2. 临床应用指引

（1）说明书适应证：滋补肝肾、清热凉血。用于血小板减少症及血热所致的出血。

名词解释。①滋补肝肾：滋补肝肾是中医治疗疾病或病证的一种方法，针对疾病属肝肾阴虚证候者。主要症状为腰膝酸软、头晕眼花、耳鸣耳聋、五心烦热或午后潮热、夜间盗汗、口干咽燥、大便干结、男子遗精、女子经少或崩漏，舌红苔少，脉细数。②清热凉血：清热凉血是中医治疗疾病或病证的一种方法，即利用凉血中药或方剂治疗由血热动血导致的出血现象。

（2）医保适应证：属于《国家基本医疗保险、工伤保险和生育保险药品目录》"养血剂"（乙类）。同方不同剂型与不同生产企业的产品，请按照《国家基本医疗保险、工伤保险和生育保险药品目录》应用。

（3）临床应用要点：①产品特点：该处方由滋补肝肾、清热凉血中药制成，对血小板减少导致的出血有良好的治疗作用。此类出血的主要特征有：急性出血，血色鲜红，以上半身出血为主，伴有口舌干燥、大便秘结等。②西医病种：血小板减少及出血。③中医简化证候：急性出血，血色鲜红，以上半身出血为主，伴有口舌干燥、大便秘结等。④建议疗程：用于治疗原发免疫性血小板减少症时，可不受疗程限制，需根据病情决定治疗时间（疗程）；用于治疗其他类型的血小板减少症时，需根据病情决定治疗时间（疗程）。

（4）拓展临床应用：在符合相关法律与临床用药规范、保障临床用药安全的前提下，拓展应用如下。①治疗特发性血小板减少性紫癜。②治疗化疗相关的血小板减少症。③治疗化疗后白细胞减少症。④治疗药物引起的白细胞减少症。⑤治疗由慢性再生障碍性贫血、骨髓增生异常综合征等引起的血小板减少。

3. 相关药理作用与治疗原理

现代药理学研究表明，地黄乙醇提取物有缩短凝血时间的作用；地黄具有促进机体淋巴母细胞分化、增加 T 淋巴细胞数量的作用，并能增强网状内皮细胞的吞噬功能，对免疫功能低下者作用特别明显。白芍能促进小鼠腹腔巨噬细胞的吞噬功能，还可使处于低下状态的细胞免疫功能恢复正常。太子参对淋巴细胞有明显的刺激作用。仙鹤草浸膏能收缩周围血管，有明显的促凝血作用。鸡血藤水提醇沉制剂能增加实验动物股动脉血流量，降低血管阻力，对血小板聚集有明显的抑制作用。墨旱莲可改善机体非特异性免疫功能。虎杖有抗炎、止血、抗菌、抗病毒、改善微循环、抑制血小板聚集、抗氧化、升高白细胞及血小板的数量、镇静等作用。

4. 临床应用提示

（1）医保准入：属于《国家基本医疗保险、工伤保险和生育保险药品目录》"养血剂"（乙类）。

（2）行业引用：①《血液疾病优势病种中医诊疗方案与路径解读》。②全国中医药行业高等教育"十三五"创新教材《中医血液病学》。

5. 主要参考文献

[1] 杨洁文，刘云霞，王翌庆，等．维血宁颗粒联合巨和粒治疗化疗后血小板减少症 30 例疗效观察 [J]．浙江中医杂志，2013，48（1）：74.

[2] 郝良纯，林健，霍彦，等．丙种球蛋白联合维血宁治疗婴儿重度急性免疫性血小板减少症 67 例疗效观察 [J]．中国中西医结合儿科学，2014，6（5）：424-425.

[3] 张喜平，张翔，杨红健，等．多种口服升白药物治疗化疗相关白细胞减少症的实验研究 [J]．中国临床药理学与治疗学，2015，20（3）：246-251.

[4] 俞曙星．维血宁对小儿贫血 58 例的治疗效果 [J]．中国卫生标准管理，2015，6（28）：155-156.

[5] 陈玉姬．维血宁颗粒联合泼尼松在原发免疫性血小板减少症治疗中的价值探讨 [J]．中国卫生标准管理，2015，6（31）：135-136.

[6] 嵇虎．泼尼松联合维血宁治疗特发性血小板减少紫癜临床疗效分析 [J]．中外医疗，2017，36（31）：116-117，120.

[7] 黄妙儿，马永华，黄云平，等．维血宁治疗急性髓性白血病化疗后血小板减少临床观察 [J]．深圳中西医结合杂志，2017，27（3）：43-44.

[8] 陈信义，周郁鸿，胡晓梅．血液疾病优势病种中医诊疗方案与路径解读 [M]．北京：北京科学技术出版社，2019：1-21.

[9] 陈信义，杨文华 . 中医血液病学 [M]. 北京：中国中医药出版社，2019：21-31.

[10] 许洪波，唐志书，刘妍如，等 . 基于网络药理学方法预测维血宁合剂防治新型冠状病毒肺炎的活性成分及潜在靶点 [J]. 中药材，2020，43（10）：2600-2607.

[11] 黄伟，罗雅琴，王晓 . 维血宁颗粒治疗免疫性血小板减少症的网络药理作用机制研究 [J]. 中国药物警戒，2021，18（11）：1048-1054.

血宝胶囊

1. 药品参考信息

【主要成分】熟地黄、当归、漏芦、丹参、党参、鸡血藤、附子、桂枝、枸杞子、仙鹤草、川芎、黄芪（蜜制）、补骨脂、制何首乌、虎杖、牛西西、连翘、赤芍、女贞子、牡丹皮、狗脊、刺五加、鹿茸、紫河车、阿胶、白术（炒）、陈皮、人参、水牛角浓缩粉、牛髓。

【剂　　型】胶囊剂。

【适 应 证】补阴培阳，益肾健脾。用于再生障碍性贫血、白细胞缺乏症、原发性血小板减少症、紫癜。

【用法用量】口服，一次 4 ～ 5 粒，一日 3 次，小儿酌减。

【不良反应】尚不明确。

【禁　　忌】尚不明确。

【注意事项】请遵医嘱。

【药物相互作用】如与其他药物同时使用，可能发生药物相互作用，详情请咨询医师或药师。

【药物过量】未进行该项研究且暂无可靠文献参考。

【药物毒理学】未进行该项研究且暂无可靠文献参考。

【药代动力学】未进行该项研究且暂无可靠文献参考。

2. 临床应用指引

（1）说明书适应证：补阴培阳，益肾健脾。用于再生障碍性贫血、白细胞缺乏症、原发性血小板减少症、紫癜。

名词解释。①补阴培阳：补阴培阳是中医治疗疾病或病证的一种方法，指利用该产品中具有补阴温阳作用的中药治疗阴阳失衡状态，以达到新的平衡。阴阳失调主要表现为：阳盛壮热烦躁，阴盛肢冷恶寒，阳虚畏寒喜暖，阴虚潮热盗汗。②益肾健脾：益肾健脾是中医治疗疾病或病证的一种方法，指利用该产品中具有温肾健脾作用的中药治疗脾肾两虚证（脾气虚，肾阳不足），症见面色萎黄或苍白、肢体倦怠、食欲不振、畏寒肢冷、久泻久痢、脉搏细弱等。③紫癜：紫癜亦称紫斑，以血液溢于皮肤、黏膜之下，出现瘀点、瘀斑，压之不褪色为临床特征，常伴有齿衄，甚则呕血、便血、尿血等。

（2）临床应用要点：①产品特点：该产品除了含有益气补血、滋阴温阳药物以针对该类疾病具有的感染、出血、贫血特点，还用清热解毒、凉血止血的中药，以及活血化瘀之品，使该产品补而不腻、温而不燥、凉血而不凝血、活血而不动血。②西医病种：再生障碍性贫血、白细胞减少症与粒细胞缺乏症、原发免疫性血小板减少症、继发性血小板减少以及过敏性紫癜。③中医简化证候：阳盛壮热烦躁，阴盛肢冷恶寒，阳虚畏寒喜暖，阴虚潮热盗汗；或见面色萎黄或苍白、肢体倦怠、食欲不振、畏寒肢冷、久泻久痢。④建议疗程：用于治疗说明书规定的病种时，可依据临床需求决定治疗时间（疗程）。但若用药时间超过3个月，需要检测肝肾功能。

（3）拓展临床应用：在符合相关法律与临床用药规范、保障临床用药安全的前提下，拓展应用如下。①治疗药物流产后阴道出血，能获得较好疗效。②具有抗放化疗损伤、抗贫血作用。③治疗骨髓衰竭性疾病。

3. 相关药理作用与治疗原理

血宝胶囊对环磷酰胺所致大鼠骨髓有核细胞减少有显著促进恢复作用；对环磷酰胺所致小鼠血小板计数减少、血红蛋白水平下降有显著恢复作用；能显著提升失血性贫血大鼠的血红蛋白水平、红细胞数量；可明显增强小鼠网状内皮系统吞噬功能；能显著提高小鼠血清溶血素生成。血宝胶囊能使受损的骨髓造血功能得到恢复，促进血小板、血红蛋白再生，对失血性贫血造成的血红蛋白水平下降、红细胞数量减少有显著恢复作用，还可改善机体非特异性免疫功能和机体体液免疫功能。

4. 临床应用提示

无。

5. 主要参考文献

[1] 张哲鹏，侯杰，梁廷，等. 血宝胶囊成型工艺研究 [J]. 通化师范学院学报，2013，34（2）：42-44.

[2] 于沁，冯凤明，林兰.新血宝胶囊治疗慢性失血性贫血的疗效观察 [J].中国医院用药评价与分析，2015，15（8）：1012-1014.

[3] 谭志新.血宝胶囊治疗缺铁性贫血120例临床观察 [J].中国医药指南，2017，15（16）：194-195.

[4] 刘洁，任建兰，刘文莉，等.新血宝胶囊联合二维亚铁治疗缺铁性贫血的疗效观察 [J].现代药物与临床，2021，36（11）：2381-2385.

血康口服液

1.药品参考信息

【主要成分】肿节风（浸膏粉）。

【剂　　型】本品为红棕色的澄清液体；味苦、涩、微甜。

【适 应 证】活血化瘀，消肿散结，凉血止血。用于血热妄行，皮肤紫斑；原发性及继发性血小板减少性紫癜。

【用法用量】口服，一次 10 ～ 20 mL，每日 3 ～ 4 次；小儿酌减，可连服 1 个月。

【不良反应】尚不明确。

【禁　　忌】尚不明确。

【注意事项】服药后个别患者可有轻度恶心、嗜睡现象，继续服药后症状可自行消失。

【药物相互作用】如与其他药物同时使用，可能发生药物相互作用，详情请咨询医师或药师。

【药物过量】未进行该项研究且暂无可靠文献参考。

【药物毒理学】未进行该项研究且暂无可靠文献参考。

【药代动力学】未进行该项研究且暂无可靠文献参考。

【包装规格】玻璃瓶，每支 10 mL，10 支 / 盒或 24 支 / 盒。

2.临床应用指引

（1）说明书适应证：活血化瘀，消肿散结，凉血止血。用于血热妄行，皮肤紫斑；原发性及继发性血小板减少性紫癜。

名词解释。①活血化瘀：活血化瘀是中医治疗疾病或病证的一种方法，指利用该产品中具有活血化瘀功效的中药达到通畅血脉、消散瘀滞的效果。②消肿散结；消肿散结是中医治疗疾病或病证的一种方法，指利用该产品中具有消肿散结功效的中药防治出血导致的瘀血。③凉血止血：凉血止血是中医治疗疾病或病证的一种方法，指利用该产品中具有清热凉血功效的中药使血液恢复正常运行，避免出血等。

（2）临床应用要点：①产品特点：该产品主要成分为肿节风，具有活血化瘀、消肿散结、凉血止血功效。②西医病种：难治性原发免疫性血小板减少症、继发性血小板减少症。③中医简化证候：起病急骤，伴发热，瘀斑色鲜红或暗紫，甚或发黑，烦渴。④建议疗程：用于治疗原发免疫性血小板减少症时，可不受疗程限制；用于治疗继发性血小板减少症时，需依据临床需求决定治疗时间（疗程）。

（3）拓展临床应用：在符合相关法律与临床用药规范、保障临床用药安全的前提下，拓展应用如下。①用于改善化疗导致的血小板减少。②治疗非小细胞肺癌 GP 方案化疗所致血小板减少症。③用于提升血小板数量，不良反应少。

3. 相关药理作用与治疗原理

血康口服液的主要成分为肿节风（又名草珊瑚），其中含有从天然药物中提取的黄酮类、延胡索酸、琥珀酸等，其味辛、苦，性平，归心、肝经。具有升血小板、调节免疫功能、活血化瘀、消肿散结、凉血止血的作用，有止血持久且不留瘀的特点。对于化疗后血小板减少患者，应用血康口服液既可以促进骨髓巨核细胞的增殖，增加精髓化生血液，使血小板生成增多，又可增强非特异性免疫功能，从而调节机体的免疫功能，改善脾胃虚弱的状态，增强正气，使气血生化有源，进一步治疗化疗导致的血小板减少。

4. 临床应用提示

暂无。

5. 主要参考文献

[1] 宋美姗. 血康口服液防治非小细胞肺癌 GP 方案化疗所致血小板减少症疗效 [D]. 沈阳：辽宁中医药大学，2015.

[2] 杨泽松，牟君，陈建斌，等. 血康口服液治疗非霍奇金淋巴瘤化疗后血小板减少的临床观察 [J]. 中成药，2010，32（2）：344-345.

[3] 王妍，孙涛，曹慧，等. 血康口服液防治化疗后血小板减少症临床自身交叉对照研究 [J]. 中国急救医学，2015，35（z2）：117-118.

[4] 陈珑 . 生血康口服液治疗非小细胞肺癌化疗后骨髓抑制临床研究 [J]. 河北医药，2015（2）：211-214.

[5] 李妍飞，孙涛 . 血康口服液预防 NSCLC 患者化疗所致血小板减少的临床疗效观察 [J]. 临床心身疾病杂志，2016，22（z1）：100-101.

血美安胶囊

1. 药品参考信息

【主要成分】猪蹄甲、地黄、赤芍、牡丹皮。

【剂　　型】本品为硬胶囊，内容物为黄褐色至棕褐色的粉末；气香、微腥，味微甜。

【适 应 证】清热养阴，凉血活血。用于原发性血小板减少性紫癜属血热伤阴夹瘀证者，症见皮肤紫癜、齿衄、鼻衄、妇女月经过多、口渴、烦热、盗汗等。亦可用于肿瘤化疗引起的白细胞减少症属热毒伤阴血瘀证者。

【用法用量】口服，一次 6 粒，一日 3 次。小儿遵医嘱酌减。1 个月为 1 个疗程，或遵医嘱。

【不良反应】偶见轻度腹胀、呕吐，大便稀，一般无须停药，可自行缓解。

【禁　　忌】孕妇禁用。

【注意事项】①孕妇禁用。②虚寒者慎用。③服药期间忌辛辣食物。

【药物相互作用】如与其他药物同时使用，可能发生药物相互作用，详情请咨询医师或药师。

【药物过量】未进行该项研究且暂无可靠文献参考。

【药物毒理学】未进行该项研究且暂无可靠文献参考。

【药代动力学】未进行该项研究且暂无可靠文献参考。

【包装规格】铝塑板包装，60 粒 / 盒或 120 粒 / 盒。

2. 临床应用指引

（1）说明书适应证：清热养阴，凉血活血。用于原发性血小板减少性紫癜属血热伤阴夹瘀证者，症见皮肤紫癜、齿衄、鼻衄、妇女月经过多、口渴、烦热、盗汗等。亦可用于肿瘤化疗引起的白细胞减少症属热毒伤阴血瘀证者。

名词解释。①清热养阴：清热养阴是中医治疗疾病或病证的一种方法，指利用该产品中具有清热、养阴作用的中药来治疗因热导致阴虚的病证（发热口干、咽干舌燥、潮热盗汗、五心烦热）。②凉血活血：凉血活血是中医治疗疾病或病证的一种方法，指利用该产品中既具有清热凉血作用，又具有活血作用的中药（赤芍、牡丹皮），治疗因热或因出血而出现的瘀血。

（2）临床应用要点：①产品特点：该产品中的猪蹄甲、地黄、赤芍、牡丹皮均为凉血之品，对血热妄行或阴虚内热导致的出血有治疗效果。在有气虚不能统摄血液等其他证候的患者中应用时，可配合其他药物。②西医病种：原发免疫性血小板减少症、化疗后白细胞减少症。③中医简化证候：发热口干、咽干舌燥、潮热盗汗、五心烦热，并见皮肤、黏膜或内脏有出血症状。④建议疗程：用于治疗原发免疫性血小板减少症时，可不受疗程限制；用于治疗化疗后白细胞减少症时，可以依据临床需求决定治疗时间（疗程）。

（3）拓展临床应用：在符合相关法律与临床用药规范、保障临床用药安全的前提下，拓展应用如下。①可试用于过敏性紫癜（新发、出血鲜红者）。②用于化疗后血小板减少症（出血鲜红或皮肤出血点鲜红者）。③可试用于出血性传染病（流行性出血热等）。

3. **相关药理作用与治疗原理**

相关药理学研究结果如下。①通过影响 Th1/Th2 细胞因子水平而对 ITP 患者的免疫功能起到调节作用。②治疗乙型肝炎病毒相关血小板减少症时能够发挥多靶点优势，联合使用可提高聚乙二醇干扰素 α-2a（治疗慢性丙型肝炎引起的血小板减少）、重组人白介素 -11 的疗效。③本品含有具有多种药理作用的肽类、16 种人体必需氨基酸和 19 种微量元素等成分，能促进机体造血功能恢复，有助于血细胞增殖、分化、成熟与释放，对提升血小板数量有明显的疗效，且能营养组织与脏器、改善机体新陈代谢。

4. **临床应用提示**

无。

5. **主要参考文献**

[1] 胡慧仙，魏斌，李鸽. 血美安胶囊治疗乙型肝炎病毒相关血小板减少症的临床效果 [J]. 中华中医药学刊，2014，32（4）：955-958.

[2] 尹淑芬，周洪青. 血美安联合重组人白介素 -11 对聚乙二醇干扰素 α-2a 治疗慢性丙型肝炎引起血小板减少的临床观察 [J]. 湖北中医药大学学报，2014，16（1）：33-35.

[3] 朱飞跃，王华. 血美安对特发性血小板减少性紫癜小鼠免疫细胞因子的调节作用 [J].

中国老年学杂志，2015，35（22）：6343-6345.

[4] 田明．超高效液相色谱法同时测定血美安胶囊中 4 种成分的含量 [J]．中南药学，2021，19（7）：1447-1450.

[5] 梁永生，李福山．血美安胶囊治疗再生障碍性贫血临床分析 [J]．河北医学，2001，7（6）：509-511.

[6] 朱艳，匡跃敏，蒋志勇，等．血美安胶囊联合激素治疗特发性血小板减少性紫癜疗效观察 [J]．浙江中西医结合杂志，2011，21（12）：856-857.

血宁糖浆

1. 药品参考信息

【主要成分】花生衣。辅料为蔗糖、苯甲酸钠。

【剂　　型】溶液剂型。

【适 应 证】止血药。用于血友病、血小板减少症、紫癜、鼻衄、齿龈出血等。

【用法用量】口服，一次 10～20 mL，一日 3 次。

【不良反应】尚不明确。

【禁　　忌】对本品过敏者禁用。

【注意事项】①糖尿病患者应在医师指导下服用。②药品性状发生改变时禁止使用。

【药物相互作用】如与其他药物同时使用，可能发生药物相互作用，详情请咨询医师或药师。

2. 临床应用指引

（1）说明书适应证：用于血友病、血小板减少症、紫癜、鼻衄、齿龈出血等症。

名词解释。①血友病：血友病是一种 X 染色体连锁的隐性遗传性出血性疾病，患者存在凝血因子Ⅷ或凝血因子Ⅸ基因缺陷，血友病可分为两种主要类型，即血友病 A（凝血因子Ⅷ缺乏）和血友病 B（凝血因子Ⅸ缺乏）。②紫癜：紫癜亦称紫斑，以血液溢于皮肤、黏膜之下，出现瘀点、瘀斑，压之不褪色为临床特征，常伴有齿衄，甚则呕血、便血、尿血等。

（2）临床应用要点：①产品特点：该产品主要成分为花生衣，有一定止血疗效。②西医病种：止血（不限病种）。③中医简化证候：可以不考虑辨证。④建议疗程·用于治疗说明书规定的病种时，可不受疗程限制。

（3）拓展临床应用：在符合相关法律与临床用药规范、保障临床用药安全的前提下，拓展应用如下。①配合其他药物治疗原发免疫性血小板减少症。②配合其他药物治疗过敏性紫癜。③配合其他药物治疗多种原因导致的出血症状。

3. 相关药理作用与治疗原理

现代研究显示，花生衣中含有丰富的白藜芦醇、单宁酸、原花色素、儿茶素等活性成分。近年来，有不少学者对花生衣的药理活性进行了探索和研究，发现其止血功效可能与影响血小板生成有关。

4. 临床应用提示

无。

5. 主要参考文献

[1] 朱立波，戴荣兴. 血宁糖浆质量控制研究 [J]. 中成药，2003（11）：74-76.

[2] 郝先萍. 血宁糖浆治疗妇科出血证 118 例临床观察 [J]. 湖北中医杂志，1993（6）：14.

血速升颗粒

1. 药品参考信息

【**主要成分**】黄芪、当归、阿胶、鸡血藤、淫羊藿、山楂。

【**剂　　型**】颗粒剂。

【**功能主治**】益气温阳，养血活血。用于气血亏虚引起的贫血及各种失血性疾病。

【**用法用量**】用水冲服，一次 1 袋，一日 3 次。

【**不良反应**】监测数据及文献显示，本品不良反应有恶心、呕吐、腹痛、皮肤瘙痒等。

【**禁　　忌**】感冒发热患者及糖尿病患者禁服。

【**注意事项**】参照产品说明书。①忌辛辣、生冷、油腻食物。②本品宜饭前服用。③过敏体质者慎用。

【**孕妇及哺乳期妇女用药**】孕妇慎用。

【**儿童用药**】儿童必须在成人监护下使用。

【**药物相互作用**】未进行该项研究且暂无可靠文献参考。

【药物过量】未进行该项研究且暂无可靠文献参考。

【药物毒理学】未进行该项研究且暂无可靠文献参考。

【药代动力学】未进行该项研究且暂无可靠文献参考。

2. 临床应用指引

（1）说明书适应证：益气温阳，养血活血。用于气血亏虚引起的贫血。

名词解释。①益气温阳：益气温阳是中医治疗疾病或病证的一种方法，指利用该产品中具有益气温阳作用的中药（黄芪、淫羊藿）治疗阳虚证，临床症见：畏寒肢冷、口淡不渴、善喜热饮、尿少浮肿、大便稀溏、面色㿠白、舌淡胖嫩、苔白滑、脉沉迟无力。②养血活血：养血活血是中医治疗疾病或病证的一种方法，指利用该产品中具有补血、养血、活血作用的中药（当归、阿胶、鸡血藤）治疗血虚兼夹血瘀证。临床症见：面色萎黄、头晕眼花、心悸多梦、刺痛固定、月经色暗或有血块、经痛经闭、舌淡紫或有斑点、脉细涩等。

（2）临床应用要点：①产品特点：该产品组方精炼，既体现"气能生血，血能载气"理论，使用黄芪配当归（当归补血汤）、阿胶、鸡血藤；又添加淫羊藿，体现了"阴生阳长""善补阴者，必阳中求阴"的中医理论；更用山楂健脾开胃，增进饮食，以防阿胶滋腻之品壅滞脾胃。②西医病种：各种类型贫血。③中医简化证候：面色萎黄、畏寒肢冷、头晕眼花、心悸多梦等。④建议疗程：用于治疗说明书规定的疾病或病证时，可不受疗程限制。

（3）拓展临床应用：在符合相关法律与临床用药规范、保障临床用药安全的前提下，拓展应用如下。①肿瘤相关性贫血：显著提升患者红细胞、白细胞的数量及血红蛋白含量，明显改善神疲、乏力等临床症状，提高患者的体力状态和生活质量，有利于肿瘤的综合治疗和预后改善。②放化疗患者：有效改善放化疗引起的细胞免疫抑制状态，对放化疗患者细胞免疫功能具有一定的恢复作用，可改善肿瘤相关性贫血及免疫功能低下的症状。③癌因性疲乏：用血速升颗粒治疗癌因性疲乏属气血两虚证者，可改善患者疲乏症状，减轻其疲乏程度，提高患者的生活质量，并可减轻骨髓的抑制程度，提升免疫功能，调节炎症因子的分泌，具有较好的临床疗效。④非重型再生障碍性贫血：血速升颗粒联合西医常规方案可明显改善非重型再生障碍性贫血患者骨髓增生程度，促进骨髓造血，降低不良反应发生率，提高临床疗效。⑤骨髓增生异常综合征：血速升颗粒联合复方黄黛片治疗骨髓增生异常综合征化疗相关血细胞减少的临床疗效确切，且可有效抑制血清 IL-6 和 TNF-α 的水平。⑥术后贫血：改善贫血，改善患者症状及铁代谢指标，安全可靠。⑦肾性贫血：血速升颗粒联合 EPO 治疗肾性贫血临床疗效确切，其疗效优于单独应用 EPO。两者联合应用能有效改善慢性肾脏病患者的贫血状态，提升红细胞数量、血红蛋白水平；有效提高患者体内铁储备，改善铁代谢及铁蛋白结合，同时改善神疲乏力、头晕等贫血相关的临床症状，安全性较高。⑧缺铁性贫血：有效改善贫血及其他相关临床症状。

3. 相关药理作用与治疗原理

在小鼠急性失血性贫血模型中，与模型对照组相比较，血速升颗粒组小鼠的红细胞计数、网织红细胞计数及血红蛋白含量升高，差异有统计学意义（$P < 0.05$），两组小鼠的白细胞计数及血小板计数的比较，差异无统计学意义（$P > 0.05$）；在大鼠化疗性贫血模型中，与模型对照组比较，在化疗药物伤害期及恢复期，血速升颗粒组小鼠的白细胞计数、网织红细胞计数、红细胞计数及血红蛋白含量升高，差异有统计学意义（$P < 0.05$），两组血小板计数的比较，差异无统计学意义（$P > 0.05$）。研究结论：血速升颗粒能够改善小鼠急性失血导致的红细胞计数和血红蛋白含量减少，对化疗药物引起的白细胞计数、红细胞计数和血红蛋白计数降低有明显恢复作用，能够明显改善骨髓的造血功能。单味中药研究显示：①黄芪能够激活造血细胞的造血功能。②当归可通过与促红细胞生成素相似的作用途径抑制炎症反应，减少炎症因子的产生，可通过抑制铁调素的表达，提高慢性病贫血模型动物体内的铁含量，有利于阻止炎症因子的产生与贫血的发展。③阿胶酶解后的活性组分能促进贫血小鼠外周血中白细胞和红细胞数量的升高，促进骨髓和脾造血干细胞 / 祖细胞集落（BFU-E、CFU-E、CFU-GM）的增加，提高外周血中 GM-CSF、IL-6、PO 的含量。④鸡血藤可提升白细胞、红细胞、血小板的数量，其中提升白细胞数量的作用最明显，鸡血藤活性成分通过 IL-3、IL-6、GM-CSF 等在细胞因子水平实现直接和间接调节，以保持其调控网络的均衡。⑤淫羊藿可通过改善造血系统细胞因子分泌异常和改善造血微环境，减轻免疫因素对机体的损害，促进骨髓造血功能的恢复。

4. 临床应用提示

（1）列入共识：①《肿瘤相关性贫血中医药防治专家共识》。②《肿瘤化疗相关性血小板减少症中医药防治专家共识》。③《老龄缺铁性贫血高危人群社区中医药防治专家共识》。

（2）行业引用：①被中华中医药学会多部专家共识推荐。②被全国中医药行业高等教育"十三五"创新教材《中医血液病学》引用。

5. 主要参考文献

[1] 刘明峰，杨金霞，刘笑，等. 血速升颗粒治疗贫血模型鼠的实验研究 [J]. 河北医科大学学报，2018，39（7）：822-827.

[2] 牛韧. 血速升颗粒治疗肿瘤相关性贫血的临床疗效观察 [J]. 医学理论与实践，2019，32（7）：953-955.

[3] 田艳花，胡宁. 血速升颗粒对肺癌化疗患者血液及相关免疫功能指标的影响 [J]. 肿瘤药学，2019，9（3）：138-142.

[4] 陈信义，杨文华. 中医血液病学 [M]. 北京：中国中医药出版社，2019：21-31.

[5] 刘力强. 血速升颗粒治疗高分级脑胶质瘤术后放化疗患者疗效观察 [J]. 世界中医药，2020，15（3）：430-433.

[6] 蔡兴炎，黄律，叶亮，等. 血速升颗粒联合铁剂治疗胃大部切除术后贫血的疗效及安全性 [J]. 现代中西医结合杂志，2020，29（25）：2807-2810.

[7] 张立晓. 血速升颗粒联合铁剂治疗胃癌切除术后贫血的疗效及安全性比较 [J]. 实用癌症杂志，2020，35（1）：101-103.

[8] 陈娜飞，焦宗久. 血速升颗粒治疗非重型再生障碍性贫血的近期疗效及不良反应观察 [J]. 中医药导报，2020，26（14）：43-46.

[9] 刘欣，刘艳芬，孙旭，等. 血速升颗粒联合复方黄黛片治疗骨髓增生异常综合征化疗相关血细胞减少临床研究 [J]. 陕西中医，2021，42（1）：78-80.

[10] 孙涛，李雅，郭志华，等. 血速升颗粒对心肌缺血再灌注大鼠心肌组织的保护作用及机制研究 [J]. 现代中医临床，2021，28（4）：29-35.

[11] 邢亚东，郭晓华. 评价血速升颗粒联合蔗糖铁治疗胃癌切除术后合并缺铁性贫血患者的疗效及安全性 [J]. 黑龙江中医药，2021，50（4）：197-198.

[12] 李普阳，付增彬，李月牛，等. 血速升颗粒对癌因性疲乏患者的疗效评价及机制 [J]. 中国实验方剂学杂志，2021，27（17）：118-123.

[13] 中华中医药学会血液病分会，中国中西医结合学会肿瘤专业委员会，北京中西医结合学会肿瘤专业委员会. 肿瘤相关性贫血中医药防治专家共识 [J]. 北京中医药，2021，40（1）：48-52.

[14] 中华中医药学会血液病分会，中国中西医结合学会肿瘤专业委员会，北京中西医结合学会肿瘤专业委员会. 肿瘤化疗相关性血小板减少症中医药防治专家共识 [J]. 北京中医药，2021，40（5）：451-455.

[15] 罗梅宏，崔乐乐，孙伟正，等. 老龄缺铁性贫血高危人群社区中医药防治专家共识 [J]. 现代中医临床，2021，28（4）：29-35.

[16] 穆霖，王晓荣，陈亚坤. 血速升颗粒联合促红细胞生成素治疗肾性贫血的疗效观察 [J]. 河北中医，2022，44（4）：613-616.

[17] 邸海侠，王国姿，高岚，等. 多中心真实世界血速升颗粒治疗气血两虚型较低危组 MDS 临床观察 [J]. 中药材，2023，46（12）：3142-3145.

[18] 李三喜，颜保松，徐玲，等. 血速升颗粒联合环孢素 A 对非重型再生障碍性贫血的疗效及对 GATA-3、G-CSF 水平的影响 [J]. 世界临床药物，2023，44（11）：1179-1184.

养血饮口服液

1. 药品参考信息

【**主要成分**】当归、黄芪、鹿角胶、阿胶、大枣。

【**剂　　型**】口服液。

【**适 应 证**】补气养血，益肾助脾。用于气血两亏，体虚羸弱。

【**用法用量**】口服，一次 1 支，一日 2 次。

【**不良反应**】尚不明确。

【**禁　　忌**】尚不明确。

【**注意事项**】①忌油腻食物。②外感或实热内盛者不宜服用。③孕妇慎用。④本品宜饭前服用。⑤按照用法用量服用，小儿应在医师指导下服用。⑥若需长期连续服用，应向医师咨询。⑦药品性状发生改变时禁止服用。⑧儿童必须在成人监护下使用。⑨请将本品放在儿童不能接触到的地方。⑩如正在服用其他药品，使用本品前请咨询医师或药师。

【**孕妇及哺乳期妇女用药**】孕妇慎用。

【**儿童用药**】儿童必须在医师指导及成人监护下使用。

【**药理作用**】现代药理学研究表明，黄芪能促进机体代谢，有效改善动物贫血现象。当归水浸液能显著促进小鼠血红蛋白及红细胞生成。阿胶有显著的补血作用，其疗效优于铁剂的，阿胶还可使血钙浓度轻度增高。大枣有保肝、增强肌力、抗变态反应、抗癌等作用。

【药物相互作用】未进行该项研究且暂无可靠文献参考。

【药物过量】未进行该项研究且暂无可靠文献参考。

【药物毒理学】未进行该项研究且暂无可靠文献参考。

【药代动力学】未进行该项研究且暂无可靠文献参考。

2. 临床应用指引

（1）说明书适应证：补气养血，益肾助脾。用于气血两亏，体虚羸弱。

名词解释。①体虚羸弱：指身体极度虚弱、体力不足，还包括精神脆弱、缺乏自信和意志力等（非常疲乏，不能忍受）。②补气养血：补气养血是中医治疗疾病或病证的一种方法，指利用该产品中具有补益气血功效的中药治疗气血两虚证（症见气短懒言、语声低微、面色萎黄、头晕目眩、失眠多梦）。③益肾助脾：益肾助脾是中医治疗疾病或病证的一种方法，指利用该产品中具有益肾助脾（恢复脾肾功能状态）功效的中药治疗脾肾两虚证（这里指脾肾阳虚，临床表现为食欲不振、完谷不化、四肢不温、肢体浮肿、神疲困倦、腰膝酸软、夜晚尿频）。

（2）医保适应证：属于《国家基本医疗保险、工伤保险和生育保险药品目录》"肿瘤用药"项下"肿瘤辅助用药"（乙类）。

（3）临床应用要点：①产品特点：该产品由当归补血汤（黄芪、当归）加鹿角胶、阿胶、大枣制成，为典型的益气补血方剂。②西医病种：用于肿瘤相关性贫血（轻中度）治疗。③中医简化证候：心悸气短、面色萎黄、头晕乏力、食欲不振。④建议疗程：用于治疗说明书规定的疾病或病证时，可不受疗程限制；用于肿瘤相关贫血的治疗时，需依据病情决定治疗时间（疗程）。

（4）拓展临床应用：在符合相关法律、中医证候特征、临床用药规范，并在保障用药安全的前提下，拓展应用如下。①治疗肿瘤相关性贫血、血小板减少、白细胞减少症、并能明显改善患者虚弱症状。②治疗各种类型的贫血，并能够明显改善由贫血导致的虚弱症状。③能有效预防化疗药引起的体质量下降、白细胞减少、免疫功能失调。④治疗促红细胞生成素疗效不佳的肾性贫血。

3. 相关药理作用与治疗原理

相关药理学研究表明，养血饮口服液可改善骨髓造血微环境，促进骨髓造血，促进红细胞和血红蛋白的生成。单味中药研究显示：①当归有造血和抗贫血、抑制血小板聚集和抗血栓等作用。②黄芪多糖能够促进蛋白质和 RNA 合成，增强人体免疫力，对造血功能有保护和促进的作用。③鹿角胶对淋巴母细胞转化有促进作用，能促进周围血液中的红细胞、白细胞、血小板的数量。④阿胶具有显著的抗贫血作用，对环磷酰胺引起的小鼠白细胞减少、网织红细胞减少有抑制作用，对骨髓造血系统的造血功能有促进和保护作用，有提高缺血性动物的红细胞数量、血红蛋白含量等作用，能够促进机体造血干细胞的增殖和分化，刺激白细胞生长因子生成。⑤大枣有免疫抑制、抗肿瘤、抗氧化等综合作用。黄芪与当归配伍为当归补血汤，现代研究表明：①通过调整当归补血汤方中黄芪与当归的配比可对不同类型的贫血（失血性贫血、化疗性贫血）起效。②当归补血汤及其不同配比可通过直接和（或）间接途径启动机体造血调控系统，直接或间接地刺激造血祖细胞增殖、分化，进而调控机体造血。③当归补血汤及其不同配比对造血生长因子有调节作用。

4. 临床应用提示

（1）医保准入：属于《国家基本医疗保险、工伤保险和生育保险药品目录》"肿瘤用药"项下"肿瘤辅助用药"（乙类），限肿瘤患者。同方不同剂型以及不同生产企业生产的产品按照医保规定的适应证应用。

（2）临床应用提示：①个别患者服药后出现轻度腹泻。本品所含当归有润肠通便作用，减量使用便可缓解。②心脏病患者慎用。本品可能引起心脏不适，个别患者服药后可出现心慌、胸痛。③孕妇慎用（妊娠早期有恶心、呕吐等妊娠反应者慎用，以免导致妊娠反应加重）。

（3）其他提示：参考生产企业提供的产品说明书。

5. 主要参考文献

[1] 李丽静，李晶，刘同彦，等. 养血饮口服液对免疫系统的影响 [J]. 吉林中医药，2018，38（6）：697-699.

[2] 郭媛媛. 养血饮联合环孢素 A 治疗再生障碍性贫血临床观察 [J]. 西部中医药，2020，33（7）：121-124.

[3] 张桂玲，卢青军，李永申，等. 养血饮口服液与硫酸亚铁对照治疗小儿缺铁性贫血100 例 [J]. 中国新药杂志，2002，11（3）：232-234.

[4] 陈天池，文海英，秦志丰，等. 养血饮口服液治疗化疗后白细胞与血小板减少 32 例临床观察 [J]. 时珍国医国药，2007，18（4）：976.

[5] 杨元长，秦祝梅，尚士亮．养血饮与环孢素 A 治疗再生障碍性贫血的临床效果 [J]．中国校医，2022，36（7）：547-549.

[6] 舒静，王怡，陈敏．养血饮联合促红细胞生成素对维持性血液透析患者免疫功能的影响 [J]．长春中医药大学学报，2006，22（4）：17-18.

[7] 刘光美．养血饮口服液联合环孢素 A 治疗再生障碍性贫血的临床观察 [J]．大医师，2021，6（4）：64-66.

[8] 卜训亚．促红细胞生成素联合养血饮治疗血透肾性贫血 60 例观察 [J]．江苏医药，2012，38（11）：1346-1347.

[9] 刘恩令，刘冬满．养血饮合并蜂龄胶囊治疗卵巢癌化疗后白细胞及血小板减少的疗效观察 [J]．中华综合医学，2001，2（2）：154.

[10] 刘龙，秦志丰，余志红．养血饮口服液治疗化疗导致骨髓抑制 39 例临床观察 [J]．中华实用中西医杂志，2005，18（1）：113-114.

[11] 赵庆峰，张大方，刘同彦，等．养血饮口服液对失血性贫血小鼠的影响 [J]．通化师范学院学报，2016，37（4）：44-45.

益气维血片（胶囊、颗粒）

1. 药品参考信息

益气维血片

【**主要成分**】猪血提取物、黄芪、大枣。

【**剂　　型**】本品为棕褐色片剂；气香，味微甜。

【**适 应 证**】补血益气。用于血虚证、气血两虚证证候治疗，症见面色萎黄或苍白、头晕目眩、神疲乏力、少气懒言、自汗、唇舌色淡、脉细弱等以及小细胞低色素性贫血见于上述证候者。

【**用法用量**】口服、嚼服或打碎服用。成人一次 4 片，一日 3 次；儿童一次 4 片，一日 2 次；或遵医嘱。

【**不良反应**】监测数据显示，本品可见以下不良反应：恶心、呕吐、腹痛、腹胀、腹泻、便秘、胸闷、口干、皮疹、皮肤瘙痒等。

【**禁　　忌**】对本品及所含成分过敏者禁用

【**注意事项**】①儿童服药困难者应嚼服或打碎服用。②3 岁以下儿童不推荐服用。③本品不宜用茶水送服。

【孕妇及哺乳期妇女用药】孕妇应在医师指导下服用。

【儿童用药】儿童必须在成人监护下使用，3岁以下儿童不推荐服用。

益气维血胶囊

【主要成分】猪血提取物、黄芪、大枣。辅料为硬脂酸镁、淀粉。

【剂　　型】本品为硬胶囊剂，内容物为棕褐色的粉末，气微香，味微涩。

【适 应 证】补血益气。用于面色萎黄或苍白、头晕目眩、神疲乏力、少气懒言。

【用法用量】口服，成人一次4粒，一日3次；儿童一次4粒，一日2次；3岁以下儿童一次2粒，一日2次；或遵医嘱。

【不良反应】监测数据显示，本品可见以下不良反应：恶心、呕吐、腹泻、便秘、腹痛、腹胀、口干、头痛、皮疹、皮肤瘙痒、皮肤潮红等。

【禁　　忌】对本品及所含成分过敏者禁用。

【注意事项】①忌油腻食物。②凡脾胃虚弱、呕吐泄泻、腹胀便溏、咳嗽痰多者慎用。③感冒患者不宜服用。④本品宜饭前服用。⑤本品不宜用茶水送服。⑥按照用法用量，孕妇应在医师指导下服用。⑦高血压、心脏病、肝病、糖尿病、肾病等的患者应在医师指导下服用。⑧过敏体质者慎用。⑨服药2周或服药期间症状无改善，或症状加重，或出现新的严重症状时，应立即停药并去医院就诊。⑩本品性状发生改变时禁止服用。⑪儿童必须在成人监护下服用。⑫请将本品放在儿童不能接触到的地方。⑬如正在使用其他药品，使用本品前请咨询医师或药师。

【孕妇及哺乳期妇女用药】孕妇应在医师指导下服用。

【儿童用药】儿童必须在成人监护下使用。

益气维血颗粒

【主要成分】猪血提取物、黄芪、大枣。

【剂　　型】本品为棕色至棕褐色的颗粒；气香，味甜。

【适 应 证】补血益气。用于气血两虚所致的面色萎黄或苍白、眩晕、神疲乏力、少气懒言、自汗、唇舌色淡、脉细弱；缺铁性贫血见于上述证候者。

【用法用量】口服，成人一次1袋，一日3次；儿童一次1袋，一日2次；

3 岁以下儿童一次 1/2 袋，一日 2 次；或遵医嘱。

【不良反应】监测数据显示，本品可见以下不良反应：恶心、腹泻、呕吐、便秘、腹痛、胃部不适、皮疹、皮肤瘙痒、脱皮等。本品有过敏性休克的个案报道。

【禁　　忌】对本品及所含成分过敏者禁用。

【注意事项】①冲服时沉淀物为不溶于水的药物成分，请连同沉淀物一并服用。②本品宜饭前服用。③本品不宜用茶水冲服。④脾胃虚弱、呕吐泄泻、腹胀便溏、咳嗽痰多者慎用。⑤感冒患者不宜服用。⑥本品含蔗糖，糖尿病患者慎用。⑦过敏体质者慎用。

【孕妇及哺乳期妇女用药】孕妇及哺乳期妇女在医师指导下服用。

【儿童用药】儿童必须在成人监护下使用。

2. 临床应用指引

（1）说明书适应证：①益气维血片：用于血虚证、气血两虚证证候的治疗，症见面色萎黄或苍白、头晕目眩、神疲乏力、少气懒言、自汗、唇舌色淡、脉细弱等；小细胞低色素性贫血见上述证候者。②益气维血胶囊：用于气血两虚所致的面色萎黄或苍白、眩晕、神疲乏力、少气懒言、自汗、唇舌色淡、脉细弱；缺铁性贫血见上述证候者。③益气维血颗粒：用于气血两虚所致的面色萎黄或苍白、眩晕、神疲乏力、少气懒言、自汗、唇舌色淡、脉细弱；缺铁性贫血见上述证候者。

名词解释。①缺铁性贫血：机体对铁元素的需求与供给失衡，导致体内贮存铁耗尽（iron depletion，ID），继而出现红细胞内铁缺乏（iron deficient erythropoiesis，IDE），最终引起缺铁性贫血（iron deficiency anemia，IDA）。IDA 是铁缺乏症（包括 ID、IDE 和 IDA）的最终阶段，表现为缺铁引起的小细胞低色素性贫血及其他异常。②小细胞低色素性贫血：平均红细胞体积、平均红细胞血红蛋白含量、平均红细胞血红蛋白浓度的检测值均在正常值以下，即可诊断为小细胞低色素性贫血。③小细胞低色素性贫血的分类：缺铁性贫血、珠蛋白生成障碍性贫血（重型 β 地中海贫血、轻型 β 地中海贫血、血红蛋白 H 病）、遗传性或获得性铁粒幼细胞贫血（血红素合成障碍和铁利用不良）。

（2）医保适应证：属于《国家基本医疗保险、工伤保险和生育保险药品目录》"养血剂"（乙类）。

（3）临床应用要点：①产品特点：该产品以具有补血作用的猪血提取物（以

血补血）为主，配以益气健脾的黄芪、大枣制成。猪血得黄芪，生血作用更佳，猪血得大枣，健脾作用更强。②西医病种：缺铁性贫血与小细胞低色素性贫血。③中医简化证候：面色萎黄或苍白，头晕目眩，神疲乏力，少气懒言，唇舌色淡。④建议疗程：用于治疗缺铁性贫血时，血红蛋白恢复正常后，应至少维持用药6个月，直至铁相关检测指标恢复正常；用于治疗其他病证时，可根据病情需要确定治疗时间（疗程）。

（4）拓展临床应用：在符合相关法律与临床用药规范、保障临床用药安全的前提下，拓展应用如下。①疾病预防：能有效预防贮存铁缺乏与缺铁性红细胞生成向缺铁性贫血进展。②改善症状：用药2周可以改善缺铁性贫血的一般症状，如头晕眼花、四肢乏力、心悸气短等；用药4周后患者精神行为异常（如烦躁、易怒、注意力不集中等）、口腔病变（如口腔炎、舌炎、舌乳头萎缩、口角皲裂）、毛发干枯、脱落等可明显改善。同时，本品除了能够有效改善贫血导致的食欲不振、食后腹胀等消化系统症状，对缺铁性贫血伴慢性胃炎导致的消化道症状也有明显的改善效果。③巩固治疗：血红蛋白水平恢复正常后，还需巩固治疗至少6个月，待铁相关检测指标恢复正常、临床症状完全消失才可考虑停药。④其他贫血：有文献表明，可用于治疗肾性贫血、阵发性睡眠性血红蛋白尿、珠蛋白生成障碍性贫血、遗传性或获得性铁粒幼细胞贫血，对肿瘤相关性贫血（多为消化道肿瘤所致）也有较好的治疗效果，还可以用于叶酸、维生素B_{12}吸收不良导致的巨幼红细胞贫血。

3. 相关药理作用与治疗原理

益气维血片（胶囊、颗粒）具有提高免疫细胞活性、促进抗体生成的作用，可增强机体的免疫力。此外，该药物还能够刺激骨髓造血系统，促进红细胞、白细胞和血小板的生成，有助于纠正贫血症状。同时，益气维血片（胶囊、颗粒）还可以抑制炎症反应并调节体内多种激素的分泌，有一定的抗炎和调节内分泌平衡的作用。①猪血提取物的主要活性成分为血红素铁，而铁元素是合成血红蛋白之必备元素，猪血提取物中还含有有机铁，服用后能直接被人体吸收和利用。②本品遵循传统气血双补理论，添加黄芪、大枣以助气血互生互用，阴阳平衡、气血双补效果更好，而且黄芪、大枣能够健脾和胃，促进铁元素在肠道的吸收和利用。

4. 临床应用提示

（1）医保准入：属于《国家基本医疗保险、工伤保险和生育保险药品目录》

"养血剂"（乙类）。

（2）列入指南：《国家基本药物临床应用指南（中成药）2018 年版》。

（3）列入共识：①《缺铁性贫血中医药防治康复一体化专家共识》。②《老龄缺铁性贫血高危人群社区中医药防治专家共识》。③《肿瘤相关性贫血中医药防治专家共识》。

（4）行业引用：①《血液疾病优势病种中医诊疗方案与路径解读》。②全国中医药行业高等教育"十三五"创新教材《中医血液病学》。③《贫血的多学科中西医防治和管理》。④《临床路径释义：血液病分册》（2022 年版）。

5. 主要参考文献

[1] 陈庆海，袁媛 . 益气维血颗粒治疗婴幼儿缺铁性贫血临床疗效观察 [J]. 现代医药卫生，2014，30（10）：1570-1571.

[2] 张婷，麻晓红 . 小儿缺铁性贫血 110 例临床观察 [J]. 医疗装备，2016，29（4）：107.

[3] 杨友卫，张秀花，江嘉义 . 益气维血胶囊联合琥珀酸亚铁治疗缺铁性贫血临床疗效分析 [J]. 临床医学研究与实践，2017，2（1）：61.

[4] 李萌，陈熹，续畅，等 . 益气维血成方治疗缺铁性贫血临床疗效 Meta 分析 [J]. 中国现代医师，2018，56（7）：125-128.

[5] 郎海燕，陈信义，杨文华 . 缺铁性贫血中医药防治康复一体化专家共识 [J]. 中华中医药杂志，2018，33（8）：3487-3492.

[6] 单宇鹏，张婕 . 益气维血胶囊联合人重组促红素治疗肿瘤相关性贫血疗效及对患者 Hepcidin，TFR2 水平影响 [J]. 陕西中医，2019，40（12）：1717-1720.

[7] 陈信义，杨文华 . 中医血液病学 [M]. 北京：中国中医药出版社，2019：21-31.

[8] 陈信义，周郁鸿，胡晓梅 . 血液疾病优势病种中医诊疗方案与路径解读 [M]. 北京：北京科学技术出版社，2019：1-21.

[9] 国家基本药物临床应用指南和处方集编委会 . 国家基本药物临床应用指南（中成药）2018 年版 [M]. 北京：人民卫生出版社，2019.

[10] 周义浪，郎海燕，马薇，等 . 益气维血胶囊治疗缺铁性贫血性眩晕疗效观察 [J]. 世界最新医学信息文摘，2020，20（70）：187-189.

[11] 张征帆，倪瑛 . 益气维血胶囊与蔗糖铁治疗缺铁性贫血的效果观察 [J]. 健康研究，2020，40（2）：234-235.

[12] 郎海燕，马薇，张雅月 . 益气维血胶囊联合琥珀酸亚铁片治疗缺铁性贫血的临床效

果 [J]. 临床合理用药杂志，2021，14（20）：8-11.

[13] 罗梅宏，崔乐乐，孙伟正，等. 老龄缺铁性贫血高危人群社区中医药防治专家共识 [J]. 现代中医临床，2021，28（4）：29-35.

[14] 侯丽，董青，田劭丹，等. 肿瘤相关性贫血中医药防治专家共识 [J]. 北京中医药，2021，40（1）：48 52.

[15] 周郁鸿，林圣云，武利强，等. 贫血的多学科中西医防治和管理 [M]. 杭州：浙江大学出版社，2021.

[16] 黄晓军，王建祥. 临床路径释义：血液病分册 [M]. 北京：中国协和医科大学出版社，2022.

益血生胶囊

1. 药品参考信息

【主要成分】阿胶、龟甲胶、鹿角胶、鹿血、牛髓、紫河车、鹿茸、茯苓、黄芪（蜜制）、白芍、当归、党参、熟地黄、白术（麸炒）、制何首乌、大枣、炒山楂、炒麦芽、炒鸡内金、知母（盐制）、大黄（酒制）、花生衣。

【剂　　型】胶囊剂，内容物为棕褐色颗粒状粉末；气腥，味微咸。

【适 应 证】健脾补肾，生血填精。用于脾肾两虚、精血不足所致的面色无华、眩晕气短、体倦乏力、腰膝酸软；缺铁性贫血，慢性再生障碍性贫血见上述证候者。

【用法用量】口服，一次 4 粒，一日 3 次，儿童酌减。

【注意事项】虚热者慎用。请仔细阅读说明书并遵医嘱使用。

【孕妇及哺乳期妇女用药】孕妇慎用。

【儿童用药】儿童必须在成人监护下使用。

【包装规格】每粒重 0.25 g，36 粒 / 盒。

2. 临床应用指引

（1）说明书适应证：健脾补肾，生血填精。用于脾肾两虚、精血不足所致的面色无华、眩晕气短、体倦乏力、腰膝酸软；缺铁性贫血，慢性再生障碍性贫血见上述证候者。

名词解释。①健脾补肾：健脾补肾是中医治疗疾病或病证的一种方法，指利用该产品中具有健脾益气、滋阴补肾作用的中药治疗脾肾两虚证，症见面色萎黄或苍白、肢体倦怠、食欲不振、畏寒肢冷、久泻久痢、脉搏细弱等。②生血填精：生血填精是中医治疗疾病或病证的一种方法，指基于"肾主骨生髓，髓生血"理论，利用该产品中具有填精生血作用的中药治疗肾精亏虚、精不生血的疾病。

（2）医保适应证：属于《国家基本医疗保险、工伤保险和生育保险药品目录》"扶正剂"项下"养血剂"（乙类）。

（3）临床应用要点：①产品特点：该产品由20余味中药材制成，为补气养血、滋阴温阳、调理五脏的补益剂。②西医病种：再生障碍性贫血、缺铁性贫血。③中医简化证候：腰膝酸软、五心烦热、形体消瘦；面色萎黄、头晕目眩、失眠多梦、倦怠自汗。④建议疗程：用于治疗缺铁性贫血时，需用药1～2个月后再评价疗效；用于治疗再生障碍性贫血时，可根据病情需要确定治疗时间（疗程）。注意，若用药超过3个月，需要定期检查肝肾功能。

（4）拓展临床应用：在符合相关法律、中医证候特征、临床用药规范，在保障用药安全的前提下，拓展应用如下。①可试用于治疗骨髓衰竭性疾病，如骨髓增生异常综合征、免疫性全血细胞减少等。②可用于治疗肿瘤相关性贫血与防治化疗后骨髓抑制，且能够提高肿瘤患者的生活质量。③用于治疗非肿瘤相关的白细胞减少。④用于治疗各类血小板减少症，以及肝炎及肝硬化导致的血小板减少症等。⑤用于治疗妊娠期贫血、肿瘤相关性贫血等。

3. 相关药理作用与治疗原理

益血生胶囊具有以下药理作用。①治疗贫血的作用：益血生胶囊可升高缺铁性贫血大鼠的血红蛋白含量和红细胞数量；对乙酰苯肼诱导的小鼠溶血性贫血有防治作用，可提升其血红蛋白含量和红细胞数量；对失血性贫血小鼠亦可在一定程度上提升其血红蛋白含量和红细胞数量，具有预防和治疗作用，此种作用是益血生胶囊治疗贫血的药理学基础之一。②辐射损伤的保护作用：益血生胶囊能提升受照鼠的白细胞计数、骨髓有核细胞数，并使受照鼠胸腺、脾的重量回升，证明益血生胶囊对X射线所致辐射损伤有较好的保护作用。

4. 临床应用提示

（1）医保准入：属于《国家基本医疗保险、工伤保险和生育保险药品目录》"扶正剂"项下"养血剂"（乙类）。

（2）列入指南：《恶性肿瘤中医诊疗指南》（2014年版）。

（3）列入共识：①《肿瘤姑息治疗中成药使用专家共识（2013版）》。②《中西医结合治疗骨髓增生异常综合征专家共识（2019）》。③《肿瘤化疗相关性血小板减少症中医药防治专家共识》。④《肿瘤相关性贫血中医药防治专家共识》。

（4）行业引用：①《血液疾病优势病种中医诊疗方案与路径解读》。②全国中医药行业高等教育"十三五"创新教材《中医血液病学》相应章节。③《贫血的多学科中西医防治和管理专家共识》。

（5）列入路径：①《临床路径治疗药物释义·肿瘤疾病分册（下）》。②《临床路径治疗药物释义·血液病分册》（2022年版）。

5. 主要参考文献

[1] 郑小清，李丽．益血生胶囊联合蔗糖铁注射液治疗气血两虚型缺铁性贫血疗效观察 [J]．新中医，2015，47（3）：78-80．

[2] 张伟．益血生胶囊联合重组人粒细胞集落刺激因子治疗妇科肿瘤化疗后骨髓抑制32例 [J]．河南中医，2015，35（5）：1046-1048．

[3] 梁惠卿，吴耀南，杨嘉恩，等．益血生胶囊联合西药治疗慢性丙型病毒性肝炎40例临床观察 [J]．中医杂志，2015，56（16）：1394-1397．

[4] 迟晓娟，武伯军，胡广，等．益血生胶囊治疗血虚证患者的临床疗效 [J]．中国药物经济学，2015，10（8）：75-77．

[5] 田国燕，顾磊，封爱英．益血生胶囊治疗恶性血液病化疗后骨髓抑制的疗效观察 [J]．中华中医药学刊，2016，34（2）：505-507．

[6] 薛军，崔伟．益血生胶囊联合-（131）I在甲亢伴白细胞降低患者中的应用 [J]．承德医学院学报，2016，33（4）：294-296．

[7] 曾祥学，张跃强，刘安家．益血生胶囊联合人粒细胞集落刺激因子治疗妇科肿瘤化疗后白细胞下降的临床研究 [J]．药物评价研究，2016，39（5）：836-839．

[8] 张平．益血生胶囊联合兔抗人胸腺细胞免疫球蛋白治疗再生障碍性贫血的临床研究 [J]．现代药物与临床，2018，33（7）：1751-1754．

[9] 唐维，李宪．益血生改善药物相关性全血细胞减少症的效果 [J]．中国社区医师，2018，34（22）：78-79．

[10] 吴秀珍，谢利英，许园姣．多维铁口服溶液联合益血生胶囊治疗妊娠合并缺铁性贫血的临床疗效观察 [J]．上海医药，2018，39（15）：29-30，33．

[11] 付岭, 成雪, 刘金梅. 益血生胶囊对非霍奇金淋巴瘤患者化疗后免疫功能的影响 [J]. 海南医学, 2019, 30 (8): 1039-1041.

[12] 谭伟兰, 曾秋霞, 区凯敏. 蛋白琥珀酸铁口服溶液联合益血生胶囊治疗妊娠期缺铁性贫血疗效评价 [J]. 中国药业, 2020, 29 (5): 146-148.

[13] 王娜, 秦玲, 刘珂. 益血生胶囊联合 DA 化疗方案治疗急性髓细胞系白血病临床研究 [J]. 新中医, 2020, 52 (19): 108-110.

[14] 史启霞. 益血生胶囊联合蔗糖铁对缺铁性贫血患者血清铁蛋白、血清铁水平的影响 [J]. 吉林医学, 2021, 42 (3): 583-585.

[15] 王娜, 陈丽珍, 邱雪洲, 等. 益血生胶囊联合多糖铁复合物治疗妊娠期缺铁性贫血的临床研究 [J]. 现代药物与临床, 2021, 36 (6): 1190-1193.

[16] 赵琳, 李虹, 崔英. 益血生胶囊联合琥珀酸亚铁治疗妊娠贫血的疗效观察 [J]. 现代药物与临床, 2021, 36 (6): 1186-1189.

[17] 谢忠丽, 杨堃, 廖文娟. 益血生胶囊治疗儿童急性白血病化疗后骨髓抑制临床研究 [J]. 中国中医药现代远程教育, 2021, 19 (20): 91-93.

[18] 程翠霞, 时晓贞. 益血生胶囊辅助 DA 方案治疗急性髓细胞系白血病患儿的效果及其对红细胞参数的影响 [J]. 华夏医学, 2022, 35 (2): 28-31.

[19] 刘建. 益血生胶囊联合多糖铁复合物胶囊治疗缺铁性贫血的效果 [J]. 系统医学, 2022, 7 (18): 177-181.

[20] 张静娴, 陈信义, 田劭丹. 益血生胶囊基于肾主骨生髓化血理论治疗贫血的临床实践 [J]. 北京中医药大学学报, 2023, 46 (5): 731-735.

益中生血胶囊

1. 药品参考信息

【主要成分】党参、山药、薏苡仁（炒）、陈皮、法半夏、草豆蔻、大枣、绿矾、甘草。辅料为淀粉。

【剂　　型】胶囊剂。

【适 应 证】健脾和胃，益气生血。用于脾胃虚弱、气血两虚所致的面色萎黄、头晕、纳差、心悸气短、食后腹胀、神疲倦怠、失眠健忘；缺铁性贫血见上述证候者。

【用法用量】口服，每次 2 粒，一日 3 次。饭后服用。

【不良反应】个别患者服药后出现恶心、胃脘部烧灼感、大便次数增多、肠鸣、轻度腹痛、口干多饮。

【禁　　忌】禁止与茶及含鞣质的药物合用。对本品过敏者禁用。

【注意事项】①忌烟、酒及辛辣、生冷、油腻食物。②孕妇慎用。③溃疡病、消化道出血性疾病患者遵医嘱用药。④不宜和感冒药同时服用。⑤高血压、糖尿病患者应在医师指导下服用。⑥过敏体质者慎用。⑦服药1周症状无改善或服药期间症状加重时应停药并去医院就诊。⑧药品性状发生改变时禁止服用。⑨儿童必须在成人监护下使用。⑩请将此药放在儿童不能接触到的地方。

【孕妇及哺乳期妇女用药】孕妇慎用。

【儿童用药】儿童必须在成人监护下使用。

2. 临床应用指引

（1）说明书适应证：健脾和胃，益气生血。用于脾胃虚弱、气血两虚所致的面色萎黄、头晕、纳差、心悸气短、食后腹胀、神疲倦怠、失眠健忘；缺铁性贫血见上述证候者。

名词解释。①健脾和胃：健脾和胃是中医治疗疾病或病证的一种方法，是指利用该产品中具有健脾（促进消化）和胃（促进食欲）作用的中药治疗脾胃虚弱证候，临床症见胃脘胀满、隐隐作痛、喜温喜按、时缓时急、纳呆便溏、身倦乏力、四肢不温、少气懒言、舌质淡或有齿痕、苔薄白、脉细弱。②益气生血：益气生血是中医治疗疾病或病证的一种方法，该方法基于"脾为后天之本，气血生化之源"的理论，通过补益脾气促进运化、增强营养物质吸收而达到化生血液之效果。

（2）临床应用要点：①产品特点：该产品为北京中医药大学东直门医院研发的新品中成药，该产品由两部分组成，一是健脾益气中药，包括党参、陈皮、薏苡仁等，是主体部分；二是"助土益元，治诸血证"的"绿矾"，为辅助部分。健脾益气中药通过调理胃肠功能，改善原有消化道疾病的病理状态，从而对铁吸收障碍起主要改善作用；绿矾中含有红细胞生成中不可缺少的铁元素，可以直接补充铁元素，而对机体内铁需求的增加、摄入不足与丢失过多起治疗作用。②西医病种：铁缺乏症以及缺铁性贫血。③中医简化证候：面色萎黄、头晕眼花、食欲不振、食后腹胀、神疲倦怠、失眠健忘。④建议疗程：用于治疗缺铁性贫血时，血红蛋白恢复正常后，应至少维持用药6个月，直至铁相关检测指标恢复正常。

（3）拓展临床应用：在符合相关法律与临床用药规范、保障临床用药安全的前提下，拓展应用如下。①疾病预防：能有效预防贮存铁缺乏与缺铁性红细胞生成向缺铁性贫血的进展。②改善症状：用药2周可明显改善缺铁性贫血一般症状，如头晕眼花、四肢乏力、心悸气短等；用药4周后患者精神行为异常（如烦躁、易怒、注意力不集中等）、口腔病变（如口腔炎、舌炎、舌乳头萎缩、口角皲裂）、毛发干枯、脱落等可明显改善。同时，本品除了能够有效改善贫血导致的食欲不振、食后腹胀等消化道症状，对缺铁性贫血伴慢性胃炎导致的消化道症状也有明显改善效果。③巩固治疗：血红蛋白水平恢复正常后，还需巩固治疗至少6个月，待铁相关检测指标恢复正常、临床症状完全消失再考虑停药。④其他：有文献表明，本品对肿瘤相关性贫血（多为消化道肿瘤所致）有较好的治疗效果，还可以用于治疗叶酸、维生素B_{12}吸收不良导致的巨幼红细胞贫血。

3. 相关药理作用与治疗原理

通过对失血性贫血、环磷酰胺造模或丝裂霉素造模的大鼠和小鼠贫血模型的观察，3个剂量的益中生血片的主要药理作用如下。①大剂量本品可明显抑制大鼠或小鼠体重减轻，提高血红蛋白含量、红细胞数量、红细胞压积值，增加大鼠、小鼠血清或全血铁含量。②通过对动物模型的观察，本品对贫血的大鼠、小鼠均有一定的生血作用，生血效果与用药剂量呈正相关。③与硫酸亚铁治疗组相比，本品的生血作用明显优于硫酸亚铁的，说明其生血作用不仅源于本品中的碌矾，更是本品中各味中药相互配合、相互协同的结果。④益中生血片可以减轻环磷酰胺、丝裂霉素对大鼠、小鼠的毒性，并有抑制环磷酰胺、丝裂霉素所致的大鼠、小鼠血红蛋白含量下降。

4. 临床应用提示

（1）列入共识：①《缺铁性贫血中医药防治康复一体化专家共识》。②《老龄缺铁性贫血高危人群社区中医药防治专家共识》。

（2）行业引用：①《血液疾病优势病种中医诊疗方案与路径解读》。②全国中医药行业高等教育"十三五"创新教材《中医血液病学》。

5. 主要参考文献

[1] 周淑秋. 益中生血片治疗缺铁性贫血疗效观察 [J]. 中国实用乡村医师杂志，2015，10：

25，26.

[2] 郎海燕，陈信义，杨文华 . 缺铁性贫血中医药防治康复一体化专家共识 [J]. 中华中医药杂志，2018，33（8）：3487-3492.

[3] 周凤新 . 益中生血片治疗脾胃虚弱型慢性萎缩性胃炎临床疗效观察 [J]. 临床医药文献电子杂志，2018，5（89）：175，178.

[4] 王佳，陈信义，侯丽，等 . 健脾生血法治疗晚期胃癌合并贫血的临床观察 [J]. 现代中医临床，2018，25（3）：24-28.

[5] 陈信义，周郁鸿，胡晓梅 . 血液疾病优势病种中医诊疗方案与路径解读 [M]. 北京：北京科学技术出版社，2019：1-21.

[6] 陈信义，杨文华 . 中医血液病学 [M]. 北京：中国中医药出版社，2019：21-31.

[7] 罗梅宏，崔乐乐，孙伟正，等 . 老龄缺铁性贫血高危人群社区中医药防治专家共识 [J]. 现代中医临床，2021，28（4）：29-35.

[8] 侯丽，董青，田劭丹，等 . 肿瘤相关性贫血中医药防治专家共识 [J]. 北京中医药，2021，40（1）：48-52.

[9] 侯丽，倪磊，马薇，等 . 益中生血胶囊治疗肿瘤相关性贫血的临床观察 [J]. 北京中医药大学学报（中医临床版），2012，19（2）：27-30.

[10] 许晶，董石，董青，等 . 中医药防治肿瘤相关性贫血的优势与特色 [J]. 北京中医药大学学报，2022，45（11）：1089-1094.

[11] 陈哲，高炳华，张斌，等 . 益中生血片联合输血治疗重度与极重度缺铁性贫血患者临床疗效 [J]. 临床军医杂志，2023，51（3）：294-296，300.

[12] 陈珮，陈信义 . 中医治疗血液病名家学术观点撷菁 Ⅱ [J]. 北京中医药大学学报，2022，45（4）：421-427.

[13] 兰青 . 琥珀酸亚铁结合益中生血片治疗小儿缺铁性贫血的临床观察 [J]. 现代诊断与治疗，2020，31（21）：3423-3424.

[14] 段丽娟 . 益中生血片联合琥珀酸亚铁治疗缺铁性贫血的疗效观察 [J]. 现代药物与临床，2019，34（6）：1779-1783.

[15] 张兴 . 缺铁性贫血的中医药治疗 [J]. 家庭医学，2021（2）：52-53.

[16] 陈哲，段琴青，牧莹，等 . 益中生血片联合琥珀酸亚铁片治疗重度缺铁性贫血的临床研究 [J]. 药物评价研究，2021，44（4）：780-784.

[17] 李阔，敖亮，陈方姗 . 肿瘤相关性贫血的中医药治疗进展 [J]. 湖南中医杂志，2018，

34（9）：197-198.

[18] 文玲波，李建安，刘子瑗，等 ."伏邪"理论在肿瘤相关性贫血中的应用探讨 [J]. 江西中医药，2024，55（4）：17-19.

[19] 于孙婉琪，赵洋，张强，等 . 孙伟正基于酸甘化阴理论治疗缺铁性贫血的经验介绍 [J]. 现代中医临床，2024，31（1）：41-45.

再造生血胶囊

1. 药品参考信息

【主要成分】 菟丝子（酒制）、红参（去芦）、鸡血藤、阿胶、当归、女贞子、黄芪、益母草、熟地黄、白芍、制何首乌、淫羊藿、黄精（酒制）、鹿茸（去毛）、党参、麦冬、仙鹤草、白术（炒）、补骨脂（盐制）、枸杞子、墨旱莲。

【剂　　型】 胶囊剂。

【适 应 证】 补肝益肾。用于肝肾不足、气血两虚所致的血虚虚劳，症见心悸气短、头晕目眩、倦怠乏力、腰膝酸软、面色苍白、唇甲色淡或伴出血；再生障碍性贫血、缺铁性贫血见以上证候者。

【用法用量】 口服，一次 5 粒，一日 3 次。

【不良反应】 尚不明确。

【禁　　忌】 尚不明确。

【注意事项】 ①本品为补益之剂，感冒者慎用，以免表邪不解。②服药期间饮食宜选清淡、易消化之品。③再生障碍性贫血和缺铁性贫血患者必要时应采取综合治疗措施。

【药物相互作用】 如与其他药物同时使用，可能发生药物相互作用，详情请咨询医师或药师。

2. 临床应用指引

（1）说明书适应证：补肝益肾。用于肝肾不足、气血两虚所致的血虚虚劳，症见心悸气短、头晕目眩、倦怠乏力、腰膝酸软、面色苍白、唇甲色淡或伴出血；再生障碍性贫血、缺铁性贫血见以上证候者。

名词解释。①肝肾不足：肝肾不足是多种疾病的临床常见证候，主要以耳鸣耳聋、腰膝酸软、失眠多梦、食欲下降、头晕目眩、五心烦热、形体消瘦为临床表现。②气血两虚：气血两虚是多种疾病的临床常见证候，症见面色萎黄、头晕目眩、失眠多梦、气短懒言、倦怠自汗。③补肝益肾：补肝益肾是中医治疗疾病或病证的一种方法，指利用该产品中具有补益肝肾作用的中药，以达到治疗肝肾不足或肝肾阴虚的效果。

（2）医保适应证：属于《国家基本医疗保险、工伤保险和生育保险药品目录》"扶正剂"项下"养血剂"（乙类）。同方不同剂型与不同生产企业的产品可参照医保目录应用。

（3）临床应用要点：①产品特点：该产品由 20 余味中药材制成，为补气养血、滋阴温阳、调理五脏的补益剂。②西医病种：再生障碍性贫血、缺铁性贫血。③中医简化证候：腰膝酸软、五心烦热、形体消瘦；面色萎黄、头晕目眩、失眠多梦、倦怠自汗。④建议疗程：用于治疗缺铁性贫血时，需用药 1~2 个月再评估疗效；用于治疗再生障碍性贫血时，可不受疗程限制，可根据病情需要确定治疗时间（疗程）。但若连续用药超过 3 个月，需定期检测肝肾功能。

（4）拓展临床应用：在符合相关法律、中医证候特征、临床用药规范、保障用药安全的前提下，拓展应用如下。①提高骨髓增生异常综合征低危患者外周血中红细胞数量、血红蛋白水平。长期应用有助于红系血液学的改善，促进血红蛋白水平升高。②可用于治疗肿瘤相关性贫血、防治化疗后骨髓抑制，且能够改善肿瘤患者生活质量。③可试用于其他骨髓衰竭性疾病的治疗。

3. 相关药理作用与治疗原理

再造生血胶囊药理学研究表明：①促进造血功能：再造生血胶囊是一种中成药，主要成分有黄芪、大枣、阿胶、熟地黄、当归、白芍、川芎、党参、麦冬、山楂、枸杞子等。具有益气养阴、健脾补肾的功效，在临床上主要用于治疗各种原因引起的缺铁性贫血，可以有效促进机体造血功能恢复。②改善骨髓微循环：再造生血胶囊中的黄芪、当归、白芍等药物成分有活血化瘀的作用，可以促进血液循环，改善骨髓微循环，有利于增加红细胞和血小板的数量，对于缓解患者的乏力、头晕等症状有一定的作用。③增强免疫力：再造生血胶囊中还含有多种免疫调节剂，如多糖类物质和微量元素等。这些成分有助于提升机体的免疫力，预防感染和其他疾病的发生。④抗炎镇痛：再造生血胶囊中含有多种天然活性成分，如黄酮类化合物和生物碱等。这些成分具有一定的抗炎作用，并能缓解疼痛症状。

4. 临床应用提示

（1）医保准入：属于《国家基本医疗保险、工伤保险和生育保险药品目录》

"扶正剂"项下"养血剂"（乙类）。

（2）列入共识：①《肿瘤相关性贫血中医药防治专家共识》。②《老龄缺铁性贫血高危人群社区中医药防治专家共识》。

（3）行业引用：①《中成药临床应用指南：气血津液疾病分册》。②《贫血的多学科中西医防治和管理》。③《血液疾病优势病种中医诊疗方案与路径解读》。④全国中医药行业高等教育"十三五"创新教材《中医血液病学》。

5. 主要参考文献

[1] 丁皓 . 再造生血胶囊治疗骨髓增生异常综合征临床研究 [D]. 北京：北京中医药大学，2019.

[2] 丁皓，曾清，邸海侠，等 . 再造生血胶囊治疗骨髓增生异常综合征临床疗效初步评价 [J]. 北京中医药大学学报，2020，43（3）：252-258，264.

[3] 姚靓，丁皓，曾清，等 . 再造生血胶囊对骨髓增生异常综合征低危患者外周血象的影响 [J]. 中国中医药信息杂志，2021，28（1）：118-122.

[4] 靳铎，徐清华，康廷干，等 . 再造生血胶囊联合琥珀酸亚铁治疗气血两虚证型缺铁性贫血的疗效观察 [J]. 现代药物与临床，2023，38（12）：3102-3105.

[5] 陈信义，董青，田劭丹，等 . 恶性肿瘤中医药维持治疗临床价值与述评 [J]. 北京中医药大学学报，2021，44（9）：777-783.

[6] 中华中医药学会血液病分会，中国民族医药学会血液病分会，中国中西医结合学会肿瘤专业委员会，等 . 恶性肿瘤中医维持治疗专家共识 [J]. 北京中医药大学学报，2024，47（1）：141-148.

咖啡酸片

1. 药品参考信息

【主要成分】咖啡酸，其化学名称为 3-（3,4- 二羟苯基）- 丙烯酸。

【剂　　型】本品为淡黄色片，味微酸。

【适 应 证】用于预防外科手术时出血或止血，以及内科、妇产科等出血性疾病的止血，也用于各种原因引起的白细胞减少症、血小板减少症。

【用法用量】口服，一次 0.1 ～ 0.3 g，每日 3 次，14 天为 1 个疗程，可连续应用数疗程。

【不良反应】尚不明确。

【**禁　　忌**】尚不明确。

【**注意事项**】尚不明确。

【**药物相互作用**】如与其他药物同时使用，可能发生药物相互作用，详情请咨询医师或药师。

【**药物作用**】本品为止血升白细胞药，具有收缩增固微血管、增强凝血因子功能、升高白细胞和血小板的作用。

【**包装规格**】每片 0.1 g，18 片 / 盒或 36 片 / 盒。

2. 临床应用指引

（1）说明书适应证：用于预防外科手术时出血或止血，以及内科、妇产科等出血性疾病的止血，也用于各种原因引起的白细胞减少症、血小板减少症。

（2）临床应用要点：①产品特点：该产品中的咖啡酸原是从多种植物中提取的有效成分，其化学名称为 3-（3,4- 二羟苯基）- 丙烯酸。②西医病种：一是用于预防外科手术时出血或止血，以及内科、妇产科等出血性疾病的止血。二是用于治疗各种原因引起的白细胞减少症、血小板减少症。③建议疗程：14 天为 1 个疗程，可连续、反复应用数疗程。

（3）拓展临床应用：在符合相关法律、临床用药规范，并在保障临床用药安全的前提下，拓展应用如下。①预防用药：基于"治未病""已病防变"理论，用于包括恶性血液病在内的恶性肿瘤治疗相关白细胞减少症、血小板减少症。一般在肿瘤药物应用前 3 ～ 7 天给药或与治疗药物同步应用，有预防或舒缓肿瘤治疗相关白细胞减少、血小板减少的作用。②治疗用药：单独应用能够有效治疗多种因素引起的白细胞减少与血小板减少，对轻、中度白细胞减少、血小板减少的临床治疗效果最佳；与粒细胞集落刺激因子、重组人血小板生成素以及血小板生成素受体激动剂联合应用具有增效作用；可以用于再生障碍性贫血、骨髓增生异常综合征、难治性血小板减少等疾病。

3. 相关药理作用与治疗原理

咖啡酸片可有效治疗肿瘤治疗所致血小板减少症和原发免疫性血小板减少症，以及放化疗、甲亢药物等各种原因引起的白细胞减少症，且有良好的安全性；药理学研究显示，咖啡酸片可增强凝血因子的功能，达到止血效果，但对凝血因子反应时间、纤维蛋白聚合时间、纤维蛋白聚合功能、最大血块强度无影响。咖啡酸片组的凝血综合指数与空白对照组的基本一致，无血栓形成风险；咖啡酸可以促进粒单系祖细胞和巨核系祖细胞增殖、分化、成熟，进而增加白细胞和血小板的数量。

4. 临床应用提示

（1）该品种系根据化学结构式用专利技术合成，临床应用有效安全。

（2）列入共识：①《肿瘤化疗所致血小板减少症诊疗中国专家共识（2018版）》。②《急性白血病化疗所致血小板减少症诊疗中国专家共识》（2019年版）。③《肿瘤化疗相关性血小板减少症中医药防治专家共识》。④《肝病相关血小板减少症临床管理中国专家共识》（2023年版）。

（3）列入指南：①《中国临床肿瘤学会（CSCO）肿瘤治疗所致血小板减少症诊疗指南2022》。②《中国临床肿瘤学会（CSCO）肿瘤治疗所致血小板减少症诊疗指南2023》。③《中国临床肿瘤学会（CSCO）肿瘤治疗所致血小板减少症诊疗指南2024》。

（4）行业引用：①《血液疾病优势病种中医诊疗方案与路径解读》。②全国中医药行业高等教育"十三五"创新教材《中医血液病学》。

5. 主要参考文献

[1] 王英，刘婷，彭婷，等.咖啡酸片应用于急性髓系白血病化疗后造血恢复期的疗效 [J].中国药物经济学,2024,19(z1):53-55.

[2] 潘钰娇，肖永平，李柯.咖啡酸片治疗肿瘤化疗所致血小板减少症的临床观察 [J].智慧健康,2024,10(23):43-45.

[3] 林薇，朱海峰，李流娇.不同剂量咖啡酸片联合重组人白细胞介素 -11 预防白血病化疗所致血小板减少症的效果 [J].大医生,2022,7(9):4-7.

[4] 沈志祥，马军.咖啡酸片治疗肿瘤化疗所致血小板减少症的临床观察 [J].中国肿瘤临床,2017,44(17):876-879.

[5] 王静，刘忠杰，康文艳，等.咖啡酸片联合重组人粒细胞集落刺激因子对宫颈癌化疗后重度骨髓抑制的疗效分析 [J].中国肿瘤外科杂志,2019,11(5):362-365.

[6] 齐静.咖啡酸片治疗宫颈癌化疗致白细胞减少的临床研究 [J].湖南师范大学学报（医学版）,2019,16(3):92-96.

[7] 董涵之，彭志强，王美鑑.咖啡酸片预防肺鳞癌化疗所致的中性粒细胞及血小板减少的临床观察 [J].江西医药,2020,55(12):1825-1826,1874.

[8] 于海鹰，张磊，郭春萍，等.咖啡酸片对化疗后白细胞减少症患者免疫功能和临床疗效

的影响 [J]. 实用药物与临床 ,2018,21(11):1233-1236.

[9] 蔡文娟 , 张玲 . 注射用重组人白细胞介素 11 联合咖啡酸片治疗肿瘤化疗后血小板减少的临床效果 [J]. 临床医学研究与实践 ,2019,4(2):19-20,23.

[10] 杨希 , 焦蓉 , 黄薇 . 咖啡酸片在儿童免疫性血小板减少症中的应用效果 [J]. 中外医学研究 ,2019,17(26):135-136.

[11] 黄昭萍 . 对比研究咖啡酸片与利可君片治疗再生障碍性贫血患者的疗效 [J]. 当代医学 ,2019,25(4):33-35.

[12] 徐荣香 . 口服咖啡酸片治疗肿瘤化疗引起血小板减少症的疗效分析 [J]. 医药前沿 ,2019,9(36):59-60.

[13] 马宽 . 咖啡酸片治疗肿瘤化疗所致血小板减少症的临床观察 [J]. 中西医结合心血管病电子杂志 ,2018,6(34):43.

[14] 张文静 . 咖啡酸片用于白细胞减少症治疗中的临床效果分析 [J]. 医药前沿 ,2017,7(7):268-269.

[15] 朱学军 , 徐士淮 . 咖啡酸片预防 GP 方案治疗晚期非小细胞肺癌所致白细胞减少的临床观察 [J]. 数理医药学杂志 ,2017,30(3):413-414.

[16] 令狐锐 . 咖啡酸片联合 G-CSF 治疗化疗后骨髓抑制疗效分析 [J]. 海峡药学 ,2017,29(10):185-186.

[17] 朱耀国 , 樊琳 , 杨军红 . 咖啡酸片治疗甲巯咪唑所致白细胞减少临床观察 [J]. 中外医学研究 ,2016,14(31):35-36.

[18] 王海存 , 许娜丽 , 覃霄燕 . 探讨咖啡酸片对乳腺癌术后化疗引起白细胞减少的疗效 [J]. 中国现代药物应用 ,2016,10(17):162-163.

[19] 袁磊 , 张红迎 . 咖啡酸片对直肠癌放疗过程中的血象降低的预防效果观察 [J]. 医学信息 ,2016,29(z2):112-113.

[20] 刘丹 . 咖啡酸片治疗慢性难治性 ITP 的临床疗效观察 [J]. 医学信息 ,2015(11):264-265.

[21] 贝月仙 . 咖啡酸片治疗特发性血小板减少性紫癜疗效观察 [J]. 中国伤残医学 ,2015,23(21):105-106.

[22] 严伟 , 李志红 , 汤俊 , 等 . 甘露聚糖肽联合咖啡酸片治疗白细胞减少症的临床研究 [J]. 现代药物与临床 ,2023,38(10):2547-2551.

[23] 颜丽华 , 王羽 . 咖啡酸片联合艾曲泊帕乙醇胺治疗血小板减少症的临床研究 [J]. 现代药物与临床 ,2022,37(9):2031-2034.

[24] 中国咖啡酸片多中心研究小组 . 咖啡酸片治疗免疫性血小板减少症有效性和安全性随机双盲平行对照多中心临床研究 [J]. 中国实用内科杂志 ,2017,37(9):817-821.

[25] 何迪 , 李斌 , 朱晓玲 . 咖啡酸片治疗免疫性血小板减少症的临床效果及安全性研究 [J]. 临床血液学杂志 ,2020,33(5):344-347.

[26] 徐丹 , 计成阜 , 姜金龙 , 等 . 咖啡酸片联合地塞米松治疗原发免疫性血小板减少症的临床疗效分析 [J]. 中国社区医师 ,2023,39(29):14-16.

[27] 孟德钎 , 王国如 , 李鞠 , 等 . 咖啡酸片联合泼尼松、羟氯喹治疗系统性红斑狼疮的临床疗效 [J]. 中国临床研究 ,2018,31(10):1401-1404.

[28] 秦平 , 魏昱 , 侯明 , 等 . 咖啡酸片治疗 103 例原发免疫性血小板减少症患者的多中心临床研究 [J]. 中华血液学杂志 ,2015,36(2):103-106.

[29] 谭启龙 . 重组人粒细胞刺激因子联合咖啡酸片治疗宫颈癌同步放化疗致白细胞减少患者的疗效观察 [J]. 医学临床研究 ,2018,35(9):1856-1858.

[30] 王娟 . 咖啡酸片与利可君片治疗再生障碍性贫血患者的效果分析 [J]. 特别健康 ,2022(2):37-38.

[31] 吴春农 . 咖啡酸片治疗甲亢药所致白细胞减少症疗效观察 [J]. 四川医学 ,2015,36(8):1160-1162.

[32] 唐天弼 , 王建萍 , 武栋 , 等 . 咖啡酸治疗抗结核药物所致白细胞和血小板下降临床观察 [J]. 宁夏医科大学学报 ,2017,39(1):78-80.

[33] 赵变锋 . 咖啡酸预防肺癌化疗后白细胞和血小板减少的效果分析 [J]. 医学新知杂志 ,2017,27(3):291-292.

第二节　病证治疗用药

阿胶泡腾颗粒

1. 药品参考信息

【主要成分】阿胶。辅料为蔗糖、枸橼酸、碳酸氢钠、甜菊素。

【剂　　型】本品为棕褐色的颗粒；味甜、微苦。

【适 应 证】补血滋阴，润燥，止血。用于血虚萎黄、眩晕心悸、心烦不眠、肺燥咳嗽。

【用法用量】开水冲服，一次1袋，一日3次。

【不良反应】尚不明确。

【禁　　忌】尚不明确。

【注意事项】①忌油腻食物。②凡脾胃虚弱、呕吐泄泻、腹胀便溏、咳嗽痰多者慎用。③感冒患者不宜服用。④孕妇、高血压、糖尿病患者应在医师指导下服用。⑤本品宜饭前服用。⑥按照用法用量服用，小儿应在医师指导下服用。⑦服药2周或服药期间症状无改善，或症状加重，或出现新的严重症状，应立即停药并去医院就诊。⑧对本品过敏者禁用，过敏体质者慎用。⑨本品性状发生改变时禁止使用。⑩儿童必须在成人监护下使用。请将本品放在儿童不能接触到的地方。如正在使用其他药品，使用本品前请咨询医师或药师。

【药物相互作用】如与其他药物同时使用，可能发生药物相互作用，详情请咨询医师或药师。

【药物过量】未进行该项研究且暂无可靠文献参考。

【药物毒理学】未进行该项研究且暂无可靠文献参考。

【药代动力学】未进行该项研究且暂无可靠文献参考。

【包装规格】每袋20 g，30袋/盒；或每袋6 g，9袋/盒。

2.临床应用指引

（1）说明书适应证：具有补血滋阴、润燥、止血功效，用于血虚萎黄、眩晕心悸、心烦不眠、肺燥咳嗽。

名词解释。①血虚证：血虚证是临床常见的虚损证候，临床症见面色淡白或萎黄，唇舌、爪甲色淡，头晕眼花，心悸多梦，手足发麻，妇女月经量少、色淡、月经后期或经闭，舌质淡，脉细弱。②补血：补血是中医治疗血虚证的一种方法，指利用该产品中具有补血功效的中药以达到先补血（提升外周血象）、后养血（维持血液稳定状态）的功效。③滋阴：滋阴是中医治疗阴液不足证候的一种方法，指利用该产品中具有滋阴功效的中药滋补阴液。④润燥：润燥是中医治疗阴虚燥热证候的一种方法。这里的"燥"由阴虚导致，临床症见午后潮热，或夜间发热，不欲近衣，手足心热，烦躁，少寐多梦，盗汗，口干咽燥，舌质红或有裂纹，苔少甚至无苔，脉细数。对于阴虚潮热，盗汗，或热盛伤津而见舌红、口燥等症者，阿胶既可补血养血，又可滋阴润燥。

（2）临床应用要点：①产品特点：该产品主要成分为阿胶，具有补血滋阴、润燥、止血功效，属于典型的补虚药物。②西医病种：说明书规定的适应证（不限病种，凡见阴液亏虚者均可以应用）。③中医简化证候：面色萎黄、头晕目眩、失眠多梦、口干咽燥、皮肤干燥等。④建议疗程：用于治疗说明书规定的疾病或病证时，可不受疗程限制，可根据病情需要确定治疗时间（疗程）。

（3）拓展临床应用：在符合相关法律与临床用药规范、保障临床用药安全的前提下，拓展应用如下。①补血作用：用于治疗各种原因导致的贫血、血小板减少症及白细胞减少症。②止血作用：用于治疗各种原因导致的出血症状，如月经过多、原发免疫性血小板减少症、过敏性紫癜以及多种血液病或其他疾病引起的出血等。③滋阴作用：用于治疗多脏器病变导致的低热（阴虚内热证），临床可见五心烦热、午后潮热、夜间盗汗、口燥咽干、心烦失眠、头晕耳鸣等。④其他：可根据医师用药习惯或药理作用推荐应用。

3. 相关药理作用与治疗原理

动物研究表明，阿胶具有以下药理作用。①阿胶具有显著的抗贫血作用。除了对模型小鼠失血性贫血有明显改善作用，对环磷酰胺引起的小鼠白细胞减少、网织红细胞减少均有明显改善作用。另外，阿胶对缺血性动物的红细胞数量、血红蛋白含量等有显著的提升作用。②阿胶对骨髓造血系统及其造血功能有促进和保护作用，作用机制可能与阿胶可以促进机体造血干细胞的增殖和分化作用相关。③阿胶具有明显止血效果，可以用于多种出血症的治疗。④研究发现，阿胶对细胞免疫有双向调节作用，并可增强自然杀伤细胞（natural killer cell，NK 细胞）的活性，而 NK 细胞在抑制肿瘤的发生中发挥一定的作用。此外，阿胶有促进健康人淋巴细胞转化的作用，同时也能提高肿瘤患者的淋巴细胞转化率。

4. 临床应用提示

临床应用提示如下。①阿胶被认为是滋阴润肺、补血止血、定痛安胎之佳品，对患者表现的血虚证候（贫血或全血细胞减少）有一定的治疗作用。临床具体应用请参考推荐临床应用内容或在医师指导下应用。②用于治疗贫血、血小板减少症与白细胞减少症时可与其他中成药联合应用。

5. 主要参考文献

[1] 姜一朴，邱志权，王延涛，等 . 小分子阿胶抗疲劳、抗氧化及止血作用研究 [J]. 中国药理学通报，2019，35（2）：203-208.

[2] 张国伟，马俊华，梁干景，等. 阿胶化学成分及保健作用研究进展 [J]. 食品科学，2021，46（3）：39-43.

[3] 胡献国. 冬补如何选用"补血圣药"阿胶 [J]. 家庭医学，2022，37（2）：49.

[4] 李笃军，杨铧，武勇. 阿胶的药理分析及临床应用 [J]. 中国食品，2022（1）：112-114.

[5] 李艳芳，王淑平，周静文，等. 阿胶治疗地中海贫血孕妇疗效及对热休克蛋白70表达的影响 [J]. 中华中医药杂志，2023，38（4）：1887-1892.

[6] 杨帅，鲁婷婷，周祖英，等. 阿胶化学成分和药理作用及质量控制研究进展 [J]. 中国新药杂志，2023，32（8）：806-816.

阿胶三宝膏

1. 药品参考信息

【**主要成分**】阿胶、黄芪、大枣。辅料为蔗糖、饴糖。

【**剂　　型**】本品为暗红棕色的稠膏；味甜。

【**适 应 证**】补气血，健脾胃。用于气血两亏、脾胃虚弱所致的心悸、气短、食少。

【**用法用量**】开水冲服。一次 10 g，一日 2 次。

【**不良反应**】尚不明确。

【**禁　　忌**】尚不明确。

【**注意事项**】①忌油腻食物。②凡脾胃虚弱、呕吐泄泻、腹胀便溏、咳嗽痰多者慎用。③感冒患者不宜服用。④孕妇、高血压、糖尿病患者应在医师指导下服用。⑤本品宜饭前服用。⑥按照用法用量服用，小儿应在医师指导下服用。⑦服药 2 周症状无改善，或服药期间症状加重，或出现新的严重症状时，应立即停药并去医院就诊。⑧对本品过敏者禁用，过敏体质者慎用。⑨本品性状发生改变时禁止使用。⑩儿童必须在成人监护下使用；请将本品放在儿童不能接触到的地方；如正在使用其他药品，使用本品前请咨询医师或药师。

【**孕妇及哺乳期妇女用药**】尚不明确。

【**儿童用药**】儿童必须在成人监护下服用。

【**药物相互作用**】如与其他药物同时使用，可能发生药物相互作用，详情请咨询医师或药师。

【**药物过量**】未进行该项研究且暂无可靠文献参考。

【**药物毒理学**】未进行该项研究且暂无可靠文献参考。

【**药代动力学**】未进行该项研究且暂无可靠文献参考。

【**包装规格**】10克／支，12支／盒。

2. 临床应用指引

（1）说明书适应证：用于气血两亏、脾胃虚弱所致的心悸、气短、食少。

名词解释。①气血两亏：气血两亏是临床常见虚损证候，临床症见面色㿠白或萎黄，心悸气短，头晕目眩，失眠健忘，多梦自汗，神疲乏力，唇甲淡白，手足麻木，肌肤不仁，舌质淡，苔薄白，脉细弱或缓而无力。②脾胃虚弱：脾胃虚弱是临床常见虚损证候，临床症见胃脘胀满，隐隐作痛，喜温喜按，时缓时急，纳呆便溏，身倦乏力，四肢不温，少气懒言，舌质淡或有齿痕、苔薄白，脉细弱。

（2）临床应用要点：①产品特点：该产品主要成分为阿胶、黄芪、大枣，具有健脾和胃、双补气血之功效，为典型的补虚方剂。②西医病种：说明书规定的适应证（不限病种，凡见气血两虚证者均可以应用）。③中医简化证候：面色萎黄，头晕目眩，失眠多梦，少气懒言，乏力自汗。④建议疗程：用于治疗说明书规定的疾病或病证时，可不受疗程限制，可根据病情需要确定治疗时间（疗程）。

（3）拓展临床应用：在符合相关法律与临床用药规范、保障临床用药安全的前提下，拓展应用如下。①改善血象：用于各种病因引起的贫血、血小板减少症与白细胞减少症的治疗。②提高免疫力：能够增强人体免疫力，提高身体抗病能力，对抗病毒感染和细菌感染，预防感冒和其他呼吸道感染性疾病。③补虚：阿胶三宝膏具有补气血、健脾胃之功效，可改善脾胃虚弱或气血两虚症状，如面色萎黄或者面色苍白、食欲减退、肢体倦怠、脘腹胀满、大便溏稀、头晕眼花，或者倦怠自汗、肢体乏力、心悸气短、精神萎靡、面色萎黄或苍白、头晕耳鸣、失眠多梦、皮肤干燥、毛发枯萎、手足麻木等。

3. 相关药理作用与治疗原理

药理学研究结果如下。①阿胶：阿胶具有显著的抗贫血作用，可显著缩短体外凝血时间，还能治疗失血性贫血；阿胶浆对环磷酰胺引起的小鼠白细胞减少、网织红细胞减少均有明显改善作用，对骨髓造血系统的造血功能有促进和保护作用。阿胶对缺血性动物的红细胞数量、血红蛋白含量等有显著促进作用，能够促进机体造血干细胞增殖和分化。研究发现，不同剂量的阿胶均有明显的提升白细胞数量的作用，且该研究初步认定了阿胶提升白细胞数量的作用机制——促进机体造血干细胞的增殖和分化。②黄芪：对心肌有正性肌力作用，对缺血、缺氧的心肌有保护作用，对感染病毒的心肌有保护作用，对血压具有双向调节作用，能改善病毒性心肌炎小鼠的心肌细胞的异常电活动，可增强机体免疫力，具有抗病毒、抗癌、抗衰老作用及抗血小板聚集作用，可促进血细胞的生成、发育和成熟，对中毒性肝损伤的肝细胞有保护作用，有明显的利尿作用等。③大枣：可补中益气，养血安神。用于脾虚食少、乏力便溏、妇人脏躁。现代研究表明大枣具有增强免疫力、抗癌、抗过敏的作用，可增强肌力、保肝、抗炎。

4. 临床应用提示

临床应用提示如下。①该产品具有补气血、健脾胃之功效，对患者表现的气血两虚、脾胃虚弱症状有一定的改善作用。临床具体应用请参考推荐临床应用内容或在医师指导下应用。②用药前请务必认真阅读产品说明书中"注意事项"的全部内容。③可用于治疗贫血、血小板减少症与白细胞减少症，可与其他中成药联合应用。

5. 主要参考文献

[1] 姜一朴，邸志权，王延涛，等. 小分子阿胶抗疲劳、抗氧化及止血作用研究 [J]. 中国药理学通报，2019，35（2）：203-208.

[2] 张国伟，马俊华，梁玉景，等. 阿胶化学成分及保健作用研究进展 [J]. 食品科技，2021，46（3）：39-43.

[3] 曹露萍，李晓屏，田梦影，等. 阿胶辅治慢性再生障碍性贫血临床观察 [J]. 实用中医药杂志，2021，37（4）：584-586.

[4] 李艳芳，王淑平，周静文，等. 阿胶治疗地中海贫血孕妇疗效及对热休克蛋白70表达的影响 [J]. 中华中医药杂志，2023，38（4）：1887-1892.

当归补血口服液

1. 药品参考信息

【**主要成分**】当归、黄芪。辅料为蔗糖、山梨酸。

【**性　　状**】本品为棕黄色至黄棕色的液体；气香，味甜、微辛。

【**适 应 证**】补养气血。适用于气血两虚证。

【**用法用量**】口服，一次 10 mL，一日 2 次。

【不良反应】尚不明确。

【禁　　忌】尚不明确。

【注意事项】①忌油腻食物。②高血压患者慎用。③本品宜饭前服用。④月经提前、量多、色深红，经前或经期腹痛拒按、乳房胀痛者不宜服用。⑤按照用法用量服用，小儿及孕妇应在医师指导下服用。⑥服药 2 周症状无改善或服药期间症状加重，或出现新的严重症状时，应立即停药并去医院就诊。⑦对本品过敏者禁用，过敏体质者慎用。⑧本品性状发生改变时禁止使用。⑨儿童必须在成人监护下使用。⑩请将本品放在儿童不能接触到的地方。如正在使用其他药品，使用本品前请咨询医师或药师。

【孕妇及哺乳期妇女用药】未进行该项研究且暂无可靠文献参考。

【儿童用药】未进行该项研究且暂无可靠文献参考。

【药物相互作用】如与其他药物同时使用，可能发生药物相互作用，详情请咨询医师或药师。

【药物过量】未进行该项研究且暂无可靠文献参考。

【药物毒理学】未进行该项研究且暂无可靠文献参考。

【药代动力学】未进行该项研究且暂无可靠文献参考。

【包装规格】10 mL 低硼硅玻璃管制口服液体瓶，药用氯化丁基橡胶塞及铝质瓶盖；10 支 / 盒，20 支 / 盒，60 支 / 盒。

2. 临床应用指引

（1）说明书适应证：用于气血两虚证。

名词解释。气血两虚证是临床常见虚损证候，症见面色㿠白或萎黄，心悸气短，头晕目眩，失眠健忘，多梦自汗，神疲乏力，唇甲淡白，手足麻木，肌肤不仁，舌质淡，苔薄白，脉细弱或缓而无力。

（2）医保适应证：属于《国家基本医疗保险、工伤保险和生育保险药品目录》"养血剂"（乙类），无疾病用药限制。同方不同剂型与不同生产企业的产品可根据《国家基本医疗保险、工伤保险和生育保险药品目录》应用。

（3）临床应用要点：①产品特点：该产品主要成分为当归、黄芪，来源于《内外伤辨》卷中的古方——当归补血汤，具有益气补血功效。②西医病种：参照说明书、医保规定的适应证（不限病种，凡见气血两虚证者均可以应用）。③中医简化证候：面色萎黄、头晕目眩、失眠多梦、少气懒言、乏力自汗。

①建议疗程：用于治疗医保支付范围的疾病时，可不受疗程限制，应依据病情决定治疗时间（疗程）。

（4）拓展临床应用：在符合相关法律与临床用药规范，并在保障临床用药安全的前提下，拓展应用如下。①各种类型的贫血：综合产品说明书与《国家基本医疗保险、工伤保险和生育保险药品目录》，本品在临床上被推荐用于各种原因导致的红细胞数量减少和血红蛋白含量降低（贫血）。②改善气血两虚证候：多种疾病引起的气血两虚证，症见面色萎黄、头晕目眩、失眠多梦、少气懒言、乏力自汗。③与放疗联用，对肿瘤的治疗具有增效作用，还具有防治放化疗导致的外周血中血细胞减少的效果。

3. 相关药理作用与治疗原理

药理学研究表明：本品主要有效成分为多糖类、黄酮类、三萜类、苷类、甾醇类化合物等，作为水煎剂口服液，含量较多的为多糖类成分，如当归多糖、黄芪多糖、灵芝多糖、地黄多糖等。主要药理作用如下。①促进骨髓造血：通过对失血性小鼠贫血模型、化疗相关性贫血小鼠模型的观察发现，该产品对小鼠骨髓内造血有明显的改善作用。其改善机制是促进细胞因子产生、增强细胞因子表达。②免疫调节：动物研究表明，该产品对 T 淋巴细胞的功能有双向调节作用，既可提高 NK 细胞和淋巴因子激活的杀伤细胞（lymphokine-activated killer cell, LAK 细胞）的杀伤作用，又能提高巨噬细胞的吞噬功能。③抗辐射作用：动物研究表明，该产品可促进和加速由辐射引起的 DNA 合成抑制的恢复，解除由辐射引起的物质代谢障碍。

4. 临床应用提示

（1）医保准入：属于《国家基本医疗保险、工伤保险和生育保险药品目录》"养血剂"（乙类）。

（2）行业引用：当归补血汤已被全国中医药行业高等教育"十三五"创新教材《中医血液病学》的多章节引用。

5. 主要参考文献

[1] 徐琳 . 当归及其补血口服液研究 [D]. 成都：西南交通大学，2015.

[2] 龚继勇 . 当归补血口服液对肿瘤放疗的增效作用研究 [D]. 济南：山东中医药大学，2015.

[3] Chen ST, Lee TY, Tsai TH, et al. The traditional Chinese medicine DangguiBuxue Tang

sensitizes colorectal cancer cells to chemoradiotherapy[J]. Molecules, 2016, 21（12）: 1677.

[4] 陈信义，杨文华 . 中医血液病学 [M]. 北京：中国中医药出版社，2019：98.

复方阿胶浆

1. 药品参考信息

【主要成分】阿胶、红参、熟地黄、党参、山楂。

【剂　　型】本品为棕褐色至黑褐色的液体；味甜。

【适 应 证】补气养血。用于气血两虚，头晕目眩，心悸失眠，食欲不振及白细胞减少症和贫血。

【用法用量】口服，一次 20 mL（1 支），一日 3 次。

【不良反应】尚不明确。

【禁　　忌】尚不明确。

【注意事项】①服用本品时不宜服用藜芦、五灵脂、皂荚或其制剂；不宜喝茶和吃萝卜，以免影响药效。②脾胃虚弱、呕吐泄泻、腹胀便溏、咳嗽痰多者慎用。③感冒患者不宜服用。④本品宜饭前服用。⑤按照用法用量服用，小儿、孕妇、高血压患者、糖尿病患者应在医师指导下服用。⑥服药 2 周症状无改善，或服药期间症状加重，或出现新的严重症状时，应立即停药并去医院就诊。⑦对本品过敏者禁用，过敏体质者慎用。⑧本品性状发生改变时禁止使用。⑨儿童必须在成人监护下使用。⑩请将本品放在儿童不能接触到的地方。另外，如正在使用其他药品，使用本品前请咨询医师或药师。

【孕妇及哺乳期妇女用药】孕妇应在医师指导下服用。

【儿童用药】儿童必须在成人监护下使用。

【药物相互作用】如与其他药物同时使用，可能发生药物相互作用，详情请咨询医师或药师。

【药物过量】该项研究目前已经完成，论文待发表。

【药物毒理学】该项研究目前已经完成，论文待发表。

【药代动力学】未进行该项研究且暂无可靠文献参考。

【包装规格】每瓶装 20 mL。

2. 临床应用指引

（1）说明书适应证：补气养血。用于气血两虚，头晕目眩，心悸失眠，食欲不振及贫血。

（2）医保适应证：属于《国家基本医疗保险、工伤保险和生育保险药品目录》"养血剂"（乙类），用于各种类型与不同程度的贫血。同方不同剂型与不同生产企业的产品可根据《国家基本医疗保险、工伤保险和生育保险药品目录》应用。

（3）临床应用要点：①产品特点：该产品由阿胶、红参、熟地黄、党参、山楂制成，具有补气养血的功效，属于典型的补虚产品。其中，山楂具有明显特色，既能够舒缓阿胶、熟地黄两药滋腻所致脾胃不良反应，又能够健脾开胃、增进食欲、促进营养物质吸收。②西医病种：说明书与医保规定的适应证（不限病种）。③中医简化证候：神疲乏力、少气懒言、面色萎黄或苍白、头晕目眩，舌质淡。④建议疗程：用于治疗医保支付范围的疾病时，可不受疗程限制，可根据病情需要确定治疗时间（疗程）。

（4）拓展临床应用：在符合相关法律与临床用药规范、保障临床用药安全的前提下，拓展应用如下。①预防或延缓肿瘤相关性贫血的发生，改善肿瘤相关贫血患者的临床症状，提高患者生活质量（首选肺部及消化道肿瘤）。②治疗各种药物及放化疗所致的白细胞减少症，有效提高白细胞和中性粒细胞的数量。③用于化疗后骨髓抑制的治疗，改善化疗对骨髓造血系统的损伤。④联合化疗方案，可增效减毒，提高疾病控制率。⑤改善晚期肿瘤恶病质症状。⑥治疗癌因性疲乏，降低疲乏等级。⑦提高机体免疫力。

3. 相关药理作用与治疗原理

相关研究表明，复方阿胶浆具有以下药理效果。①增强凝血因子的功能，增加网织红细胞数量、增加血红蛋白含量及平均红细胞血红蛋白含量、显著增加淋巴细胞百分比，增强骨髓造血功能。②促进造血干细胞正常分裂与增殖，提高白细胞和中性粒细胞数量。③改善成纤维细胞集落状态和骨髓形态学，从而改善骨髓造血微环境，促进骨髓细胞增殖，并抑制细胞凋亡，改善骨髓造血损伤。④促进骨髓造血，增加血红蛋白含量，增加全身各细胞供氧量，降低体内尿素氮含量和皮质醇含量，增强疲劳耐受性。⑤增强体内巨噬细胞的吞噬功能，增加免疫球蛋白数量，增强机体自身清除外来病毒及细胞的能力，提高机体免疫力。

4. 临床应用提示

（1）医保准入：属于《国家基本医疗保险、工伤保险和生育保险药品目录》"养血剂"（乙类）。

（2）列入指南：①《癌因性疲乏中西医结合诊疗指南》。②《中医妇科常见病诊疗指南》。③《复发性流产中西医结合诊疗指南》。④《更年期综合征（围绝经期综合征）病证结合诊疗指南》。

（3）列入共识：①《老龄缺铁性贫血高危人群社区中医药防治专家共识》。②《肿瘤相关性贫血中医药防治专家共识》。③《抗肿瘤药物引起骨髓抑制中西医结合诊治专家共识》。④《肺癌中西医结合诊疗专家共识》。⑤《中西医结合食管癌治疗方案专家共识（2021年版）》。⑥《肿瘤姑息治疗中成药使用专家共识（2013版）》。⑦《乳腺癌中西医结合诊疗共识》。⑧《恶性肿瘤中医维持治疗专家共识》。⑨《复方阿胶浆治疗癌因性疲乏气血两虚证临床应用专家共识》。⑩《新型冠状病毒感染者恢复期中西医结合康复方案专家共识》。⑪《中西整合淋巴瘤诊疗中国专家共识》。⑫《眩晕MDT规范化诊治专家共识》。

（4）行业引用：①樊代明主编的《整合肿瘤学》。②陈信义等主编的《血液疾病优势病种中医诊疗方案与路径解读》。③陈信义等主编的全国中医药行业高等教育"十三五"创新教材《中医血液病学》。

5. 主要参考文献

[1] 李素芬，郭尚敬.复方阿胶浆纳米级组分对骨髓细胞、癌细胞增殖影响的研究 [J].食品工业科技，2014，35（23）：351-355，359.

[2] 付雷，付慧，刘立青，等.复方阿胶浆对吉西他滨联合顺铂方案发生骨髓抑制的疗效 [J].临床肿瘤学杂志，2014，19（8）：739-742.

[3] 许海玉，王松松，杨洪军，等.基于网络药理学探析复方阿胶浆辅助治疗肿瘤的作用机制研究 [J].中国中药杂志，2014，39（16）：3148-3151.

[4] 许能文，陈红霞，李琳洁，等.复方阿胶浆防治B细胞性淋巴瘤化疗相关性白细胞减少症的临床观察 [J].全科医学临床与教育，2014，12（6）：677-679.

[5] 陈敏，沈健，周徐涛，等.复方阿胶浆联合利可君片治疗恶性肿瘤化疗后白细胞减少临床观察 [J].实用中医药杂志，2015，31（5）：406.

[6] 朱嘉绮，张强，姜大庆.龟鹿二仙汤与复方阿胶浆治疗乳腺癌化疗骨髓抑制 [J].实用中医内科杂志，2016，30（9）：108-110.

[7] 黄忠华，姜亚莉，韩芳，等.复方阿胶浆预防化疗所致血象下降的效果观察 [J].临床合理用药杂志，2016，9（26）：5-6.

[8] 中国抗癌协会癌症康复与姑息治疗专业委员会.肿瘤姑息治疗中成药使用专家共识

（2013 版）[J].中国中西医结合杂志，2016，36（3），269 279.

[9] 张公止，陈红涛.复方阿胶浆与重组人促红细胞生成素改善化疗相关性贫血临床研究[J].新中医，2017，49（10）：123-126.

[10] 李华碧，周琪敏.复方阿胶浆联合个性化综合护理对宫颈癌化疗致骨髓抑制及癌疲乏的影响[J].中国肿瘤临床与康复，2017，24（7）：884-887.

[11] 周勇，侯华英，徐英，等.复方阿胶浆对化疗所致小细胞肺癌骨髓抑制的影响[J].山东大学学报（医学版），2018，56（2）：14-17.

[12] 张明妍，郑文科，杨丰文，等.复方阿胶浆防治癌症化疗后骨髓抑制疗效和安全性的系统评价[J].天津中医药，2019，36（5）：459-465.

[13] 黎明春，廖家华，卢增红，等.复方阿胶浆联合 EP 方案化疗对广泛期小细胞肺癌临床观察[J].赣南医学院学报，2019，39（2）：129-131.

[14] 刘骞.复方阿胶浆联合顺铂类化疗方案治疗非小细胞肺癌的骨髓保护作用研究[J].首都食品与医药（临床药学），2021，28（5）：76-77.

[15] 中华中医药学会血液病分会，中国中西医结合学会肿瘤委员会，北京中西医结合学会肿瘤专业委员会.肿瘤相关性贫血中医药防治专家共识[J].北京中医药，2021，40（1）：48-52.

[16] 罗梅宏，崔乐乐，孙伟正，等.老龄缺铁性贫血高危人群社区中医药防治专家共识[J].现代中医临床，2021，28（4）：29-35.

[17] 陈信义，杨文华.中医血液病学[M].北京：中国中医药出版社，2019.

[18] 何丹，张海潮，易子漾，等.基于网络药理学和代谢组学的复方阿胶浆抗再生障碍性贫血研究[J].数字中医药（英文版），2021，4（4）：328-342.

[19] 王玉如，刘寨东.基于网络药理学探讨复方阿胶浆干预癌因性疲乏的作用机制研究[J].现代中西医结合杂志，2024，33（4）：528-537.

芪胶升白胶囊

1. 药品参考信息

【主要成分】血人参、大枣、阿胶、淫羊藿、苦参、黄芪、当归。

【剂　　型】本品为胶囊剂，内容物为棕褐色的颗粒及粉末；味苦。

【功能主治】苗医：布笨汗吴象，怡渥雄访达：笨象窝样木，汀休水生凯罗，娘奴科，罗欧良，局忙罗饮良，颜孟柯。中医：补血益气。用于气血亏损证引起的头昏眼花、气短乏力、自汗盗汗，以及白细胞减少症见上述证候者。

【规　　格】每粒装 0.5 g。

【用法用量】口服，一次 4 粒，一日 3 次；或遵医嘱。

【不良反应】尚不明确。

【禁　　忌】尚不明确。

【注意事项】①依照产品说明书。②孕妇慎用。③开启防潮袋后在 120 小时内服用完毕，剥离铝板后在 2 小时内服用完毕。

【孕妇及哺乳期妇女用药】孕妇慎用。

【儿童用药】儿童必须在成人监护下使用。

【药物相互作用】未进行该项研究且暂无可靠文献参考。

【药物过量】相关资料请参看企业产品说明书。

【药物毒理学】未进行该项研究且暂无可靠文献参考。

【药代动力学】未进行该项研究且暂无可靠文献参考。

【包装规格】每粒装 0.5 g，12 粒 / 板，4 板 / 盒。

2. 临床应用指引

（1）说明书适应证：用于气血亏损证所引起的头昏眼花、气短乏力、自汗盗汗，以及白细胞减少症见上述证候者。

名词解释。①气血亏损：多种慢性病的常见证候，涉及气与血两方面不足，临床症见面色萎黄、体倦乏力、心悸气短、头晕目眩、失眠多梦、肢体麻木等。②补血益气：补血益气是中医治疗疾病或证候的一种方法，指利用该产品中具有补血益气功效的中药达到治疗气血两虚的效果。

（2）医保适应证：属于《国家基本医疗保险、工伤保险和生育保险药品目录》"气血双补剂"项下"补气养血剂"（乙类）。

（3）临床应用要点：①产品特点：因该产品中有贵州当地药材血人参，被认定为苗药。方中血人参、大枣、阿胶、淫羊藿、黄芪、当归的主要作用是益气补血；血属阴，阴得阳助，则泉源不竭，故用淫羊藿以助阳化血；苦参既可佐益气补血药物温热之性，又可清热燥湿、解毒。②西医病种：各种原因导致的白细胞和（或）粒细胞减少或缺乏，如不明原因的白细胞减少、肿瘤化疗后的白细胞减少、药物性白细胞减少、多种血液病合并白细胞减少等。③中医简化证候：头昏眼花、气短乏力、自汗盗汗。④建议疗程：用于预防肿瘤治疗相关白细胞减少时，可在治疗前 3 ～ 7 天应用，直至现代医学治疗疗程结束；用于肿瘤治疗相关白细胞减少时，应以检测到白细胞减少为起始治疗时间点，宜至白细胞数恢复正常或患者脱离感染风险；用于其他类型白细胞减少时，可不受疗程限制。

（4）拓展临床应用．在符合相关法律与临床用药规范、保障临床用药安全的前提下，拓展应用如下。①可以试用于治疗包括遗传性和后天获得性的骨髓衰竭性疾病，如再生障碍性贫血、骨髓增生异常综合征、阵发性睡眠性血红蛋白尿、化疗后骨髓抑制等。②用于预防或舒缓放化疗后骨髓抑制导致的白细胞减少、血小板计数与血红蛋白含量下降。③有广泛调节免疫功能的作用，可以试用于免疫功能低下或免疫性疾病。④临床观察发现，该产品可以明显改善患者体倦乏力、头昏眼花等症状，可试用于治疗各种原因（疾病）导致的疲乏症状。⑤因该产品以补气养血药物为主，可作为提高患者生存质量的辅助用药。

3. 相关药理作用与治疗原理

芪胶升白胶囊是根据少数民族苗族的验方，选用名贵道地药材，运用现代科学方法提炼精制而成的纯中药制剂，其主要成分为大枣、阿胶、血人参、淫羊藿、苦参、黄芪、当归。其中血人参、黄芪、大枣有补气作用，阿胶有补血作用，与血人参、黄芪合用能促进健康人淋巴细胞的转化，提高巨噬细胞的吞噬能力，还具有保护骨髓、激活骨髓造血功能、促进造血干细胞增殖与分化的作用；苦参能清热燥湿，淫羊藿可温肾阳、强筋骨。①芪胶升白胶囊在非特异性免疫方面不仅能增强普通小鼠巨噬细胞的吞噬功能，还能增强免疫抑制小鼠的巨噬细胞的功能；在细胞方面，使用芪胶升白胶囊能显著提升小鼠淋巴细胞的转化功能；在体液免疫方面能显著提升血清溶血素的含量。使用芪胶升白胶囊不仅能增强正常小鼠机体免疫力，且能明显提高免疫抑制小鼠的胸腺指数及小鼠免疫功能。②芪胶升白胶囊有抗肿瘤、抗疲劳、耐缺氧、提高免疫力、抗病毒的作用。能使体内白细胞快速增殖，治疗肿瘤放化疗后的白细胞减少症，又有抗肿瘤之效，还可减少化疗毒副作用，改善患者生存质量，增加患者生存期。③血人参与当归的经典配伍能促进骨髓抑制大鼠的骨髓祖细胞的增殖、分化；当归、阿胶等补血药物可激活骨髓造血功能，改善放化疗后的骨髓抑制，芪胶升白胶囊不仅能改善患者的骨髓抑制情况，还能保护肿瘤患者的骨髓功能。

4. 临床应用提示

（1）医保准入：属于《国家基本医疗保险、工伤保险和生育保险药品目录》"补气养血剂"（乙类）。

（2）列入共识：①《老年急性髓细胞系白血病（非急性早幼粒细胞白血病）中西医结合诊疗专家共识》。②已被《化疗后白细胞减少症中医药防治与评估专家共识》推荐为治疗化疗后白细胞减少症的常用中成药。

（3）行业引用：①《血液疾病优势病种中医诊疗方案与路径解读》。②《少数民族药临床用药指南》。③全国中医药行业高等教育"十三五"创新教材《中医血液病学》。④2024年9月20日被列为国家二级中药保护品种［（2024）国药中保证字第013号］。

5. 主要参考文献

[1] 关丽云，曲金荣，王青山．芪胶生白胶囊防治原发性肝癌介入术后骨髓抑制50例 [J]. 中国药业，2015，24（18）：108-109.

[2] 谢菁，刘泉，吴灵芝．芪胶升白胶囊对恶性消化道肿瘤化疗后骨髓抑制及免疫状态的影响 [J]. 实用癌症杂志，2015，30（10）：1462-1465.

[3] 张丽，包祖晓，冯长伟，等．芪胶升白胶囊对非霍奇金淋巴瘤患者化疗后骨髓抑制的治疗作用观察 [J]. 中华中医药学刊，2017，35（6）：1533-1535.

[4] 陈荔莎，陈陶钧，费召东．芪胶升白胶囊对头颈部肿瘤患者放疗后骨髓抑制的影响 [J]. 解放军医药杂志，2017，29（7）：33-36.

[5] 张丽，包祖晓，冯长伟，等．芪胶升白胶囊对非霍奇金淋巴瘤患者化疗后骨髓抑制的治疗作用观察 [J]. 中华中医药学刊，2017，35（6）：1533-1535.

[6] 王静雯，张新．芪胶升白胶囊联合重组人粒细胞集落刺激因子治疗宫颈癌化疗后骨髓抑制随机平行对照研究 [J]. 实用中医内科杂志，2017，31（6）：28-30.

[7] 田劭丹，董青，祁烁，等．化疗后白细胞减少症中医药防治与评估专家共识 [J]. 现代中医临床，2018，25（3）：1-6.

[8] 中国中西医结合学会血液学专业委员会．老年急性髓细胞系白血病（非急性早幼粒细胞白血病）中西医结合诊疗专家共识 [J]. 中国中西医结合杂志，2019，39（4）：405-411.

[9] 陈信义，周郁鸿，胡晓梅．血液疾病优势病种中医诊疗方案与路径解读 [M]. 北京：北京科学技术出版社，2019：1-21.

[10] 李圣平，周晋华．芪胶升白胶囊联合 rhG-CSF 治疗非小细胞肺癌化疗后骨髓抑制临床观察 [J]. 中医药临床杂志，2019，31（7）：1352-1355.

[11] 于红，王维涛，嵇钧安，等．芪胶升白胶囊联合粒细胞集落刺激因子治疗癌症化疗后骨髓抑制疗效观察 [J]. 现代中西医结合杂志，2019，28（6）：621-623.

[12] 陈信义，杨文华 . 中医血液病学 [M]. 北京：中国中医药出版社，2019：21-31.

[13] 赵同德 . 芪胶升白胶囊防治化疗相关白细胞减少临床研究与机制探讨 [D]. 北京：北京中医药大学，2020.

[14] 陈剑，王宙，吕丽媛，等 . 芪胶升白胶囊预防结直肠癌术后化疗骨髓抑制临床研究 [J]. 北京中医药，2021，40（7）：747-750.

[15] 吕丽媛，吕鹏，段赟，等 . 芪胶升白胶囊防治肺癌化疗所致白细胞减少症（气血两虚证）多中心、随机对照临床研究 [J]. 世界中医药，2021，16（19）：2915-2921，2926.

[16] 张玲，叶宝东，曾清，等 . 芪胶升白胶囊治疗气血两虚型白细胞与中性粒细胞减少症：多中心随机对照试验 [J]. 中国中西医结合杂志，2021，41（11）：1330-1335.

[17] 王庆义，郭含梦，夏海龙 . 芪胶升白胶囊联合重组人粒细胞集落刺激因子治疗化疗后白细胞减少症的疗效及对免疫功能影响 [J]. 中华中医药学刊，2022，40（1）：173-176.

[18] 蒋莉莉，何小花，朱庆华，等 . 芪胶升白胶囊联合顺铂对转移性乳腺癌患者生活质量和自我效能的影响 [J]. 中国妇幼保健，2022，37（10）：1781-1784.

[19] 李燕，陈蓉，徐新倩 . 芪胶升白胶囊治疗消化道恶性肿瘤化疗后骨髓抑制临床效果与安全性观察 [J]. 中华中医药学刊，2023，41（7）：235-238.

[20] 胡伟，李晨，王晨光，等 . 苗方芪胶升白胶囊治疗白细胞减少症的网络药理学研究和实验验证 [J]. 中国医院药学杂志，2023，43（12）：1312-1319，1325.

芪鹿补血颗粒

1. 药品参考信息

【主要成分】黄芪、鸡血藤、女贞子、白术、当归、补骨脂、枸杞子、鹿角胶。

【剂　　型】颗粒剂。

【适 应 证】健脾补肾，益气养血。适用于脾肾两虚、气血虚弱证肿瘤患者，以及放化疗所致白细胞减少症患者的辅助治疗，症见神疲乏力、面色无华、头晕目眩、腰膝酸软等。

【用法用量】开水冲服。一次 7 g，一日 3 次。

【不良反应】少数可有口干、发热现象，一般不需停药和处理。

【禁　　忌】尚不明确。

【注意事项】建议在医师指导下使用。

【孕妇及哺乳期妇女用药】未进行该项研究且暂无可靠文献参考。

【儿童用药】未进行该项研究且暂无可靠文献参考。

【药物相互作用】未进行该项研究且暂无可靠文献参考。

【药物过量】未进行该项研究且暂无可靠文献参考。

【药物毒理学】未进行该项研究且暂无可靠文献参考。

【药代动力学】未进行该项研究且暂无可靠文献参考。

2. 临床应用指引

（1）说明书适应证：适用于脾肾两虚、气血虚弱证肿瘤患者，以及放化疗所致白细胞减少症患者的辅助治疗。

名词解释。脾肾两虚是多种慢性疾病的临床常见证候，临床症见面色苍白、畏寒肢冷、食欲不振、大便溏稀或久泻久痢、面目虚浮或下肢浮肿等。

（2）临床应用要点：①产品特点：该产品由补气药（黄芪、白术）、补血药（鸡血藤、当归）与调理阴阳药（补骨脂、枸杞子、鹿角胶）三部分组成，基于"气生血、血能载气"以及"善补阳者，必欲阴中求阳，则阳得阴助而生化无穷，善补阴者，必欲阳中求阴，则阴得阳升，而泉源不竭"等相关理论，该产品具有健脾温肾、补气养血之功效。②西医病种：肿瘤放化疗导致的白细胞减少症。③中医简化证候：神疲乏力，面色无华，头晕目眩，腰膝酸软。④建议疗程：用于治疗说明书规定的疾病或病证时，可不受疗程限制，可根据病情需要确定治疗时间（疗程）。

（3）拓展临床应用：在符合相关法律与临床用药规范、保障临床用药安全的前提下，拓展应用如下。①疾病预防：能够有效预防肿瘤放化疗所致的白细胞减少症、中性粒细胞减少及相关症状。②改善症状：可显著提升红细胞数量、血红蛋白含量及白细胞数量等。可改善宫颈癌同步放化疗中的贫血状态，维持宫颈癌患者同步放化疗期间血红蛋白水平。在化疗期间，白细胞计数及中性粒细胞计数均有所改善。芪鹿补血颗粒能显著缓解患者由化疗引起的面色无华、神疲乏力、头晕目眩、腰膝酸软、心悸气短等症状。③巩固治疗：研究发现，同步放化疗后观察组患者的生活质量评分明显高于对照组患者的，表明芪鹿补血颗粒可维持红细胞水平，同时也可提高宫颈癌患者同步放化疗期间生活质量评分，让治疗更加顺利。

3. 相关药理作用与治疗原理

相关药理学研究结果如下。①鹿角胶对淋巴母细胞的转化有促进作用，能够促进周围血液中红细胞、白细胞、血小板的数量的增加，同时可以促进钙的吸收，使血钙水平略有增高，进而降低干细血骨髓透性，减少渗出，有消炎、消肿和抗过敏作用。②黄芪能够改善慢性肾衰竭患者的贫血状态，能抑制氧自由基的生成，具有抗炎、抗氧化的作用，其清除自由基的能力或可用于减轻放疗不良反应、改善肾性贫血，可辅助改善放化疗期间的不良反应。③相关实验表明，鸡血藤可以刺激机体产生某些生物活性成分从而影响造血祖细胞的增殖和分化；可促进早期红系祖细胞和晚期造血红系祖细胞的增殖，促进机体分泌白细胞介素 – 3（IL– 3），促进红系细胞造血，改善放疗所致的骨髓抑制。

4. 临床应用提示

无。

5. 主要参考文献

[1] 中国临床肿瘤学会肿瘤相关性贫血专家委员会. 肿瘤相关性贫血临床实践指南（2015—2016 版）[J]. 中国实用内科杂志，2015，35（11）：921-930.

[2] 杨冉冉，刘新，姬蕾，等. 鸡血藤质量控制及药理作用研究进展 [J]. 环球中医药，2018，11（11）：1833-1838.

[3] 陈信义，周郁鸿，胡晓梅. 血液疾病优势病种中医诊疗方案与路径解读 [M]. 北京：北京科学技术出版社，2019：1-21.

[4] 陈信义，杨文华. 中医血液病学 [M]. 北京：中国中医药出版社，2019：21-31.

[5] 钟耀欣. 解读《神农本草经》(73) [J]. 开卷有益：求医问药，2019（1）：49.

[6] 甘兰，韦海媛，蒙东梅，等. 黄芪注射液对腹膜透析患者氧化应激状态、肾功能及贫血的影响 [J]. 广西医学，2019，41（16）：2022-2025.

[7] 赵蔚，覃俭，夏蕾，等. 芪鹿补血颗粒在宫颈癌同步放化疗中的作用研究 [J]. 现代医药卫生，2020，36（18）：2864-2867.

[8] 侯丽，董青，田劭丹，等. 肿瘤相关性贫血中医药防治专家共识 [J]. 北京中医药，2021，40（1）：48-52.

参芪扶正注射液

1. 药品参考信息

【主要成分】党参、黄芪。辅料为氯化钠、焦亚硫酸钠、依地酸二钠。

【剂　　型】注射剂。

【适应证】益气扶正。用于肺脾气虚引起的神疲乏力、少气懒言、自汗眩晕；用于肺癌、胃癌见上述证候者的辅助治疗。

【用法用量】静脉滴注。一次 250 mL（即 1 瓶），一日 1 次，21 天为 1 个疗程；与化疗合用，在化疗前 3 天开始使用，疗程可与化疗同步结束。

【不良反应】本品可能引起的不良反应如下。①过敏反应：皮疹、瘙痒、呼吸困难、潮红、过敏性休克等。②呼吸系统：胸闷、呼吸急促、咳嗽等。③皮肤及附件：多汗、斑丘疹、荨麻疹、红斑疹、皮肤发红、局部皮肤反应等。④全身反应：畏寒、恶寒、寒战、发热、疼痛、不适、乏力、胸痛、水肿等。⑤神经精神系统：头晕、头痛、憋气、抽搐、烦躁、嗜睡等。⑥消化系统：口腔炎、口干、恶心、呕吐、腹痛、腹泻、腹胀、胃不适等。⑦心血管系统：心悸、心动过速等。⑧用药部位：静脉炎以及注射部位的疼痛、皮疹、瘙痒、麻木等。⑨参芪扶正注射液开展了第一阶段 2 万例和第二阶段 3 万例上市后安全性再评价的前瞻性研究，不良反应总发生率分别为 0.185% 及 0.170%，共发现出现药品不良反应者 88 例，其中 1 例呈严重不良反应（荨麻疹、潮红、发热），在上述针对总共 5 万例病例上市后集中监测研究中未见过敏性休克的病例报道，在临床使用中仍有可能发生十分罕见的过敏性休克。⑩非气虚证患者用药后可能发生轻度出血。

【禁　　忌】①对本品或含有党参、黄芪的制剂及本品主要成分中所列辅料过敏或有严重不良反应者禁用。②有内热者忌用，以免助热动血。垂危患者及孕妇禁用。

【注意事项】①本品不良反应包括十分罕见的过敏性休克，应在有抢救条件的医疗机构使用，相关医护人员应接受过过敏性休克抢救培训，用药后出现过敏反应或其他严重不良反应时须立即停药并及时救治。②严格按照药品说明书规定的功能主治使用，本品应辨证用于气虚证者，禁止超功能主治范畴用药。③严格掌握用法用量。按照药品说明书推荐剂量使用药品。不可超剂量、超疗程、过快滴注和长期连续用药。④本品为中药注射剂，保存不当可能影响药品质量；用药前、配制后及使用过程中应认真检查本品及滴注液性状，发现药液出现浑浊、沉淀、变色、结晶等药物性状改变以及瓶身有漏气、裂纹等现象时，均不得使用。⑤严禁混合配伍，谨慎联合用药。本品应单独使用，禁与其他药品混合配伍使用，如确需使用其他药品，应谨慎考虑与本品的间隔时间以及药物相互作用等问题。⑥用药前应仔细询问患者情况、用药史和过敏史，过敏体质者、有出血倾向者、肝肾功能异常者、老人、哺乳期妇女、初次使用中药注射剂的患者应慎重使用，如确需使用，请遵医嘱并加强监测。⑦目前尚无儿童应用本品的系统性研究资料，不建议儿童使用。⑧临床应用时滴注不宜过快，以每分钟 40 ～ 60 滴为宜，年老体弱者以每分钟 40 滴为宜。⑨加强用药监护，用药过程中，应密切观察患者的用药反应，特别是开始的 30 分钟（首次用药建议滴速小于 30 滴 / 分），发现异常时立即停药并积极采用救治措施救治患者。⑩上市后监测数据显示，本品有涉及出血的报道，建议在临床使用过程中注意监测。

【孕妇及哺乳期妇女用药】孕妇禁用。

【儿童用药】目前尚无儿童应用本品的系统研究资料，不建议儿童使用。

【药物相互作用】未进行该项研究且暂无可靠文献参考。

【药物过量】未进行该项研究且暂无可靠文献参考。

【药物毒理学】未进行该项研究且暂无可靠文献参考。

【药代动力学】未进行该项研究且暂无可靠文献参考。

2. 临床应用指引

（1）说明书适应证：益气扶正。用于肺脾气虚引起的神疲乏力、少气懒言、自汗眩晕；用于肺癌、胃癌见上述证候者的辅助治疗。

名词解释。①肺脾气虚：肺脾气虚是多种慢性疾病的常见临床证候，是多种原因导致的肺、脾（参与消化功能）的气虚状态。除了说明书列出的症状，还有咳喘低声、食欲不振、轻度浮肿、精神萎靡、面色萎黄、形体消瘦等。②益气扶正：益气扶正是中医治疗疾病或病证的一种方法，指利用该产品中具有益气功效的中药达到扶植正气（气虚）、抵御外邪的效果。

（2）医保适应证：属于《国家基本医疗保险、工伤保险和生育保险药品目录》"肿瘤用药"项下"肿瘤辅助用药"（乙类），限二级及以上医疗机构癌症患者。

（3）临床应用要点：①产品特点：该产品多由黄芪、党参两味补气中药制成，具有扶正补虚效果。②西医病种：为肺癌、胃癌患者放化疗过程中辅助治疗的药物。③中医简化证候：神疲乏力、少气懒言、自汗眩晕、舌淡苔薄等。④建议疗程：用于治疗医保支付范围的疾病时，可不受疗程限制，可根据病情需要确定治疗时间（疗程）。

（4）拓展临床应用：在符合相关法律与临床用药规范的前提下，在医师指导下，拓展应用如下。①与放化疗联用，可以增加临床治疗效果。②单独应用可增加患者体能。③用于调节免疫因子，有效改善各种癌症患者免疫功能。④用于改善肿瘤患者临床症状，提高生活质量。⑤减轻放化疗引起的骨髓抑制、胃肠道反应等毒副作用。⑥可用于改善癌因性疲乏相关症状。

3. 相关药理作用与治疗原理

参芪扶正注射液的药理学作用机制主要包括以下内容。①改善机体免疫功能：参芪扶正注射液含有多种活性成分，其中的黄芪多糖、人参皂苷等可以促进机体免疫细胞的增殖和分化，提高身体免疫力，并且具有一定的抗疲劳作用。②抗肿瘤作用：参芪扶正注射液中的人参皂苷可以通过抑制癌细胞的生长和扩散来发挥抗癌作用。③改善微循环：参芪扶正注射液还具有改善血液循环、增加组织血流量等功效。单味中药研究显示：①党参的主要成分党参多糖具有抑制肿瘤生长、对抗肿瘤细胞转移和浸润、提高机体适应性、改善机体免疫功能、提升白细胞数量等作用。②黄芪的主要成分黄芪多糖具有改善免疫功能、提高巨噬细胞活性等作用。

4. 临床应用提示

（1）医保准入：属于《国家基本医疗保险、工伤保险和生育保险药品目录》"肿瘤用药"项下"肿瘤辅助用药"（乙类）。

（2）列入共识：①《肿瘤姑息治疗中成药专家使用共识》。②《癌症相关性疲乏诊断与治疗中国专家共识》。③《肿瘤相关抑郁状态中医诊疗专家共识》。④《抗肿瘤药物引起骨髓抑制中西医结合诊疗专家共识》。⑤《化疗所致周围神经病理性疼痛中西医诊治专家共识》。⑥《结肠癌和直肠癌中西医结合诊疗专家共识》。⑦《乳腺癌中西医结合诊疗共识》。⑧《肺痿诊疗专家共识意见》。

（3）列入指南：①已列入《中医临床诊疗指南释义》乳腺癌、癌性疼痛、冠心病、心力衰竭、产后恶露不绝、盆腔炎性疾病等释义中。②被《恶性肿瘤中医诊疗指南》《中成药治疗癌因性疲乏临床应用指南（2020年）》《中国癌症相关性疲乏临床实践诊疗指南》推荐应用。

（4）其他提示：参考生产企业提供的产品说明书。

5. 主要参考文献

[1] 苏瑞真，郑思超，黄运英.参芪扶正注射液联合 DCF 化疗方案对胃癌患者造血功能

和 T 细胞亚群的影响 [J]. 中华中医药学刊，2023，41（1）：226-229.

[2] 李玮，杨永丽，胡佳佳，等. 参芪扶正注射液联合含铂双药化疗治疗晚期非小细胞肺癌的疗效评价 [J]. 中国医院药学杂志，2022，42（3）：299-303.

[3] 潘雅婧，王慧如，张秋娥，等. 参芪扶正注射液联合化疗调节癌症患者免疫功能的系统评价再评价 [J]. 世界科学技术 - 中医药现代化，2022，24（2）：473-481.

[4] 王烁，李经蕾，胡帅航，等. 参芪扶正注射液辅助一线化疗方案治疗晚期结直肠癌的 Meta 分析及试验序贯分析 [J]. 中国中医药信息杂志，2022，29（3）：40-46.

[5] 刘波，郑振东. 癌症相关性疲乏诊断与治疗中国专家共识 [J]. 中华医学杂志，2022，102（3）：180-189.

[6] 张剑军，钱建新. 中国癌症相关性疲乏临床实践诊疗指南（2021 年版）[J]. 中国癌症杂志，2021，31（9）：852-872.

[7]《中成药治疗优势病种临床应用指南》标准化项目组. 中成药治疗癌因性疲乏临床应用指南（2020 年）[J]. 中国中西医结合杂志，2021，41（5）：534-541.

[8] 中国临床肿瘤学会（CSCO）中西医结合专家委员会，华海清，姚庆华，等. 抗肿瘤药物引起骨髓抑制中西医结合诊治专家共识 [J]. 临床肿瘤学杂志，2021，26（11）：1020-1027.

[9] 樊碧发. 化疗所致周围神经病理性疼痛中西医诊治专家共识 [J]. 中华肿瘤防治杂志，2021，28（23）：1761-1767，1779.

[10] 中国中西医结合学会肿瘤专业委员会，北京乳腺病防治学会中西医结合专业委员会，北京中西医慢病防治促进会乳腺癌整合防治全国专家委员会，等. 乳腺癌中西医结合诊疗共识 [J]. 中国医学前沿杂志（电子版），2021，13（7）：44-64.

[11] 崔伟，刘爱珍，艾亮，等. 参芪扶正注射液联合 TP 方案治疗晚期卵巢癌患者的疗效及对患者免疫功能的影响 [J]. 中华肿瘤防治杂志，2020，27（23）：1927-1930.

[12] 周钱梅，苏式兵. 参芪扶正注射液通过肿瘤相关巨噬细胞提高人乳腺癌 MDA-MB-231 细胞对顺铂的敏感性 [J]. 中国实验方剂学杂志，2020，26（4）：76-81.

[13] 李潇，崔岩岩，董青，等. 参芪扶正注射液治疗癌症相关疲劳的临床研究 [J]. 世界中西医结合杂志，2020，15（11）：1967-1971.

[14] 徐继，何治军，张岩. 参芪扶正对肝癌化疗血浆免疫蛋白表达的影响及疗效观察 [J]. 中华中医药学刊，2018，36（8）：2026-2030.

[15] 尚春香，马吉成，南征，等. 参芪扶正注射液联合化疗治疗进展期结肠癌的疗效以及对血清 TNF-α 和 IL-2 水平的影响 [J]. 辽宁中医杂志，2017，44（8）：1673-1675.

[16] 水会锋 . 参芪扶正注射液在老年小细胞肺癌患者化疗中的临床价值 [J]. 中国老年学杂志，2017，37（13）：3238-3240.

[17] 刘良倚，张元兵，兰智慧 . 肺痿诊疗专家共识意见 [J]. 江西中医药，2017，48（2）：12-15.

[18] 中国抗癌协会癌症康复与姑息治疗专业委员会 . 肿瘤姑息治疗中成药使用专家共识（2013 版）[J]. 中国中西医结合杂志，2016，36（3）：269-279.

[19] 吴鹏强，袁凯锋，景莉 . 参芪扶正注射液联合化疗对急性髓细胞系白血病患者疗效及机体免疫功能的影响 [J]. 中草药，2015，46（3）：401-404.

[20] 中华中医药学会血液病分会 . 肿瘤相关抑郁状态中医诊疗专家共识 [J]. 中华中医药杂志，2015，30（12）：4397-4399.

[21] 黄燕 . 参芪扶正注射液联合三参芪口服液对宫颈癌术后放疗患者细胞免疫功能的影响 [J]. 中国实验方剂学杂志，2014，20（23）：209-212.

升气养元糖浆

1. 药品参考信息

【主要成分】党参、黄芪、龙眼肉。

【剂　　型】本品为棕褐色的澄清液体，味甜。

【适 应 证】益气、健脾、养血。用于气血不足、脾胃虚弱、血虚萎黄、四肢乏力。

【用法用量】口服，一次 20 mL（1 支），一日 2 次。

【不良反应】尚不明确。

【禁　　忌】尚不明确。

【注意事项】①忌油腻食物。②感冒患者不宜服用。③糖尿病患者慎用。④本品宜饭前服用。⑤按照用法用量服用，小儿、年老体弱者、孕妇、高血压患者应在医师指导下服用。⑥服药 2 周症状无改善或服药期间症状加重，或出现新的严重症状时，应立即停药并去医院就诊。⑦对本品过敏者禁用，过敏体质者慎用。⑧本品性状发生改变时禁止使用。⑨儿童必须在成人监护下使用。⑩请将本品放在儿童不能接触到的地方。⑪ 如正在使用其他药品，使用本品前请咨询医师或药师。

【药物相互作用】如与其他药物同时使用，可能发生药物相互作用，详情请

咨询医师或药师

【药物过量】未进行该项研究且暂无可靠文献参考。

【药物毒理学】未进行该项研究且暂无可靠文献参考。

【药代动力学】未进行该项研究且暂无可靠文献参考。

2. 临床应用指引

（1）说明书适应证：用于气血不足、脾胃虚弱、血虚萎黄、四肢乏力。

名词解释。①气血不足：由气虚和血虚两部分组成的证候，临床症见面色萎黄或少华、气短懒言、倦怠乏力、心慌心悸、头晕目眩、失眠多梦，舌质淡白，脉濡细。②脾胃虚弱：症见食欲不振、脘腹胀满、面色萎黄、倦怠乏力、气短懒言、大便稀溏，舌体胖大、舌苔薄白，脉细弱。

（2）临床应用要点：①产品特点：该产品补气效果较强（党参、黄芪），补血作用略逊（仅有龙眼肉），因此用于血虚治疗时，还需配伍其他补血药应用。②西医病种：不限病种，气血两虚者均可应用。③中医简化证候：因脾胃虚弱在先，气血虚弱在后，故气血不足者均可应用，如面色萎黄或少华、气短懒言、倦怠乏力、头晕目眩、失眠多梦者。④建议疗程：用于治疗说明书规定的疾病或病证时，可不受疗程限制，可根据病情需要确定治疗时间（疗程）。

（3）拓展临床应用：在符合相关法律与临床用药规范、保障临床用药安全的前提下，拓展应用如下。①升气养元糖浆具有益气、健脾、养血作用，可增进食欲、改善睡眠、增加体重、减少腹泻次数、纠正贫血等。②有文献报道，升气养元糖浆可以改善机体免疫功能。③升气养元糖浆可改善患者慢性病虚弱状态和生活质量。

3. 相关药理作用与治疗原理

党参甘平，可健脾补中、益气养血，为君药；黄芪甘温，可补中健脾、升阳举陷、益气生血，辅助君药健脾升阳、益气生血，以开气血生化之源，为臣药；龙眼肉甘平，可补益心脾、益气生血、养心安神，有佐助之能，为佐药。三药相合，共奏补气、养血、健脾之功。

4. 临床应用提示

无。

5. 主要参考文献

[1] 单建聪，管丽芬，娄昭君，等. 升气养元糖浆治疗儿童营养不良疗效观察 [J]. 大家健

康（学术版），2016，10（4）：42.

[2] 郭晓敏.升气养元糖浆治疗儿童营养不良的效果观察 [J].饮食科学，2019（10）：108.

[3] 刘美霞，戚进，余伯阳.党参药理作用研究进展 [J].海峡药学，2018，30（11）：36-39.

[4] 李力恒，陈昌瑾，胡晓阳，等.党参的化学成分及药理作用研究进展 [J].中医药学报，2023，51（3）：112-115.

[5] 郭立忠.补益药党参的药理作用与临床应用研究 [J].中国卫生标准管理，2015（22）：130-131.

[6] 江远玲，冯楠，邵欣宇，等.黄芪的现代药理作用研究进展 [J].西南医科大学学报，2023，46（5）：456-460，封3.

[7] 李博，耿刚.黄芪的化学成分与药理作用研究进展 [J].中西医结合研究，2022，14（4）：262-264.

[8] 姜辉，顾胜龙，张玉婷，等.黄芪化学成分和药理作用研究进展 [J].安徽中医药大学学报，2020，39（5）：93-96.

[9] 盛康美，王宏洁.龙眼肉的化学成分与药理作用研究进展 [J].中国实验方剂学杂志，2010，16（5）：236-238.

[10] 李洋，黄金清，韦东雪，等.龙眼黄酮类化合物药理作用的研究进展 [J].世界最新医学信息文摘（连续型电子期刊），2024，24（6）：82-88，93.

血速升颗粒

1. 药品参考信息

【主要成分】黄芪、当归、阿胶、鸡血藤、淫羊藿、山楂。

【剂　　型】颗粒剂。

【适 应 证】益气温阳，养血活血。用于气血亏虚引起的贫血及各种失血性疾病。

【用法用量】用水冲服，一次1袋，一日3次。

【不良反应】监测数据及文献显示，本品不良反应有恶心、呕吐、腹痛、皮肤瘙痒等。

【禁　　忌】①感冒发热患者及糖尿病患者禁服。②对本品及所含成分过敏者禁用。

【注意事项】①忌辛辣、生冷、油腻食物。②本品宜饭前服用。③过敏体质者慎用。

【孕妇及哺乳期妇女用药】孕妇慎用。

【儿童用药】儿童必须在成人监护下使用。

【药物相互作用】未进行该项研究且暂无可靠文献参考。

【药物过量】未进行该项研究且暂无可靠文献参考。

【药物毒理学】未进行该项研究且暂无可靠文献参考。

【药代动力学】未进行该项研究且暂无可靠文献参考。

2.临床应用指引

（1）说明书适应证：益气温阳，养血活血。用于气血亏虚者；用于各种类型贫血。

名词解释。①益气温阳：益气温阳是中医治疗疾病或病证的一种方法，指利用该产品中具有益气温阳作用的中药（本产品中为黄芪、淫羊藿）治疗阳虚证，临床症见畏寒肢冷、口淡不渴、善喜热饮、尿少浮肿、大便稀溏、面色㿠白、舌淡胖嫩、苔白滑、脉沉迟无力。②养血活血：养血活血是中医治疗疾病或病证的一种方法，指利用该产品中具有补血、养血、活血作用的中药（本产品中为当归、阿胶、鸡血藤）治疗血虚兼夹血瘀证，临床症见面色萎黄、头晕眼花、心悸多梦、刺痛固定、月经色暗或有血块、经痛经闭，舌淡紫或有斑点、脉细涩等。

（2）临床应用要点：①产品特点：该产品组方精炼，既体现"气能生血，血能载气"理论而用黄芪配当归（当归补血汤）、阿胶、鸡血藤，又添加淫羊藿体现了"阴生阳长"以及"善补阴者，必阳中求阴"的中医理论，更用山楂健脾开胃，增进饮食，以防阿胶滋腻之品壅滞脾胃。②西医病种：各种类型的贫血。③中医简化证候：面色萎黄、畏寒肢冷、头晕眼花、心悸多梦等。④建议疗程：用于治疗说明书规定的疾病或病证时，可不受疗程限制，可根据病情需要确定治疗时间（疗程）。

（3）拓展临床应用：在符合相关法律与临床用药规范、保障临床用药安全的前提下，拓展应用如下。①肿瘤相关性贫血：显著提升患者红细胞、白细胞及血红蛋白含量，明显改善神疲、乏力等临床症状以及患者的体力状态和生活质量，有利于肿瘤的综合治疗和预后改善。②放化疗患者：有效改善放化疗引起的细胞免疫抑制状态，对放化疗患者细胞免疫功能具有一定的恢复作用，可改善肿瘤相关性贫血及免疫功能低下的症状。③癌因性疲乏：用血速升颗粒治疗癌因性疲乏气血两虚证者，可改善患者疲乏症状，减轻其疲乏程度，提高患者的生活质量，并可减轻骨髓的抑制程度，提升免疫功能，调节炎症因子的分泌，具有较好的临床疗效。④非重型再生障碍性贫血：血速升颗粒联合西医常规方案可明显改善非重型再生障碍性贫血患者的骨髓增生程度，促进骨髓造血，降低不良反应发生率，提高临床疗效。⑤骨髓增生异常综合征：血速升颗粒联合复方黄黛片治疗骨髓增生异常综合征化疗相关血细胞减少的临床疗效确切，且可有效抑制血清 IL-6 和 TNF-α 水平。⑥术后贫血：改善贫血，改善患者症状及铁代谢指标，安全可靠。⑦肾性贫血：血速升颗粒联合 EPO 治疗肾性贫血临床疗效确切，其疗效优于单独应用 EPO，两者联合应用能有效改善慢性肾脏病患者的贫血状态，提升红细胞数量、血红蛋白水平；有效提高患者体内铁储备，改善铁代谢及铁蛋白结合，同时改善神疲乏力、头晕等贫血相关的临床症状，安全性较高。⑧缺铁性贫血：有效改善贫血及临床症状。

3. 相关药理作用与治疗原理

相关研究证明，在小鼠急性失血性贫血模型中，血速升颗粒组与模型对照组比较，红细胞计数、网织红细胞计数及血红蛋白含量升高，差异有统计学意义（$P < 0.05$），两组白细胞计数及血小板计数的比较，差异无统计学意义（$P > 0.05$）；在大鼠化疗性贫血模型中，与模型对照组比较，在化疗药物伤害期及恢复期，血速升颗粒组中白细胞计数、网织红细胞计数、红细胞计数及血红蛋白含量升高，差异有统计学意义（$P < 0.05$），两组血小板计数的比较，差异无统计学意义（$P > 0.05$）。结论：血速升颗粒能够改善小鼠急性失血导致的红细胞计数和血红蛋白含量减少，对化疗药物引起的白细胞计数、红细胞计数和血红蛋白含量降低有恢复效果，能够明显改善骨髓的造血功能。单味中药研究显示：①黄芪能够激活造血细胞的造血功能。②当归可通过与促红细胞生成素相似的作用途径抑制炎症反应，减少炎症因子的产生，抑制铁调素的表达，提高慢性病贫血模型动物体内的铁含量，有利于阻止炎症因子的产生与贫血的发展。③阿胶酶解后的活性组分能促进贫血小鼠外周血白细胞计数和红细胞计数的升高，促进骨髓和脾造血干细胞 / 祖细胞集落（BFU-E、CFU-E、CFU-GM）的增加，提高外周血中 GM-CSF、IL-6、EPO 的含量。④鸡血藤可提升白细胞、红细胞、血小板的数量，其中，提升白细胞的作用最为明显，鸡血藤活性成分通过 IL-3、IL-6、

GM-CSF 等对细胞因子进行直接和间接调节，以保持其调控网络的均衡。⑤淫羊藿甙通过改善造血系统细胞因子分泌异常和改善造血微环境，减轻免疫因素对机体的损害，促进骨髓造血功能的恢复。

4. 临床应用提示

（1）列入共识：①《肿瘤相关性贫血中医药防治专家共识》。②《肿瘤化疗相关性血小板减少症中医药防治专家共识》。③《老龄缺铁性贫血高危人群社区中医药防治专家共识》。

（2）行业引用：①被中华中医药学会多部专家共识推荐。②被全国中医药行业高等教育"十三五"创新教材《中医血液病学》引用。

5. 主要参考文献

[1] 刘明峰，杨金霞，刘笑，等．血速升颗粒治疗贫血模型鼠的实验研究 [J]．河北医科大学学报，2018，39（7）：822-827.

[2] 牛韧．血速升颗粒治疗肿瘤相关性贫血的临床疗效观察 [J]．医学理论与实践，2019，32（7）：953-955.

[3] 田艳花，胡宁．血速升颗粒对肺癌化疗患者血液及相关免疫功能指标的影响 [J]．肿瘤药学，2019，9（3）：138-142.

[4] 陈信义，杨文华．中医血液病学 [M]．北京：中国中医药出版社，2019：21-31.

[5] 刘力强．血速升颗粒治疗高分级脑胶质瘤术后放化疗患者疗效观察 [J]．世界中医药，2020，15（3）：430-433.

[6] 蔡兴炎，黄律，叶亮，等．血速升颗粒联合铁剂治疗胃大部切除术后贫血的疗效及安全性 [J]．现代中西医结合杂志，2020，29（25）：2807-2810.

[7] 张立晓．血速升颗粒联合铁剂治疗胃癌切除术后贫血的疗效及安全性比较 [J]．实用癌症杂志，2020，35（1）：101-103.

[8] 陈娜飞，焦宗久．血速升颗粒治疗非重型再生障碍性贫血的近期疗效及不良反应观察 [J]．中医药导报，2020，26（14）：43-46.

[9] 刘欣，刘艳芬，孙旭，等．血速升颗粒联合复方黄黛片治疗骨髓增生异常综合征化疗相关血细胞减少临床研究 [J]．陕西中医，2021，42（1）：78-80.

[10] 孙涛，李雅，郭志华，等．血速升颗粒对心肌缺血再灌注大鼠心肌组织的保护作用及机制研究 [J]．现代中医临床，2021，28（4）：29-35.

[11] 邢亚东，郭晓华．评价血速升颗粒联合蔗糖铁治疗胃癌切除术后合并缺铁性贫血患

者的疗效及安全性 [J]. 黑龙江中医药，2021（4）：197-198.

[12] 李普阳，付增彬，李月牛，等. 血速升颗粒对癌因性疲乏患者的疗效评价及机制 [J]. 中国实验方剂学杂志，2021（27）：118-123.

[13] 中华中医药学会血液病分会，中国中西医结合学会肿瘤专业委员会，北京中西医结合学会肿瘤专业委员会. 肿瘤相关性贫血中医药防治专家共识 [J]. 北京中医药，2021（40）：48-52.

[14] 中华中医药学会血液病分会，中国中西医结合学会肿瘤专业委员会，北京中西医结合学会肿瘤专业委员会肿瘤化疗相关性血小板减少症中医药防治专家共识 [J]. 北京中医药，2021（40）：451-455.

[15] 罗梅宏，崔乐乐，孙伟正，等. 老龄缺铁性贫血高危人群社区中医药防治专家共识 [J]. 现代中医临床，2021（28）：29-35.

[16] 穆霖，王晓荣，陈亚坤. 血速升颗粒联合促红细胞生成素治疗肾性贫血的疗效观察 [J]. 河北中医，2022（44）：613-616.

[17] 邸海侠，王国姿，高岚，等. 多中心真实世界血速升颗粒治疗气血两虚型较低危组 MDS 临床观察 [J]. 中药材，2023（12）：3142-3145.

[18] 李三喜，颜保松，徐玲，等. 血速升颗粒联合环孢素 A 对非重型再生障碍性贫血的疗效及对 GATA-3、G-CSF 水平的影响 [J]. 世界临床药物，2023，44（11）：1179-1184.

益气养血口服液

1. 药品参考信息

【主要成分】人参、黄芪、党参、麦冬、当归、白术、地黄、制何首乌、五味子、陈皮、地骨皮、鹿茸、淫羊藿。

【剂　　型】本品为棕黄色的液体；味甜、微苦。

【适 应 证】益气养血。用于气血不足所致的气短心悸、面色不华、体虚乏力。

【用法用量】口服，一次 15～20 mL，一日 3 次。

【不良反应】尚不明确。

【禁　　忌】尚不明确。

【注意事项】①忌食不易消化食物。②感冒、发热患者不宜服用。③糖尿病患者及有高血压、心脏病、肝病、肾病等慢性病且病情严重者应在医师指导下服用。④儿童、孕妇、哺乳期妇女应在医师指导下服用。⑤若服药 4 周症状无缓解，应去医院就诊。⑥对本品过敏者禁用，过敏体质者慎用。⑦本品性状发生改变时禁止使用。⑧儿童必须在成人监护下使用。⑨请将本品放在儿童不能接触到的地方。⑩如正在使用其他药品，使用本品前请咨询医师或药师。

【药物相互作用】如与其他药物同时使用，可能发生药物相互作用，详情请咨询医师或药师。

【药物过量】未进行该项研究且暂无可靠文献参考。

【药物毒理学】未进行该项研究且暂无可靠文献参考。

【药代动力学】未进行该项研究且暂无可靠文献参考。

【包装规格】每支 10 mL。

2. 临床应用指引

（1）说明书适应证：益气养血。用于气血不足所致的气短心悸、面色不华、体虚乏力。

名词解释。①气血两虚：气血两虚是于多种病证中可见的虚损证候，以面色萎黄、头晕目眩、气短懒言、肢体疲惫、失眠多梦、食欲不振为主要临床症状。②益气养血：益气养血是中医治疗疾病或病证的一种方法，指利用该产品中具有益气养血功效的中药（本品中为人参、黄芪、党参、白术、当归、地黄、制何首乌）达到气血双补的效果。

（2）临床应用要点：①产品特点：该产品由补益脾气、健脾和胃药（人参、黄芪、党参、白术、陈皮）与补血养血药（当归、地黄、制何首乌）制成，故其功能为益气养血。另外，该产品中还含有补阳药（鹿茸、淫羊藿）与养阴药（五味子、麦冬、地骨皮），体现了"气为血帅，血为气母"、"气血互生"以及"善补阳者，必于阴中求阳，则阳得阴助而生化无穷；善补阴者，必于阳中求阴，则阴得阳升而泉源不竭"的中医基本理论。②西医病种：无特定病种。③中医简化证候：面色萎黄、头晕目眩、气短懒言、肢体疲惫、失眠多梦、食欲不振。④建议疗程：用于治疗说明书规定的疾病或病证时，可不受疗程限制，可根据病情需要确定治疗时间（疗程）。

（3）拓展临床应用：在符合相关法律与临床用药规范、保障临床用药安全的前提下，拓展应用如下。①用于增强免疫力：益气养血口服液有改善老年类风湿关节炎患者的全身及关节症状、改善病情及贫血的功效，其可能的作用机制为调节内分泌失衡、改善铁代谢、增强机体免疫功能及减轻药物毒副作用等整体调节作用。②用于降低骨髓抑制的发生率：中药益气养血口服液应用于化疗患者可部分增强患者机体免疫功能，保护骨髓，减轻化疗药物对骨髓的抑制作用。

3. 相关药理作用与治疗原理

现代药理学研究表明，本品的主要作用如下。①增强免疫力：益气养血口服液中的多种中药成分具有增强机体免疫功能的作用，可以提高身体对外界病原体的抵抗力。②改善贫血症状：本品含有丰富的铁元素和维生素 B_{12} 等造血原料，能够促进红细胞生成，达到纠正缺铁性贫血的效果。③调节内分泌系统：益气养血口服液中的部分草本植物提取物对内分泌系统有较强的调节作用，有助于平衡激素水平、缓解更年期综合征等；另外，党参、黄芪、当归能促进红系造血祖细胞的生长，刺激红细胞生成素的产生，提升血红蛋白水平。

4. 临床应用提示

暂无。

5. 主要参考文献

[1] 余学芳，陆学丹，汪海静 . 益气养血口服液对老年类风湿性关节炎患者贫血的影响 [J]. 中国临床保健杂志，2013，16（1）：65-67.

[2] 岑卫健，范晓苏，朱平川，等 .UPLC-MS/MS 法同时测定益气养血口服液中的 5 种有效成分 [J]. 基因组学与应用生物学，2013，32（4）：557-561.

[3] 杨蕾，张庆玫 . 益气养血口服液中人参皂苷的含量测定方法研究 [J]. 黑龙江科技信息，2015（24）：62.

[4] 刘芳芳，朴春培，薛起，等 . 益气养血口服液中人参总皂苷及单体人参皂苷的含量分析 [J]. 农业与技术，2015，35（15）：8-11.

[5] 吴冬雪，刘淑莹，陈思键，等 . 固相萃取结合高效液相色谱－三重四极杆质谱快速分离检测益气养血口服液中人参皂苷的新方法 [J]. 分析测试学报，2020，39（7）：867-873.

[6] 李婵，杨飞快，薛美玲 . 提高益气养血口服液质量标准的研究 [J]. 西北药学杂志，2021，36（5）：709-712.

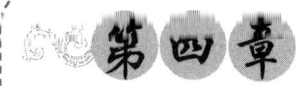

第四章

肿瘤疾病常用中成药

第一节 疾病治疗用药

艾迪注射液

1. 药品参考信息

【主要成分】斑蝥、人参、黄芪、刺五加。

【剂 型】注射剂。

【适 应 证】清热解毒，消瘀散结。用于原发性肝癌、肺癌、直肠癌、恶性淋巴瘤、妇科恶性肿瘤等。请以产品实际附带说明书为准。

【用法用量】静脉滴注。成人一次 50～100 mL，加入 400～450 mL 0.9% 氯化钠注射液或 5%～10% 葡萄糖注射液中，一日 1 次；与放化疗合用时，疗程与放化疗同步；手术前后使用本品 10 日为 1 个疗程；用于介入治疗时，10 日为 1 个疗程；单独使用时，15 日为 1 个周期，间隔 3 日，2 个周期为 1 个疗程；用于晚期恶病质患者时，连用 30 日为 1 个疗程，或视病情而定。

【不良反应】①过敏反应：潮红、皮疹、瘙痒、呼吸困难、憋气、心悸、发绀、过敏性休克等。②皮肤及附件损害：风团样皮疹、斑丘疹、荨麻疹等。③全身性反应：寒战、畏寒、发热、疼痛、多汗等。④消化系统损害：恶心、呕吐、腹痛、腹胀、腹泻、胃不适等，有肝功能异常的病例报道。⑤呼吸系统损害：胸闷、呼吸急促、咳嗽等。⑥心血管系统损害：心悸、心动过速等。⑦精神及神经系统损害：头晕、头痛、抽搐等。⑧用药部位损害：注射部位疼痛、静脉炎等。⑨其他损害：面部水肿等。

【禁 忌】①孕妇及哺乳期妇女禁用。②对本品或含有斑蝥、人参、黄芪、刺五加的制剂及本品主要成分中所列辅料过敏或有严重不良反应病史者禁用。

【注意事项】①首次用药应在医师指导下，给药速度开始时为 15 滴 / 分，30 分钟后如无不良反应，给药速度可控制在 50 滴 / 分内。②如有不良反应，应停药并及时进行相应处理。再次应用时，艾迪注射液的用量从 20～30 mL 开始，将其加入 400～450 mL 0.9% 氯化钠注射液或 5%～10% 葡萄糖注射液中，同时可加入 5～10 mg 地塞米松注射液。③因本品含有微量斑蝥素，外周静脉给药对注射部位静脉有一定刺激，可在静滴本品前后给予 2% 利多卡因 5 mL 加入 100 mL 0.9% 氯化钠注射液中静滴。④本品不良反应包括过敏性休克，故应在有抢救条件的医疗机构使用，相关医护人员应接受过过敏性休克抢救培训，用药后出现过敏反应或严重不良反应时立即停药并及时救治。⑤严格按照药品说明书规定的功能主治使用，禁止超功能主治范畴用药。⑥严格掌握用法用量。按照药品说明书推荐剂量、调配要求、给药速度、疗程使用药品，不超剂量用药，不过快滴注和长期连续用药。⑦本品为中药注射液，保存不当可能影响药品质量；用药前、配置后及使用过程中应认真检查本品及滴注液的性状，发现药液出现浑浊、沉淀、变色、结晶等药物性状改变以及瓶身有漏气、裂纹等现象时，均不得使用。⑧本品应单独使用，禁忌与其他药品混合配伍使用，谨慎联合用药，如确需联合使用其他药品，应谨慎考虑与本品的使用间隔以及药物间的互相作用等。⑨用药前应仔细询问患者情况、用药史和过敏史，肝、肾功能异常患者等特殊人群和初次使用中药注射剂的患者应慎重使用，如确需使用请遵医嘱，并加强监测。

【孕妇及哺乳期妇女用药】孕妇及哺乳期妇女禁用。

【药物相互作用】尚无本品与其他药物相互作用的信息。

【药物过量】未进行该项研究且暂无可靠文献参考。

【药物毒理学】小鼠急性毒性实验尾静脉注射 LD50 为 15.06 g/kg。大鼠长期毒性实验表明，3 个剂量组（人用量的 75 倍、25 倍及 7.5 倍）腹腔注射给药 90 天，无明显毒性。

【药代动力学】未进行该项研究且暂无可靠文献参考。

2. 临床应用指引

（1）说明书适应证：清热解毒，消瘀散结。用于原发性肝癌、肺癌、直肠癌、恶性淋巴瘤、妇科恶性肿瘤等。

名词解释：①清热解毒：按照现代医学理论，"热邪"指细菌或病毒感染或机体功能失调而产生的致病物质，可在机体内因存留时间过长而凝结成毒；"毒邪"是指对人体有害的物质或致病因素或某些疾病；热毒临床以发热、咽喉肿痛、目赤干涩、口舌生疮、心烦焦躁、大便干燥、小便黄等为主要症状，泛指现代医学中的丹毒、扁桃体炎、牙龈炎（牙周炎）、毛囊炎等感染性疾病，亦指多种恶性肿瘤及其发热、口干、便秘、皮疹等并发症状；清热解毒是中医治疗疾病或证候的一种方法，指利用该产品中具有清热解毒功效的中药达到清除热邪、解散毒邪的效果。②消瘀散结："瘀结"是多种病因导致血流或组织凝结成块而产生的，临床以体表或内脏局部肿块、疼痛（压痛、刺痛、胀痛、定痛、夜痛、灼痛）、舌紫暗或有斑点等为主要表现，相当于现代医学中的多种恶性肿瘤及其发生与进展过程中并发的血液高凝状态或血栓形成，或动脉、静脉的血管闭塞症等；消瘀散结是中医治疗疾病或证候的一种方法，指利用该产品中具有消瘀散结功效的中药达到消除因瘀结产生的肿块的效果。

（2）医保适应证：属于《国家基本医疗保险、工伤保险和生育保险药品目录》"肿瘤用药"项下"抗肿瘤药"（乙类），适应证同产品说明书。限二级及以上医疗机构的癌症患者使用。

（3）临床应用要点：①产品特点：该产品既有抗肿瘤（斑蝥）的祛邪作用，又有保护机体功能状态的扶正效果和降低放化疗等的不良反应（人参、黄芪）的作用，且能治疗恶性肿瘤并发的轻中度肿瘤相关抑郁症（刺五加）和缓解癌症疲乏（人参、黄芪、刺五加）。本品的组方体现了恶性肿瘤中医治疗的"扶正祛邪"与"祛邪不伤正、扶正不留邪"的中医理论。②西医病种：说明书、医保规定的瘤种（原发性肝癌、肺癌、直肠癌、恶性淋巴瘤、妇科恶性肿瘤等）。③中医简化证候：具备下列条件之一即可，恶性肿瘤并发血液高凝状态（凝血象、血液流变学、血栓弹力图检测有高凝的异常改变）或有动静脉血栓形成；舌质紫暗，身有瘀斑、瘀点或舌下静脉有瘀血等。④建议疗程：用于治疗医保支付范围的疾病时，应按照医保规定的疗程执行；用于其他疾病治疗时，可参考说明书中给出的疗程治疗。

（4）拓展临床应用：在符合相关法律与临床用药规范、保障临床用药安全的前提下，拓展应用如下。①除了治疗说明书与医保规定的瘤种，本品还对多系统恶性肿瘤以及癌性胸腹水等有较好的治疗作用。②可用于防治放化疗引起的白细胞减少、血小板减少。③可用于降低放化疗引起的恶心、呕吐等胃肠道不良反应发生率。④可用于升高外周血 CD3$^+$、CD4$^+$、CD8$^+$ T 细胞数量，NK 细胞数量以及调整 CD4$^+$/CD8$^+$ T 细胞比，增强细胞免疫功能。⑤可用于改善癌症患者疲乏症状，提高其生活质量。⑥临床试验证明，对肿瘤共病——肿瘤相关抑郁症（轻中度）有良好的治疗效果。

3. 相关药理作用与治疗原理

相关药理学研究结果如下。①该产品对小鼠 Lewis 肺癌、B16 黑色素瘤肺转移、大鼠 W256 癌肉瘤细胞、裸鼠移植性 QGY-7703 人肝癌细胞有一定抑制作用。②该产品与小剂量环磷酰胺合用可增强对大鼠移植性 W256 癌肉瘤细胞的抑制效果；对 5- 氟尿嘧啶、环磷酰胺或顺铂引起的小鼠白细胞数量降低、ALT 升高以及顺铂引起的小鼠尿素氮升高有抑制作用。③能促进荷瘤小鼠的脾淋巴细胞增殖，提高 NK 细胞的活性，促进巨噬细胞吞噬功能；对荷瘤小鼠和正常小鼠有一定的延长常压耐缺氧存活时间和游泳时间的作用。④可抑制醋酸所致小鼠疼痛反应，使扭体次数减少。单味中药研究显示：①斑蝥毒性的主要成分是斑蝥素，具有抗癌、抑制肿瘤细胞的作用，且不会降低周围血中的白细胞数量。②人参、黄芪、刺五加可诱导肿瘤细胞凋亡、抑制肿瘤细胞增殖、抑制肿瘤血管形成。网络药理学研究证明，方中有 51 种活性成分、234 个作用靶点、147 个药物 - 疾病共同靶点，核心活性成分与关键靶点结合活性均较好，其中，槲皮素、山柰酚与 AKT1 结合最紧密。可通过多成分、多靶点、多通路治疗恶性肿瘤。

4. 临床应用提示

（1）医保准入：①属于《国家基本医疗保险、工伤保险和生育保险药品目录》"肿瘤用药"项下"抗肿瘤药"（乙类）。②中药二级保护品种。

（2）列入指南：①《恶性肿瘤中医诊疗指南》。②《中国临床肿瘤学会（CSCO）原发性肝癌诊疗指南 2020》。③《原发性肝癌诊疗规范》。④《中成药治疗癌因性疲乏临床应用指南（2020 年）》。⑤《原发性肝癌诊疗指南（2022 年版）》。⑥《转移性结直肠癌中医诊疗指南》。

（3）列入共识：①《乳腺癌中西医结合诊疗共识》。②《抗肿瘤药物引起骨髓抑制中西医结合诊治专家共识》。③《结肠癌和直肠癌中西医结合诊疗专家共识》。④《肿瘤相关抑郁中医诊疗专家共识》。

（4）行业引用：被国家中医药管理局医政司、中国中西医结合学会教育工作委员会联合编写的教科书《中医临床辨治》引用。

（5）其他提示：参照生产企业提供的产品说明书。

5. 主要参考文献

[1] 梁会敏，董艳萍．艾迪注射液辅助靶向药物治疗对晚期非小细胞肺癌老年患者近期疗效及免疫功能的影响 [J]．临床医学工程，2023，30（7）：955-956.

[2] 刘杰，富裕，胡浩，等．艾迪注射液联合 GC 方案治疗中晚期非小细胞肺癌患者的效果及对肿瘤标志物、免疫状态及毒副作用的影响 [J]．临床医学研究与实践，2023，8（20）：126-129.

[3] 胡凯，王淑琴，李玲．艾迪注射液联合 FOLFOX-4 化疗方案治疗中晚期结直肠癌的效果观察 [J]．基层医学论坛，2023，27（17）：42-44.

[4] 王雅琴，胡轶，陈智，等．艾迪注射液联合可穿戴设备肺康复训练治疗晚期非小细胞肺癌化疗患者临床观察 [J]．湖北中医药大学学报，2023，25（2）：67-70.

[5] 张禹森，杨蝶，何正飞，等．运用倾向性评分匹配研究艾迪注射液在真实世界环境下对胃癌患者生存期的影响 [J]．中医药导报，2022，28（12）：110-114.

[6] 彭维真，尚庆玲．艾迪注射液联合化疗治疗晚期肺癌的近期效果 [J]．临床医学，2022，42（12）：91-93.

[7] 桂越蓉，樊炳杰，李经蕾，等．艾迪注射液联合化疗治疗非小细胞肺癌的系统评价/Meta 分析再评价 [J]．中国中药杂志，2022，47（14）：3923-3932.

[8] 陈玉娜，赵嘉兰，陈学增，等．基于网络药理学和分子对接技术探讨艾迪注射液治疗乳腺癌的作用机制 [J]．今日药学，2022，32（2）：106-111.

[9] 艾岩，黄起稠．SOX 化疗方案联合艾迪注射液对晚期胃癌患者血管生长因子、癌因性疲乏、细胞免疫功能的影响 [J]．医学理论与实践，2021，34（15）：2628-2630.

[10] 杨鸣．中药注射剂干预恶性肿瘤循证评价及与化疗药相互作用的评价方法 [D]．北京：北京中医药大学，2021.

[11] 丁园园，张冬华，张荣生，等．基于网络药理学研究艾迪注射液治疗肝细胞癌的作用机制 [J]．海南医学院学报，2020，26（8）：602-610.

[12] 汤红霞，王梦影，庹婧，等．艾迪注射液联合 VAD 化疗方案治疗多发性骨髓瘤患者的效果 [J]．中国医药导报，2018，15（25）：67-70.

[13] 崔艳艳，綦会霞，常桂花，等．艾迪注射液联合化疗对卵巢癌患者血清 HE4，CA125，

CA19-9，AFP，CEA 水平及 T 细胞亚群的影响 [J]. 现代生物医学进展，2017，17（21）：4082-4085.

[14] 吴艳林，屈中玉，陶海云. 艾迪注射液联合化疗治疗晚期非小细胞肺癌疗效观察 [J]. 陕西中医，2017，38（7）：883-884.

[15] 毛海燕，汪竹，袁昕，等. 艾迪注射液联合放疗治疗食管癌的临床效果观察 [J]. 实用临床医药杂志，2016，20（24）：97-99.

[16] 梁彩霞，陈满瑜，沈润，等. 艾迪注射液治疗妇科恶性肿瘤化疗患者抑郁的临床效果 [J]. 现代肿瘤医学，2016，24（20）：3290-3294.

[17] 付建红，高湛，翟旭华. 艾迪注射液联合化疗用于老年女性卵巢癌术后辅助治疗的疗效评价 [J]. 中国老年学杂志，2013，33（16）：3973-3975.

[18] 徐洁，居文政，谈恒山. 艾迪注射液药理作用及临床应用研究概况 [J]. 药学与临床研究，2012，20（1）：48-52.

[19] 秦兆亮. 顺铂联合艾迪注射液腹腔灌注治疗老年癌性腹水的临床观察 [J]. 河北医学，2008（8）：946-949.

[20] 王怀璋，王程虎，王瑞香. 化疗联合艾迪注射液治疗晚期非小细胞肺癌疗效观察 [J]. 中国肿瘤临床与康复，2004，11（4）：358-360.

艾愈胶囊

1. 药品参考信息

【主要成分】山慈菇、白英、淫羊藿、苦参、当归、白术、人参。

【剂　　型】胶囊剂，内容物为黄棕色的粉末；味微苦。

【适 应 证】解毒散结，补气养血。用于中晚期癌症的辅助治疗以及癌症放化疗引起的白细胞减少症属气血两虚者。请以产品实际附带说明书为准。

【用法用量】口服，一次 3 粒，一日 3 次。

【不良反应】尚不明确。

【禁　　忌】尚不明确。

【注意事项】定期复查肝功能。

【孕妇及哺乳期妇女用药】孕妇慎用。

【儿童用药】儿童必须在成人监护下使用。

【药物相互作用】未进行该项研究且暂无可靠文献参考。

【**药物过量**】未进行该项研究且暂无可靠文献参考。

【**药物毒理学**】未进行该项研究且暂无可靠文献参考。

【**药代动力学**】未进行该项研究且暂无可靠文献参考。

2. 临床应用指引

（1）说明书适应证：解毒散结，补气养血。用于中晚期癌症的辅助治疗以及癌症放化疗引起的白细胞减少症属气血两虚者。

名词解释。①解毒散结：解毒散结是中医治疗疾病或证候的一种方法，指利用该产品中具有解毒功效的中药解除对人体有害的毒邪（这里指生长的恶性肿瘤、化疗药物与放射线引起的不良反应）；散结是利用该产品中具有散结功效的中药消除影响人体健康的硬结（肿块或肿瘤）。②补血养血：补血养血是中医治疗血虚证（症见面色萎黄或苍白、肢体乏力、心悸气短、失眠多梦）的一种方法，指利用该产品中具有补血养血功效的中药达到先补血（改善外周血象）后养血（维持血液相对稳定状态）的效果。

（2）医保适应证：属于《国家基本医疗保险、工伤保险和生育保险药品目录》"肿瘤用药"项下"肿瘤辅助用药"（乙类），临床应用同产品说明书。

（3）临床应用要点：①产品特点：该产品既有抗肿瘤（山慈菇、白英、苦参）等祛邪的作用，又有改善血象（淫羊藿、当归、白术、人参）等扶正效果，体现了恶性肿瘤中医治疗的"扶正祛邪"与"祛邪不伤正、扶正不留邪"的理论。②西医病种：说明书、医保规定的适应证（不限肿瘤类型，中晚期肿瘤或恶性肿瘤并发白细胞减少者即可应用）。③中医简化证候：具备下列条件之一即可，肿瘤部位疼痛（压痛、刺痛、胀痛、定痛、夜痛、灼痛）；舌紫暗或有斑点等，并见面色萎黄或苍白、肢体乏力、心悸气短、失眠多梦等。④建议疗程：用于治疗医保支付范围的疾病时，可不受疗程限制，可根据病情需要确定治疗时间（疗程）。注意，若用药时间超过3个月，需要定期检查肝肾功能；与西药治疗同时使用时，应根据临床实际确定治疗时间（疗程）。

（4）拓展临床应用：在符合相关法律、临床用药规范的前提下，在医师指导下，拓展应用如下。①可减轻乳腺癌化疗不良反应，如乏力、食欲不振等。②可用于预防和治疗放化疗引起的血象改变。③可用于改善化疗引起的气血两虚证，症见头晕目眩、气短懒言、面色萎黄、肢体疲惫、食欲不振等。④基于药物组成，该产品还可以试用于老年肿瘤、中晚期肿瘤的治疗，以稳定肿瘤病灶、改善相关症状。

3. 相关药理作用与治疗原理

艾愈胶囊相关研究结果如下。①艾愈胶囊（特别是其中的山慈菇）具有抗肿瘤、抗血管形成作用，对人肺癌细胞（A549）、乳腺癌细胞（MCF-7）和卵巢癌细胞（A-2780）表现出中等强度的非选择性细胞毒活性。②艾愈胶囊（特别是其中的白英）具有抗感染的作用（清热、解毒、化痰）。③淫羊藿、苦参、当归可明显抑制肿瘤生长，增加巨噬细胞数量，增强其吞噬功能及脾细胞的自然杀伤活性，明显延长动物生存期。④本品中的白术（挥发油）可降低肿瘤组织的侵袭性、提高机体抗肿瘤能力及针对肿瘤的细胞毒作用。⑤人参中的人参皂苷具有多种抗肿瘤作用，如人参皂苷 Rg3 具有抗肿瘤转移的作用，能够阻断肿瘤细胞的细胞周期，并促进肿瘤细胞的凋亡、降低与化疗药物结合时的耐受性。

4. 临床应用提示

（1）医保准入：《国家基本医疗保险、工伤保险和生育保险药品目录》"肿瘤用药"项下"肿瘤辅助"（乙类）。

（2）列入指南：①《中国肿瘤整合诊治技术指南 中医治疗（CACA）》。②《乳腺癌中西医结合诊疗指南》。③《卵巢癌中西医结合诊疗指南》。

（3）列入共识：①《化疗后白细胞减少症中医药防治与评估专家共识》。②《乳腺癌中西医结合诊疗共识》。③《抗肿瘤药物引起骨髓抑制中西医结合诊治专家共识》。④《肿瘤放化疗后白细胞减少症中西医结合治疗专家共识（2022年版）》。

（4）行业引用：①陈信义、周郁鸿、胡晓梅编著的《血液疾病优势病种中医诊疗方案与路径解读》。②陈信义、杨文华主编的全国中医药行业高等教育"十三五"创新教材《中医血液病学》。

（5）其他提示：参考生产企业提供的产品说明书。

5. 主要参考文献

[1] 陈淼，郭成云 . 艾愈胶囊联合化疗治疗直肠癌的应用效果观察 [J]. 实用中西医结合临床，2023，23（22）：17-20.

[2] 中国中西医结合学会肿瘤专业委员会，北京乳腺病防治学会中西医结合专业委员会，北京中西医慢病防治促进会乳腺癌整合防治全国专家委员会 . 乳腺癌中西医结合诊疗共识 [J]. 中国医学前沿杂志（电子版），2021，13（7）：44-64.

[3] 中国临床肿瘤学会（CSCO）中西医结合专家委员会. 抗肿瘤药物引起骨髓抑制中西医结合诊治专家共识 [J]. 临床肿瘤学杂志，2021，26（11）：1020-1027.

[4] 肖秋菊，舒诚荣，鲁丽娟，等. 艾愈胶囊联合利可君治疗恶性肿瘤化疗后白细胞减少的临床疗效观察 [J]. 中国医药科学，2021，11（10）：79-81.

[5] 陈信义，周郁鸿，胡晓梅，等. 血液疾病优势病种中医诊疗方案与路径解读 [M]. 北京：北京科学技术出版社，2019.

[6] 田劭丹，董青，祁烁，等. 化疗后白细胞减少症中医药防治与评估专家共识 [J]. 现代中医临床，2018，25（3）：1-6.

[7] 李建良，王小文. 艾愈胶囊联合化疗治疗晚期胃癌的有效性及安全性观察 [J]. 深圳中西医结合杂志，2017，27（10）：11-13.

[8] 吴小建. 艾愈胶囊辅助化疗治疗非小细胞肺癌的药物经济学评价 [J]. 中国医院用药评价与分析，2014，14（8）：714-716.

安替可胶囊

1. 药品参考信息

【**主要成分**】蟾皮、当归。

【**剂　　型**】胶囊剂。

【**适 应 证**】软坚散结，解毒定痛，养血活血。用于食管癌属瘀毒证者，与放疗合用可增强对食管癌的疗效；用于晚期原发性肝癌属瘀毒证者；用于中晚期胃癌（瘀毒证）的化疗辅助治疗。请以产品实际附带说明书为准。

【**用法用量**】口服，一次2粒，一日3次，饭后服用；6周为1个疗程，或遵医嘱。

【**不良反应**】少数患者使用后可出现恶心、血象降低。过量、连续久服可致心慌。

【**禁　　忌**】心脏病患者慎用。

【**注意事项**】①心脏病患者慎用。②孕妇忌服。③注意观察血象。④注意服用剂量。

【**药物相互作用**】如与其他药物同时使用，可能发生药物相互作用，详情请咨询医师或药师。

【**药物过量**】未进行该项研究且暂无可靠文献参考。

【**药物毒理学**】参考生产企业提供的产品说明书。

【**药代动力学**】未进行该项研究且暂无可靠文献参考。

2. 临床应用指引

（1）说明书适应证：软坚散结，解毒定痛，养血活血。用于食管癌属瘀毒证者，与放疗合用可增强对食管癌的疗效；用于晚期原发性肝癌（属瘀毒证者）；用于中晚期胃癌（属瘀毒证者）的化疗辅助治疗。

名词解释。①瘀毒证："瘀"指机体血液瘀滞不畅所致的蓄血（血液停留于人体的某个内脏器官）、积血（血液聚积于内脏空腔部位）、死血（失去血液功能的瘀血）、恶血（指出血后不能排出体外，积存于体内且尚未消散的血）等（有"瘀"之表现时统称为瘀证或血瘀证）；相当于现代医学中良性或恶性肿瘤的血液高凝状态或血栓形成等。"毒"泛指对人体有害的物质或致病因素或某种疾病，包括外来之毒（细菌、病毒、射线等）和内生之毒（代谢产物、基因突变等）；瘀毒证由"瘀"和"毒"两个基本要素组成，瘀与毒的关系极为复杂，相互化生、互为因果；瘀毒日久，变生疾病，缠绵难愈（中晚期肿瘤），甚者瘀毒散发，遍及全身，难治难愈（肿瘤转移）。②软坚散结："坚"指病变部位坚硬，"结"指凝聚、交结，两者均指由多种病因形成的病理产物（坚硬肿块），临床以局部肿块、疼痛（压痛、刺痛、胀痛、定痛、夜痛、灼痛）、舌紫暗或有斑点等为主要表现；软坚散结是中医治疗疾病或证候的一种方法，指利用该产品中具有软坚散结功效的中药，软化或缓解病变部位的坚硬肿块。③解毒定痛：解毒定痛是中医治疗疾病或证候的一种方法，指利用该产品中既可解毒又可镇痛的中药，祛除毒邪（祛除影响人体健康的有害物质或致病因素或某些疾病）与止痛。④养血活血：养血活血是中医治疗血虚证（不一定有血红蛋白含量下降，但可见面色萎黄或苍白、肢体乏力、心悸气短、失眠多梦）的重要方法之一，指利用该产品中具有养血活血功效的中药，维持血液相对稳定状态（正常水平），保障人体组织器官得到充分血液供应，维持脏器功能以及消除局部肿块。

（2）医保适应证：属于《国家基本医疗保险、工伤保险和生育保险药品目录》"肿瘤用药"项下"抗肿瘤药"（乙类）；适应证同产品说明书。

（3）临床应用要点：①产品特点：该产品既有抗肿瘤（蟾皮）的祛邪作用，又有改善血象（当归）的扶正效果，体现了恶性肿瘤中医治疗的"扶正祛邪"与"祛邪不伤正、扶正不留邪"的中医理论。②西医病种：说明书、医保规定的瘤种

（食管癌、原发性肝癌、中晚期胃癌）。③中医简化证候：具备下列条件之一即可，食管、胃或肝脏部位肿块引发的疼痛（压痛、刺痛、胀痛、定痛、夜痛、灼痛）；舌质紫暗或有斑点，或身有瘀斑或腹部青筋暴露（腹壁静脉曲张）等。④建议疗程：按照产品说明书，或按照医保支付范围规定的适应证确定治疗时间（疗程）。

（4）拓展临床应用：在符合相关法律、临床用药规范的前提下，在医师指导下，拓展应用如下。①用于由消化道肿瘤（食管癌、肝癌、贲门癌、胃癌、肠癌）引起的肝转移有较好治疗效果，联合化疗对中晚期上消化道恶性肿瘤有明显增效作用。②用于减轻化疗药物的毒副作用，对抗放疗过程中的血细胞（白细胞、血小板、红细胞）减少与血红蛋白含量下降。③可用于改善中晚期肿瘤患者疼痛、乏力、吞咽困难、腹胀等症状。④用于增强患者免疫功能（包括 NK 细胞活性、LAK 细胞活性、IL-2 活性指数、白细胞吞噬功能等）。⑤用于提高患者生活质量：可以有效改善患者生存质量，延长患者生存期。⑥有文献表明，本品对非消化道肿瘤（如肾癌）也有一定的治疗效果，能够提高肾癌细胞的放射敏感性。

3. 相关药理作用与治疗原理

安替可胶囊相关药理学研究结果如下。①华蟾素吲哚生物碱能直接作用于中枢神经系统，提高痛阈，缓解癌痛。②能软化肿瘤、缩小病灶，减轻肿瘤对周围神经的压迫，消除肿瘤对肝、胰腺、胆囊、胸膜等脏器的牵拉性疼痛。③当归能补血活血，有抑制肿瘤细胞作用；蟾皮中的华蟾素能抑制肿瘤细胞核酸代谢，干扰 DNA 和 RNA 的合成，阻碍细胞有丝分裂，直接参与杀伤癌细胞。④可增强放化疗的效果，维护免疫器官功能，提高 NK 细胞、LAK 细胞、IL-2 的活性以及巨噬细胞的吞噬功能。

4. 临床应用提示

（1）医保纳入：①属于《国家基本医疗保险、工伤保险和生育保险药品目录》"肿瘤用药"项下"抗肿瘤药"（乙类）。②中药二级保护品种。

（2）列入共识：《癌痛规范化治疗中成药合理使用专家共识》。

（3）行业引用：①《临床基本药物手册》。②《新编抗肿瘤药物手册》。③《实用西医师中成药手册 肿瘤科分册》。

（4）其他提示：参考生产企业提供的产品说明书。

5. 主要参考文献

[1] 程鹏，赵阳，杨红杰，等 . 安替可胶囊联合 TP 方案治疗晚期食管鳞癌的临床研究 [J].

现代药物与临床，2003，38（10）：2536-2541.

[2] 北京市疼痛治疗质量控制和改进中心疼痛专家组.癌痛规范治疗中成药合理使用专家共识 [J].中国疼痛医学杂志，2021，27（1）：9-17.

[3] 沙晓锋，张姣.安替可胶囊联合 FOLFOX6 方案对晚期胃癌患者血管生长因子、肿瘤标志物、生活质量的影响 [J].现代中西医结合杂志，2020，29（15）：1672-1675.

[4] 王全晖，袁守信，张元浩，等.安替可胶囊联合 GP 方案治疗晚期原发性肝癌的临床研究 [J].现代药物与临床，2019，34（3）：709-713.

[5] 李焕德，刘绍贵，彭文兴.临床基本药物手册 [M].长沙：湖南科学技术出版社，2018.

[6] 曹光材，白江江，齐文海，等.安替可胶囊联合实时虚拟导航系统引导射频消融治疗不可切除的直肠癌肝转移患者疗效初步研究 [J].实用肝脏病杂志，2017，20（5）：575-579.

[7] 赵增虎，王明贤，宁宇，等.阿帕替尼联合安替可治疗耐药型进展期胃癌 12 例临床研究 [J].中国中西医结合消化杂志，2017，25（7）：502-505.

[8] 王敏，杨勇，李冲，等.安替可胶囊联合卡培他滨和奥沙利铂治疗晚期结直肠癌的临床研究 [J].现代药物与临床，2016，31（7）：1036-1039.

[9] 刘俊保，王存丰.安替可胶囊联合 CRFA 治疗原发性肝癌 264 例临床研究 [J].亚太传统医药，2014，10（1）：110-112.

[10] 张路，袁响林，彭平，等.安替可胶囊联合同步放化疗治疗不可切除胃癌 30 例 [J].医药导报，2014，33（10）：1339-1341.

[11] 娄彦妮，贾立群.安替可胶囊治疗消化系统肿瘤的文献分析 [J].中国医院用药评价与分析，2013，13（9）：807-809.

[12] 李瑛，曹蔚，王四旺，等.安替可胶囊物效基础研究进展 [J].亚太传统医药，2012，8（2）：177-179.

[13] 李忠.实用西医师中成药手册 肿瘤科分册 [M].北京：中国中医药出版社，2012.

[14] 安鸿志，袁现明.新编抗肿瘤药物手册 [M].郑州：河南科学技术出版社，2003.

[15] 薛志科.蟾蜍制剂诱导细胞凋亡的研究进展 [J].广西中医学院学报，2003，6（3）：72-73.

[16] 孙凌飞，孙颖，申文江，等.蟾皮当归合剂对肾癌细胞的放射敏感性的影响及作用机制探讨 [J].中国肿瘤临床与康复，2000（4）：3-5.

[17] 孙凌飞，申文江.蟾皮提取液对肾癌细胞凋亡及 Fas、FasL 和 bcl-2 表达的影响 [J].中

国际药导刊，2000，2（5）：32-33.

[18] 刘寒春，程智，李建良，等 . 安替可与介入治疗联合治疗原发性肝癌的临床分析 [J].
中国现代医学杂志，2000，10（4）：61.

[19] 郭金涛 . 安替可胶囊合并放疗治疗中晚期食管癌 90 例疗效观察 [J]. 南通医学院学报，
1999（4）：478-487.

[20] 王四旺，谢艳华，李予蓉，等 . 安替可胶囊抗肿瘤作用及对晚期消化道肿瘤的近期
疗效 [J]. 世界华人消化杂志，1999（3）：236-239.

[21] 王四旺，谢艳华，王晓娟，等 . 安替可胶囊对小鼠免疫功能的影响 [J]. 西北药学杂
志，1997，12（3）：119-120.

慈丹胶囊

1. 药品参考信息

【主要成分】莪术、山慈菇、马钱子（粉）、蜂房、鸦胆子、人工牛黄、僵
蚕、丹参、黄芪、当归、冰片。

【剂　　型】胶囊剂。

【适 应 证】化瘀解毒，消肿散结，益气养血。用于原发性肝癌、肺癌、消化
道肿瘤患者或手术、放化疗后患者的辅助治疗。请以产品实际附带说明书为准。

【用法用量】口服，一次 5 粒，一日 4 次，1 个月为 1 个疗程，或遵医嘱。

【不良反应】服药后偶见恶心。

【禁　　忌】孕妇禁用。

【注意事项】尚不明确。

【孕妇及哺乳期妇女用药】孕妇禁用。

【药物相互作用】单独使用本品，效果为稳定及以上者的占比为 72.8%，与
化疗联合应用时效果为稳定及以上者的占比为 87%，且本品可不同程度地缓解化
疗药物造成的免疫抑制和白细胞减少症。

【药物过量】未进行该项研究且暂无可靠文献参考。

【药物毒理学】未进行该项研究且暂无可靠文献参考。

【药代动力学】未进行该项研究且暂无可靠文献参考。

2. 临床应用指引

（1）说明书适应证：化瘀解毒，消肿散结，益气养血。为原发性肝癌辅助治

疗药。适用于原发性肝癌属瘀毒蕴结证者，与介入化疗合用可改善患者的临床症状，提高病灶缓解率。

名词解释。①瘀毒蕴结："瘀"指机体血液循行不畅所致的蓄血、积血、死血、恶血等（上述情况统称为瘀证或血瘀证），相当于现代医学中良性或恶性肿瘤的血液高凝状态或血栓形成等；"毒"泛指对人体有害的某些物质、致病因素或疾病，包括外来之毒（细菌、病毒、射线等）和内生之毒（代谢产物、基因突变等）；瘀毒由"瘀"和"毒"两个基本要素组成；瘀与毒关系复杂，相互化生、互为因果，瘀毒日久，变生疾病，缠绵难愈（中晚期肿瘤），甚者瘀毒散发，遍及全身，难治难愈（肿瘤转移）；瘀毒蕴结是瘀与毒交织在一起形成的以肿块为主的疾病（恶性肿瘤）。②化瘀解毒：化瘀解毒是中医治疗疾病或病证的一种方法，指利用该产品中具有化瘀解毒功效的中药，解除瘀血（恢复血液流通与不凝结状态）与祛除毒邪（清除对人体有害的物质或病灶）。③消肿散结：消肿散结是中医治疗疾病或病证的一种方法，指利用该产品中具有消肿散结功效的中药，消除全身或局部硬结、肿块（良性或恶性肿瘤）。④益气养血：益气养血是中医治疗疾病或病证的一种方法，指利用该产品中具有益气养血功效的中药，治疗气虚（症见气短懒言、四肢无力、动则汗出等）与维持血液在相对稳定状态，从而保障人体组织、器官得到充分血液供应，并维持脏器功能状态。

（2）医保适应证：属于《国家基本医疗保险、工伤保险和生育保险药品目录》"肿瘤用药"项下"抗肿瘤药"（乙类）。

（3）临床应用要点：①产品特点：该产品既有抗肿瘤的祛邪作用，又有改善血象的扶正效果，体现了恶性肿瘤中医治疗的"扶正祛邪"与"祛邪不伤正、扶正不留邪"的中医理论。②西医病种：说明书、医保规定的适应证（原发性肝癌、肺癌、消化道肿瘤）。③中医简化证候：具备下列条件之一即可，肿瘤部位或周围组织疼痛（压痛、刺痛、胀痛、定痛、夜痛、灼痛）；舌紫暗或有斑点，并见面色萎黄或苍白、肢体乏力、心悸气短、失眠多梦。④建议疗程：按照产品说明书，或按照医保支付范围规定的适应证确定治疗时间（疗程）。注意定期检测肝肾功能。

（4）拓展临床应用：在符合相关法律、临床用药规范的前提下，在医师指导下，拓展应用如下。①用于减轻患者临床症状，如疼痛、口干、口苦、低热、舌紫黯等。②用于增强患者免疫功能、减轻化疗药物毒副作用，如恶心呕吐、肝肾损伤、脱发、皮疹、乏力等。③联合 TACE 治疗原发性肝癌，可提高临床疗效。④能抑制肿瘤新生血管形成及细胞黏附性，防止癌细胞转移或扩散，抑制肿瘤复发。

3. 相关药理作用与治疗原理

动物抑瘤研究表明：本品对小鼠 S180 肉瘤、U14 子宫颈癌、Lewis 肺癌及黑色素瘤均有抑制作用。体外研究表明：本品对人的胃癌 FGC85 细胞株、肝癌 SMMC7721 细胞株、白血病 K562 细胞株及 HL60 细胞株具有一定的直接抑制作用。本品不会抑制荷瘤大鼠的免疫功能。与西药抗癌剂（化疗）联合应用时，可减轻西药造成的免疫抑制和白细胞减少症。

4. 临床应用提示

（1）医保准入：①属于《国家基本医疗保险、工伤保险和生育保险药品目录》"肿瘤用药"项下"抗肿瘤药"（乙类）。②中药二级保护品种。

（2）列入指南：《原发性肝癌诊疗指南（2022 年版）》。

（3）列入共识：《癌痛规范化治疗中成药合理使用专家共识》。

（4）行业引用：《中医肿瘤治疗学》。

（5）其他提示：参考生产企业提供的产品说明书。

5. 主要参考文献

[1] 赵行，武洪杨，范向荣，等 . 白英生物碱抗肿瘤作用的机制研究概述 [J]. 环球中医药，2023，16（2）：360-364.

[2] 王倩 . 白术内酯抗恶性肿瘤研究进展 [J]. 医学理论与实践，2023，36（5）：753-755.

[3] 陈胤臣，任晗归，席志超，等 . 人参皂苷 CK 的生物制备及抗肿瘤作用机制研究进展 [J]. 世界科学技术 – 中医药现代化，2023，25（7）：2586-2595.

[4] 金阳，葛金环，刘思琦，等 . 当归多糖的化学结构、药理作用及构效关系研究进展 [J]. 中医药信息，2022，39（2）：69-77.

[5] 王国恩，杨帆，刘心雨，等 . 人参皂苷 Rb1 改善拘束应激合并脂多糖诱导的小鼠免疫性肝损伤的作用机制研究 [J]. 中草药，2022，53（13）：4028-4034.

[6] 中华人民共和国国家卫生健康委员会医政医管局 . 原发性肝癌诊疗指南（2022 年版）[J]. 中国实用外科杂志，2022，42（3）：241-273.

[7] 樊碧发，侯丽，贾立群，等 . 癌痛规范化治疗中成药合理使用专家共识 [J]. 中国疼痛

医学杂志，2021，27（1）：9-17.

[8] 程清波，杨艳萍，王滢，等.山慈菇对肝癌细胞凋亡和上皮间质转化的影响 [J].中医学报，2021，36（10）：2202-2207.

[9] 谭栋，郑康，梁刚，等.慈丹胶囊联合 mFOLFOX6 方案治疗 Bismuth-Corlette Ⅱ 型肝门部胆管癌的临床研究 [J].现代药物与临床，2019，34（4）：1084-1089.

[10] 李震寰，詹宜，鲁琪，等.慈丹胶囊、吉西他滨联合替吉奥治疗老年晚期胆囊癌的临床效果 [J].临床医学研究与实践，2018，3（30）：123-124.

[11] 秦星.用慈丹胶囊辅助治疗胆囊癌的临床效果观察 [J].当代医药论丛，2018，16（3）：112-113.

[12] 王启明，陆辉，许家玲.慈丹胶囊联合立体定向放疗同步 GP 方案化疗治疗局部晚期非小细胞肺癌研究 [J].临床军医杂志，2018，46（11）：1349-1351.

[13] 刘曙民，孙邱，马春燕.慈丹胶囊联合奥沙利铂和替吉奥治疗老年晚期胆囊癌的临床研究 [J].现代药物与临床，2017，32（5）：892-896.

[14] 刘立芳，谷蕾，刘利谨，等.慈丹胶囊联合厄洛替尼治疗晚期非小细胞肺癌的临床研究 [J].现代药物与临床，2017，32（11）：2198-2202.

[15] 刘光甫，黎飞，毕雪洁，等.慈丹胶囊联合 TACE 治疗原发性肝癌临床效果的系统评价 [J].中国医院药学杂志，2016，36（17）：1496-1500.

[16] 曹玫，欧阳露.植物甾醇的抗肿瘤作用及其机制研究进展 [J].实用药物与临床，2015，18（9）：1104-1107.

[17] 董文杰.慈丹胶囊治疗原发性肝癌 150 例临床观察 [J].内蒙古中医药，2014，33（3）：1-2.

[18] 王居祥，徐力.中医肿瘤治疗学 [M].北京：中国中医药出版社，2014.

[19] 郑东海，董文杰，郑伟鸿，等.慈丹胶囊治疗原发性肝癌Ⅳ期 86 例的临床研究 [J].世界中医药，2012，7（2）：108-110.

[20] 郑伟鸿，郑东英，郑伟达.手术联合慈丹胶囊治疗结肠癌疗效观察 [J].光明中医，2011，26（1）：103.

[21] 郑伟鸿，郑东海，郑伟达.慈丹胶囊联合化疗治疗晚期非小细胞肺癌疗效观察 [J].世界中西医结合杂志，2011，6（8）：707-708.

[22] 陈平，郑伟达，高红兰，等.慈丹胶囊联合 ELF 方案治疗晚期胃癌临床分析 [J].世界中西医结合杂志，2007，2（3）：167-169.

[23] 黄景王. 慈丹胶囊联合三阶梯疗法治疗消化道癌疼痛50例 [J]. 中国民间疗法，2004，12（1）：44.

复方斑蝥胶囊

1. 药品参考信息

【主要成分】斑蝥、刺五加、半枝莲、黄芪、女贞子、山茱萸、人参、三棱、莪术、熊胆粉、甘草。

【剂　　型】胶囊剂。

【适　应　证】破血消瘀，攻毒蚀疮。用于原发性肝癌、肺癌、直肠癌、恶性淋巴瘤、妇科恶性肿瘤等。请以产品实际附带说明书为准。

【用法用量】口服，一次3粒，一日2次。

【不良反应】尚不明确。

【禁　　忌】尚不明确。

【注意事项】糖尿病患者及糖代谢紊乱者慎用。

【孕妇及哺乳期妇女用药】未进行该项研究且暂无可靠文献参考。

【儿童用药】未进行该项研究且暂无可靠文献参考。

【药物相互作用】未进行该项研究且暂无可靠文献参考。

【药物过量】未进行该项研究且暂无可靠文献参考。

【药物毒理学】参考生产企业提供的说明书。

【药代动力学】未进行该项研究且暂无可靠文献参考。

2. 临床应用指引

（1）说明书适应证：破血消瘀，攻毒蚀疮。用于原发性肝癌、肺癌、直肠癌、恶性淋巴瘤、妇科恶性肿瘤等。

名词解释。①破血消瘀：破血消瘀是中医治疗疾病或病证的一种方法，指利用该产品中具有破血消瘀功效的中药消除瘀血（实质性肿块或肿瘤）、解除病痛。②攻毒蚀疮：攻毒蚀疮是中医治疗疾病或病证的一种方法，指利用该产品中具有攻毒蚀疮功效的中药"以毒攻毒"、消除肿块。

（2）医保适应证：属于《国家基本医疗保险、工伤保险和生育保险药品目录》"肿瘤用药"项下"抗肿瘤药"（乙类）。适应证同说明书。同方不同剂型与不同生产企业的产品按照医保目录应用。

（3）临床应用要点：①产品特点：该产品既有抗肿瘤的祛邪效果，又有保护机体功能的扶正效果，体现了恶性肿瘤中医治疗的"扶正祛邪"与"祛邪不伤正、扶正不留邪"的理论。②西医病种：说明书、医保规定的适应证（原发性肝癌、肺癌、直肠癌、恶性淋巴瘤、妇科恶性肿瘤等）。③中医简化证候：具备下列条件之一即可，体表或内脏有肿块（肝癌、肺癌、直肠癌、恶性淋巴瘤、妇科恶性肿瘤等）；肿瘤并发血液高凝状态（凝血象、血栓弹力图、血液流变学检测）或有动静脉血栓形成；舌质紫暗，有瘀斑、瘀点等。④建议疗程：用于医保支付范围规定的适应证时，可不受疗程限制，可根据病情需要确定治疗时间（疗程）。注意，若长时间反复用药，需定期检测肝肾功能。

（4）拓展临床应用：在符合相关法律、临床用药规范的前提下，在医师指导下，拓展应用如下。①用于辅助放化疗治疗原发性肝癌、肺癌、直肠癌、恶性淋巴瘤、妇科恶性肿瘤等，可明显提高临床疗效。②可用于恶性肿瘤中医维持治疗或巩固治疗。③基于该产品的功能主治，可试用于多种结节病（肺结节、甲状腺结节、乳腺结节）的治疗。④基于该产品的功能主治，可试用于肿瘤并发高凝状态的防治。

3. 相关药理作用与治疗原理

复方斑蝥胶囊具有以下药理作用。①抗肿瘤：对小鼠 S180 肉瘤细胞和小鼠 H22 肝癌细胞有明显的抑制作用。②免疫调节作用：能增强机体的非特异性和特异性免疫功能，提高机体的应激能力。③增效作用：与抗癌药环磷酰胺联合应用，有协同增效作用，可明显提高抑瘤率。④骨髓保护作用：能对抗由钴 −60 照射和环磷酰胺引起的白细胞数量下降。

4. 临床应用提示

（1）医保准入：属于《国家基本医疗保险、工伤保险和生育保险药品目录》"肿瘤用药"项下"抗肿瘤药"（乙类）。

（2）列入指南：①《恶性肿瘤中医诊疗指南》。②《中国临床肿瘤学会（CSCO）原发性肝癌诊疗指南 2020》。③《原发性肝癌诊疗规范》。④《新型冠状病毒肺炎疫情期间乳腺癌合理化诊疗指南》。⑤《原发性肝癌指南（2022 年版）》。⑥《Ⅰ－Ⅲ期结直肠癌西医常规治疗后中医干预指南》。⑦《转移性结直肠癌中医诊疗指南》。⑧《中国肿瘤整合诊治技术指南 中医治疗 (CACA)》。⑨《肺癌中西医结合诊疗指南》。⑩《结肠癌和直肠癌中西医结合诊疗指南》。

⑪《胃癌中西医结合诊疗指南》。⑫《食管癌中西医结合诊疗指南》。⑬《乳腺癌中西医结合诊疗指南》。⑭《卵巢癌中西医结合诊疗指南》。

（3）列入共识：①《结肠癌和直肠癌中西医结合诊疗专家共识》。②《乳腺癌中西医结合诊疗共识》。③《恶性肿瘤中医维持治疗专家共识》。

（4）行业引用：已被国家中医药管理局医政司、中国中西医结合学会教育工作委员会联合编写的教科书《中医临床辨治》引用。

（5）其他提示：参考生产企业提供的产品说明书。

5. 主要参考文献

[1] 周国平，许淑华，范慧文．复方斑蝥胶囊联合 TAC 方案治疗三阴性乳腺癌的临床研究 [J]．现代药物与临床，2024，39（1）：195-199.

[2] 朱学雨，熊家俊，夏少锋．复方斑蝥胶囊联合奥希替尼治疗晚期 NSCLC 患者的临床研究 [J]．中国医学创新，2023，20（28）：92-96.

[3] 姚素萍，李丽，潘晓芳，等．复方斑蝥胶囊联合化疗对晚期胃癌患者生存质量及免疫功能的影响 [J]．中国当代医药，2022，29（30）：84-87.

[4] 唐芬，蒋洪春，谭盛葵．复方斑蝥胶囊联合经导管肝动脉化疗栓塞术治疗肝细胞癌疗效及安全性评价 [J]．中国药业，2021，30（3）：81-84.

[5] 邓鑫，银艳桃，宋杰，等．复方斑蝥胶囊对肝动脉化疗栓塞术后患者临床疗效的影响 [J]．中药材，2020，43（6）：1482-1485.

[6] 张栓宝，严宁娟，张燕平．复方斑蝥胶囊对非小细胞肺癌患者围术期血清炎症因子及免疫功能的影响 [J]．陕西中医，2019，40（7）：890-892.

[7] 胡建敏，陶绍辉，刘梅．复方斑蝥胶囊联合吉非替尼治疗非小细胞肺癌的效果及对患者免疫功能、生活质量的影响 [J]．中医中药，2019，4（30）：145-146，149.

[8] 陆露，陈莉萍，周潞，等．复方斑蝥胶囊联合 TL 方案治疗宫颈癌的临床研究 [J]．现代药物于临床，2019，34（10）：3087-3092.

[9] 赵士冲，谢长远，姚平刚．复方斑蝥胶囊对原发性肝癌介入治疗后细胞免疫功能的效果及机制 [J]．中华中医药学刊，2019，37（11）：2785-2787.

[10] 黄建清，何爱国，李亮，等．复方斑蝥胶囊联合 GP 方案治疗中晚期肺鳞癌的临床效果 [J]．实用癌症杂志，2019，34（6）：968-970.

[11] 黄雄，罗萍，胡飞，等．复方斑蝥胶囊联合 MPT 方案治疗多发性骨髓瘤的临床疗效及安全性 [J]．临床合理用药，2019，12（2C）：78-79.

[12] 王鹏飞. 复方斑蝥胶囊联合复方红豆杉方加减治疗三阴乳腺癌临床观察 [J]. 光明中医，2018，33（10）：1435-1437.

[13] 邓保明. 复方斑蝥胶囊配合 CHOP 方案治疗非霍奇金淋巴瘤的效果及对癌因性疲乏、生活质量的影响 [J]. 罕少疾病杂志，2018，25（6）：66-68.

[14] 孔宪诚，阎良，沙粒，等. 复方斑蝥胶囊联合格拉司琼防治恶性肠道肿瘤化疗致消化道不良反应及对患者免疫功能的影响 [J]. 现代中西医结合杂志，2017，26（18）：1983-1986.

[15] 陈素梅，蒋声文. 复方斑蝥胶囊联合替吉奥单药治疗晚期结直肠癌的疗效及对 CEA、VEGF、CA199 水平影响 [J]. 中华中医药学刊，2012，39（6）：188-191.

复方红豆杉胶囊

1. 药品参考信息

【**主要成分**】红豆杉、红参、甘草。

【**剂　　型**】胶囊剂。

【**适 应 证**】祛邪散结。用于气虚痰瘀型中晚期肺癌化疗的辅助治疗。请以产品实际附带说明书为准。

【**用法用量**】口服，一次 2 粒，一日 3 次，21 天为 1 个疗程。

【**不良反应**】①患者服药后可出现轻度的胃肠道反应，主要表现为恶心、欲吐。②轻度的白细胞计数降低。③偶见肌肉酸痛。

【**禁　　忌**】尚不明确。

【**注意事项**】白细胞计数低于 2.5×10^9/L 时，慎用。

【**药物相互作用**】未进行该项研究且暂无可靠文献参考。

【**药物过量**】未进行该项研究且暂无可靠文献参考。

【**药物毒理学**】未进行该项研究且暂无可靠文献参考。

【**药代动力学**】未进行该项研究且暂无可靠文献参考。

2. 临床应用指引

（1）说明书适应证：祛邪散结。用于气虚痰瘀型中晚期肺癌化疗的辅助治疗。

名词解释。①气虚痰瘀：是在疾病发生与发展过程中的一种证候，多指气虚导致血行不畅、痰瘀阻滞而发生的血瘀状态，临床可见气虚症状（气短懒言、语声低微、四肢无力、动则汗出等）和痰瘀症状（咳嗽，咳痰，胸闷，内脏或皮下结节、包块或肿块）。②祛邪散结是中医治疗疾病或病证的一种方法，指利用该产品中具有祛邪散结功效的中药消除毒邪郁结。

（2）医保适应证：属于《国家基本医疗保险、工伤保险和生育保险药品目录》"肿瘤用药"项下"抗肿瘤药"（乙类）产品。适应证同说明书。

（3）临床应用要点：①产品特点：该产品既有抗肿瘤（红豆杉）的祛邪效果，又有保护机体功能（红参、甘草）的扶正效果，体现了恶性肿瘤中医治疗的"扶正祛邪"与"祛邪不伤正、扶正不留邪"的理论。②西医病种：说明书、医保规定的适应证（中晚期肺癌）。③中医简化证候：具备下列条件之一即可，中晚期肺癌，并有气短乏力、咳嗽有痰或喘息气促、舌苔白腻或黄腻。④建议疗程：用于医保支付范围规定的适应证时，可不受疗程限制，可根据病情需要确定治疗时间（疗程）。注意，若长时间反复用药，需定期检测肝肾功能。

（4）拓展临床应用：在符合相关法律、临床用药规范的前提下，在医师指导下，拓展应用如下。①疾病治疗：用于气虚痰瘀所致的中晚期肿瘤（乳腺癌、卵巢癌、肺癌、宫颈癌、直肠癌、肝脏肿瘤、头部肿瘤、白血病等）的放化疗、手术后的辅助治疗。②减轻放化疗的毒副作用，减轻消化道反应，预防白细胞数量、血红蛋白含量、血小板数量等的减少。③改善症状：该产品具有扶正作用，可提高患者的生活质量，能够延长患者的总生存期和无进展生存时间。

3. 相关药理作用与治疗原理

复方红豆杉胶囊具有以下药理作用。①抗肿瘤：本品主要成分紫杉醇是一种天然抗癌活性成分，可以通过抑制癌细胞的 DNA 复制和 RNA 合成，从而达到杀死癌细胞的作用；本品也作用于微管而干扰微管的功能（影响细胞能动性、细胞内转运以及细胞分裂等），从而发挥抗肿瘤活性。②保护肝肾功能：复方红豆杉胶囊的主要有效成分紫杉醇可以促进肝脏代谢，减轻肝脏负担，还可以增强肾脏功能，有利于毒素排出体外，因此具有一定的保肝护肾的功效。③人参皂苷可以抑制肿瘤血管形成及肿瘤细胞增殖，增强机体免疫功能，具有显著的癌症预防以及治疗作用。④甘草能够通过诱导细胞凋亡、干扰细胞周期、诱导自噬、抑制糖酵解、调节免疫、调控 miRNA 和多种信号通路等机制发挥抗肿瘤作用，甘草酸在水解后能够释放一定量的葡萄糖醛酸，进而降低毒性物质的吸收水平，减少患者治疗中的不良反应。

4. 临床应用提示

（1）医保准入：属于《国家基本医疗保险、工伤保险和生育保险药品目录》

"肿瘤用药"项下"抗肿瘤药"（乙类）。

（2）列入指南：《转移性结直肠癌中医诊疗指南》。

（3）列入共识：①《肺癌中西医结合诊疗专家共识》。②《肿瘤姑息治疗中成药使用专家共识（2013版）》。

（4）行业引用：《中医肿瘤治疗学》。

（5）其他提示：参考生产企业提供的产品说明书。

5. 主要参考文献

[1] 张尚龙，闫潇，杨秀娟，等.基于网络药理学和细胞验证探讨甘草抗肺癌机制 [J].中国中医药信息杂志，2023，30（10）：36-40.

[2] 张彤，刘建平，许云，等.转移性结直肠癌中医诊疗指南 [J].中国实验方剂学杂志，2023，29（21）：24-31.

[3] 宋娟.复方红豆杉胶囊联合 BEV、TC 化疗对复发性卵巢癌患者的效果观察 [J].中国疗养医学，2021，30（1）：9-12.

[4] 孔燕妮，李妍，徐至理，等.6 种常用口服中成药联合铂类化疗治疗非小细胞肺癌的网状 Meta 分析 [J].中草药，2021，52（2）：507-518.

[5] 林丽珠，王思愚，黄学武.肺癌中西医结合诊疗专家共识 [J].中医肿瘤学杂志，2021，3（6）：1-17.

[6] 曹俊红，许雪梅，李潇，等.复方红豆杉胶囊辅助治疗对卵巢癌术后化疗外周血 T 淋巴细胞亚群、血管内皮生长因子的影响 [J].中华中医药学刊，2020，38（4）：237-240.

[7] 蔡华荣，张海梅.复方红豆杉胶囊用于非小细胞肺癌术后转移患者维持治疗效果观察 [J].现代中西医结合杂志，2019，28（15）：1618-1621，1651.

[8] 邹胜泽.复方红豆杉胶囊联合脂质体阿霉素治疗卵巢癌复发临床研究 [J].新中医，2019，51（8）：179-182.

[9] 王海明，孙欢，陈格格，等.氩氦刀冷冻消融术联合复方红豆杉胶囊治疗原发性肝癌临床观察 [J].西部中医药，2019，32（1）：89-92.

[10] 张焕明，陈飞，闵潇莹.阿帕替尼联合复方红豆杉胶囊治疗晚期非鳞非小细胞肺癌疗效观察 [J].江苏医药，2018，44（10）：1223-1224.

[11] 任芳，张印，王海明，等.复方红豆杉胶囊联合顺铂方案治疗非小细胞肺癌临床观察 [J].世界中医药，2018，13（5）：1108-1110.

[12] 宋琪，夏义欣，路泽军，等.多柔比星脂质体联合复方红豆杉胶囊治疗晚期铂类耐

芍型卵巢癌的临床效果 [J]. 世界中医药, 2018, 13（2）: 366-369.

[13] 张红军, 雷培森. 复方红豆杉胶囊联合恩度应用于中晚期肺癌 GP 方案化疗中对患者免疫功能的影响 [J]. 实用癌症杂志, 2017, 32（12）: 1984-1986.

[14] 林保光, 王永才, 宋伟, 等. 晚期非小细胞肺癌患者应用伽马刀联合复方红豆杉胶囊的治疗效果研究 [J]. 中国实用医药, 2017, 12（30）: 4-6.

[15] 李佳, 杨邵瑜, 金儿, 等. 复方红豆杉胶囊联合 GP 方案治疗中晚期老年非小细胞肺癌的疗效观察 [J]. 中华全科医学, 2017, 15（9）: 1524-1526.

[16] 朱奇, 康静波, 李建国, 等. 复方红豆杉联合体部伽玛刀治疗局部晚期胰腺癌临床研究 [J]. 世界中医药, 2016, 11（11）: 2333-2335, 2339.

[17] 中国抗癌协会癌症康复与姑息治疗专业委员会. 肿瘤姑息治疗中成药使用专家共识 (2013 版)[J]. 中国中西医结合杂志, 2016, 36（3）: 269-279.

[18] 崔娟娟, 江晓燕, 谭程. 复方红豆杉胶囊联合调强放疗治疗老年中晚期食管癌的临床疗效分析 [J]. 肿瘤基础与临床, 2015, 28（4）: 323-325.

[19] 王居祥, 徐力. 中医肿瘤治疗学 [M]. 北京: 中国中医药出版社, 2014.

[20] 钟鸣, 李茂, 余胜民, 等. 复方红豆杉胶囊抗肿瘤药效学实验研究 [J]. 中国实验方剂学杂志, 2002, 8（5）: 45-47.

[21] 雷小虹, 刘红岩, 陈晓光, 等. 红参提取物的癌化学预防与治疗作用 [J]. 肿瘤, 1995（S1）: 243.

复方苦参注射液

1. 药品相关信息

【主要成分】苦参、白土苓。辅料为聚山梨酯 80、氢氧化钠、醋酸。

【剂　　型】注射液。

【适 应 证】清热利湿, 凉血解毒, 散结止痛。用于癌肿疼痛、出血。请以产品实际附带说明书为准。

【用法用量】肌肉注射, 一次 2～4 mL, 一日 2 次; 或静脉滴注, 一次 20 mL, 用 200 mL 氯化钠注射液稀释后应用, 一日 1 次, 儿童酌减, 全身用药总量 200 mL 为 1 个疗程, 一般可连续使用 2～3 个疗程; 或遵医嘱。

【不良反应】偶见恶心、呕吐、发热、寒战、腹胀和胃不适等症状; 偶有过敏反应, 表现为头颈部皮肤潮红、出汗、皮疹、瘙痒等, 可能与患者的体质有关。局部使用有轻度刺激，但吸收良好。

【禁　　忌】①对本品或含有苦参、白土苓的制剂及本品主要成分中所列辅料过敏或有严重不良反应病史者禁用。②孕妇忌用。

【注意事项】①首次用药应在医师指导下使用。根据病情可以用氯化钠注射液 250～500 mL 稀释应用。给药速度开始每分钟不宜超过 40 滴，30 分钟后如无不良反应，给药速度可控制在 60 滴 / 分内。②哺乳期妇女慎用。③本品不宜加入其他药物混合使用，如需与其他药品联合使用，应注意与本品用药时间的间隔，输液器应单独使用。④配液时应在洁净条件下进行，输液时使用精密药液过滤器。⑤使用过程中应密切观察患者的反应，在静滴初始 30 分钟应加强监护，如发现不良反应，应及时停药，遵医嘱处理。⑥本品是中药制剂，应按规定条件贮存，使用前应对光检查，若出现浑浊、沉淀、变色或瓶身破损等情况，均不能使用。⑦常温下保存，忌冷冻及高温。

【孕妇及哺乳期妇女用药】孕妇忌用。

【儿童用药】儿童酌减。

【药物相互作用】未进行该项研究且暂无可靠文献参考。

【药物过量】未进行该项研究且暂无可靠文献参考。

【药物毒理学】对异硫氰酸 1- 萘酯所致胆汁瘀积型黄疸模型小鼠腹腔注射苦参碱，可降低其血清 ALT、天冬氨酸氨基转移酶（aspartate transferase，AST）酶及血清结合胆红素水平，并减轻模型动物的肝细胞损害。

【药代动力学】氧化苦参碱主要分布在血液，消除最快，而苦参碱、槐果碱和氧化槐果碱会分布到组织。

2. 临床应用指引

（1）说明书适应证：清热利湿，凉血解毒，散结止痛。用于癌症疼痛、出血。

　　名词解释。①清热利湿：清热利湿是中医治疗疾病或病证的一种方法，指利用该产品中具有清热利湿功效的中药清除湿热凝结（腹胀腹痛、恶心呕吐，大便溏稀或大便黏腻、肛门灼热，四肢沉重、困倦乏力、食欲不振、胸胁满闷等）。②凉血解毒：凉血解毒是中医治疗疾病或病证的一种方法，指利用该产品中具有凉血解毒功效的中药治疗热毒伤血证候（因热与毒导致的出血或血液亏虚，临床症见发热、口渴、便秘、尿黄、出血或皮肤瘀斑等）。③散结止痛：散结止痛是中医治疗疾病或病证的一种方法，指利用该产品中具有散结止痛功效的中药治疗痰瘀互结证候（临床表现为体内实质性肿块，如良性或恶性肿瘤、甲状腺结节、乳腺结节等）。

（2）医保适应证：属于《国家基本医疗保险、工伤保险和生育保险药品目录》"肿瘤用药"项下"抗肿瘤药"（乙类）。适应证同说明书。限二级及以上医疗机构癌症患者。

（3）临床应用要点：①产品特点：该产品由具有清热利湿、凉血解毒、散结止痛功效的药物制成。②西医病种：说明书、医保规定的适应证，主要用于癌症（不限癌种）疼痛或并发出血症状的治疗。③中医简化证候：具备下列条件之一即可，肿瘤疼痛（压痛、刺痛、胀痛、定痛、夜痛、灼痛）；或肿瘤部位有出血（经现代医学检测方法证实）或见皮肤有出血症状；舌质淡，舌苔白腻或黄腻。④建议疗程：按照产品说明书，或按照医保支付范围规定的适应证确定治疗时间（疗程）。

（4）拓展临床应用：在符合相关法律、临床用药规范的前提下，在医师指导下，拓展应用如下。①用于多种肿瘤如肺癌（尤其是非小细胞肺癌）、胃癌、肝癌、食管癌、恶性淋巴瘤、乳腺癌，具有较好的治疗效果，可降低血清中的肿瘤标志物的水平，抑制肿瘤生长。②用于减轻放疗导致的放射性损伤，如放射性皮炎、放射性口腔黏膜炎、放射性肺损伤等。③镇痛，在规范化止痛治疗措施的基础上联合应用复方苦参注射液，可以缓解癌痛。④有文献表明，对于妇科肿瘤（如宫颈癌、卵巢癌、子宫内膜癌）有较好疗效；用于消化道肿瘤（如结直肠癌）及头颈部肿瘤（如鼻咽癌）时可改善患者生活质量。

3. 相关药理作用与治疗原理

药理学研究显示，本品可以抑制肿瘤细胞的增殖，抑制肿瘤靶点的活性，明显抑制肿瘤细胞与血管内皮细胞的黏附作用。苦参中的苦参碱等多种活性成分可以抑制肿瘤增殖、转移，诱导肿瘤细胞分化和凋亡，具有抗肿瘤的作用，且不会破坏或刺激正常细胞，还具有镇痛、止血、抗应激、抗炎等作用。

4. 临床应用提示

（1）医保准入：属于《国家基本医疗保险、工伤保险和生育保险药品目录》"肿瘤用药"项下"抗肿瘤药"（乙类）。

（2）列入指南：中华中医药学会发布的《肿瘤中医诊疗指南》。

（3）行业引用：①中华中医药学会、中国中医科学院中医药标准研究中心等联合编写的《中医临床诊疗指南释义·肿瘤疾病分册》。②中国中医科学院发布的《中成药超说明书使用循证评价（2018年版）》。

（4）其他提示：参考生产企业提供的产品说明书。

5. 主要参考文献

[1] 江玲，余意，邓飞. 复方苦参注射液治疗肺癌咯血的疗效观察及其对凝血功能的影响 [J]. 中国中医药科技，2023，30（4）：695-697.

[2] 冯福凯，史学军. 复方苦参注射液联合顺铂治疗非小细胞肺癌恶性胸腔积液的临床研究 [J]. 现代药物与临床，2023，38（7）：1717-1721.

[3] 王岩，时沛. 复方苦参注射液联合卡瑞利珠单抗+AP化疗方案治疗晚期非小细胞肺癌临床观察 [J]. 山西中医，2023，39（5）：42-44.

[4] 毛玲，陈超. 帕米膦酸二钠联合复方苦参注射液对非小细胞肺癌患者外周血CEA、CA125、IL-2、IL-4和T淋巴细胞亚群的影响 [J]. 中国医药科学，2023，13（3）：13-16，30.

[5] 张盛，熊伟杰，万涛，等. 复方苦参注射液联合SOX化疗方案治疗晚期胃癌的临床研究 [J]. 现代药物与临床，2023，38（10）：2531-2535.

[6] 张全乐，刘刚，邢雅娟，等. 复方苦参注射液对原发性肝癌pokemon表达的影响机制 [J]. 新疆医科大学学报，2023，46（9）：1157-1162.

[7] 姜翠红. 复方苦参注射液预防食管癌急性放射性皮炎临床观察 [J]. 辽宁中医杂志，2023，50（10）：160-163.

[8] 杨玉晴，李春晓，郭静. 中药注射剂联合化疗治疗中晚期食管癌有效性与安全性的网状Meta分析 [J]. 中草药，2023，54（11）：3608-3621.

[9] 李素娟，王志芬. 复方苦参注射液联合化疗治疗中晚期食管癌患者的临床疗效 [J]. 癌症进展，2023，21（7）：750-753.

[10] 赵淑兰，张爱琴. 复方苦参注射液联合化疗方案治疗非霍奇金淋巴瘤患儿的疗效及对生活质量的影响 [J]. 中国妇幼保健，2023，38（9）：1632-1635.

[11] 吴海滨，马志强，湛喜梅，等. 复方苦参注射液联合新辅助化疗对乳腺癌患者免疫功能的影响 [J]. 光明中医，2023，38（19）：3816-3819.

[12] 张林，邓钰，张可良，等. 复方苦参注射液联合曲妥珠单抗治疗HER-2阳性中晚期乳腺癌临床观察 [J]. 山西中医，2023，39（10）：38-39.

[13] 匡余亮. 复方苦参注射液辅助EC-T方案治疗乳腺癌改良根治术后患者临床观察 [J]. 山西中医，2023，39（8）：29-31.

[14] 孙思墨.复方苦参注射液治疗乳腺癌术后化疗患者的临床效果 [J].临床合理用药，2023，16（16）：82-85.

[15] 姜翠红.复方苦参注射液预防食管癌急性放射性皮炎临床观察 [J].辽宁中医杂志，2023，50（10）：160-163.

[16] 刘洪训，刘巧玲，崔雯，等.复方苦参注射液联合左氧氟沙星注射液治疗咽喉癌放化疗后口腔黏膜炎的临床疗效观察 [J].北京医学，2023，45（3）：263-266，270.

[17] 朱晶.复方苦参注射液联合盐酸羟考酮治疗骨转移癌性疼痛疗效观察 [J].山西中医，2023，39（7）：32-34.

[18] 陈艳，单永锋.复方苦参注射液联合还原型谷胱甘肽治疗原发性肝癌合并肝损害以及癌性疼痛的疗效观察 [J].辽宁中医杂志，2023，50（5）：119-122.

[19] 张敏，吴月月，李崇慧，等.复方苦参注射液联合盐酸羟考酮缓释片治疗消化系统中重度慢性癌性疼痛的疗效观察 [J].中国医院用药评价与分析，223，23（2）：154-157.

[20] 周丽，王伟.普瑞巴林联合盐酸羟考酮缓释片、复方苦参注射液治疗神经病理性癌症疼痛患者临床观察 [J].辽宁中医杂志，2023，50（1）：69-72.

[21] 缪继东，王伟.盐酸吗啡缓释片联合复方苦参注射液治疗中重度癌痛患者临床观察 [J].辽宁中医杂志，2023，50（3）：123-126.

[22] 刘婷，王文萍.复方苦参注射液联合 TP 方案化疗在肺癌、卵巢癌、宫颈癌治疗中网状 Meta 分析 [J].辽宁中医药大学学报，2023，25（4）：144-152.

[23] 胡珊姗.复方苦参注射液联合化疗方案对妇科肿瘤患者临床疗效及生活质量的影响 [J].辽宁中医杂志，2023，50（9）：166-169.

[24] 李丹，张启红，伍时佐等.复方苦参注射液联合化疗治疗消化道肿瘤临床观察 [J].山西中医，2023，39（3）：43-44.

[25] 贾莹莹，马明瑛.复方苦参注射液辅助化疗对局部晚期、晚期头颈部肿瘤患者临床疗效及免疫功能的影响 [J].中国合理用药探索，2023，20（8）：58-63.

[26] 龙思丹，安宸，蔡亚芳，等.祛邪类抗肿瘤中药注射剂研究进展 [J].中成药，2023，45（4）：1205-1211.

[27] McDonald J, Sayers J, Anker SD, et al. Physical function endpoints in cancer cachexia clinical trials: Systematic Review 1 of the cachexia endpoints series[J]. J Cachexia Sarcopenia Muscle, 2023, 14（5）：1932-1948.

[28] 黄晨，陈小兵.复方苦参注射液联合紫杉醇对胃癌 SNU-601 细胞增殖和凋亡的影

响 [J]. 中国临床药理学杂志，2022，38（17）：1994-1998.

[29] 郝春海，何津，孙嘉阳 . 复方苦参注射液治疗原发性肝癌晚期的临床疗效及对相关炎症指标及肿瘤标志物表达水平的影响 [J]. 内蒙古医科大学学报，2022，44（5）：541-544.

[30] 张聪，梁益辉，王棱杏，等 . 双黄散结散联合复方苦参注射液治疗恶性肿瘤癌性疼痛疗效观察 [J]. 山西中医，2022，38（6）：54-55.

[31] 刘蕊，范宁建，王英曼，等 . 复方苦参注射液联合伊班膦酸钠治疗多发性骨髓瘤骨痛的疗效观察 [J]. 中国医院用药评价与分析，2022，22（4）：424-427.

[32] 张耀耀，刘云霞，程淼，等 . 复方苦参注射液联合化疗治疗晚期胃癌 Meta 分析 [J]. 浙江中西医结合杂志，2021，31（8）：775-781.

[33] 郑曙光，杨新魁，谢宏民 . 复方苦参注射液辅助对胃肠道恶性肿瘤患者免疫功能及血清 CEA、CA724、CA199 水平的影响 [J]. 吉林医学，2021，42（9）：2196-2198.

[34] 潘毅，马吉安，邹华，等 . 复方苦参注射液联合 TACE 对中晚期肝癌患者预后、生存质量和血清 AFP、AFP-L3 水平的影响 [J]. 现代生物医学进展，2021，21（23）：4454-4457，4477.

[35] 郑佳彬 . 复方苦参注射液对恶性 T 细胞淋巴瘤作用机制研究 [D]. 北京：中国中医科学院，2021.

[36] 闫立辉，彭晓梅，杨宇，等 . 复方苦参注射液防治非小细胞肺癌放疗患者放射性肺损伤及骨髓抑制的效果 [J]. 检验医学与临床，2021，18（19）：2888-2890.

[37] 张明发，沈雅琴 . 苦参碱与氧化苦参碱对骨骼及关节疾病临床药理作用的研究进展 [J]. 抗感染药学，2021，18（10）：1399-1404.

[38] 梁士兵，田紫煜，李玉琦，等 . 复方苦参注射液治疗慢性乙型肝炎有效性和安全性的系统评价和 Meta 分析 [J]. 中西医结合肝病杂志，2019，29（5）：446-451.

[39] 覃桂珍，王芦萍，王淼，等 .FOLFOX 方案辅助复方苦参注射液治疗胃癌疗效及不良反应系统评价 [J]. 中华肿瘤防治杂志，2019，26（12）：881-887.

[40] 刘凯，段海东，李春艳，等 . 奥施康定联合复方苦参注射液治疗胃癌晚期癌痛疗效观察 [J]. 黑龙江医学，2019，43（03）：263-264.

[41] 谢茂高，吴中平 . 复方苦参注射液对晚期胃癌化疗患者疗效、免疫功能、血清肿瘤标志物及毒副反应的观察 [J]. 中国中西医结合消化杂志，2016，24（12）：933-937.

[42] 胡利娟，周旻，尹一子，等 . 复方苦参注射液联合化疗治疗淋巴瘤临床疗效与安全性的 Meta 分析 [J]. 现代医院，2015，15（12）：21-24.

[43] 徐媛，刘艳秋，孙安修，等 . 复方苦参注射液对阿霉素致心脏毒性的预防作用 [J]. 中

国药业，2015，24（6）：25-26.

[44] 刘继平，薛梅，黄鑫，等 . 复方苦参注射液 4 种生物碱大鼠体内药动学研究 [J]. 西北药学杂志，2012，27（1）：57-60.

[45] 中华中医药学会 . 肿瘤中医诊疗指南 [M]. 北京：中国中医药出版社，2008.

肝复乐片

1. 药品参考信息

【主要成分】党参、鳖甲（醋制）、重楼、白术（炒）、黄芪、陈皮、土鳖虫、大黄、桃仁、半枝莲、败酱草、茯苓、薏苡仁、郁金、苏木、牡蛎、茵陈、木通、香附（制）、沉香、柴胡。

【剂　　型】薄膜衣片。

【适 应 证】健脾理气，化瘀软坚，清热解毒。适用于以肝瘀脾虚为主证的原发性肝癌，症见上腹肿块、胁肋疼痛、神疲乏力、食少纳呆、脘腹胀满、心烦易怒、口苦咽干等。对于上述证候的乙型肝炎肝硬化患者的肝功能及肝纤维化的血清学指标有改善作用。请以产品实际附带说明书为准。

【用法用量】口服，一次 6 片（薄膜衣片），一日 3 次。Ⅱ期原发性肝癌 2 个月为 1 个疗程，Ⅲ期原发性肝癌 1 个月为 1 个疗程，乙型肝炎肝硬化 3 个月为 1 个疗程。或遵医嘱。

【不良反应】少数患者服药后出现腹泻，一般不影响继续治疗，多可自行缓解。

【禁　　忌】孕妇忌服。

【注意事项】有明显出血倾向者慎服。

【孕妇及哺乳期妇女用药】孕妇忌服。

【药物相互作用】未进行该项研究且暂无可靠文献参考。

【药物过量】未进行该项研究且暂无可靠文献参考。

【药物毒理学】参见说明书。

【药代动力学】未进行该项研究且暂无可靠文献参考。

2. 临床应用指引

（1）说明书适应证：健脾理气，化瘀软坚，清热解毒。适用于以肝郁脾虚为主证的原发性肝癌，症见上腹肿块、胁肋疼痛、神疲乏力、食少纳呆、脘腹胀满、心烦易怒、口苦咽干等。对于上述证候的乙型肝炎肝硬化患者的肝功能及肝纤维化的血清学指标有改善作用。

名词解释。①健脾理气：健脾理气是中医治疗疾病或病证的一种方法，指利用该产品中具有健脾理气功效的中药治疗肝郁脾虚兼气滞证（胸胁胀满、疼痛走窜、脘腹胀满、大便稀溏、腹痛腹泻、善叹息、心情抑郁或急躁易怒）。②化瘀软坚：化瘀软坚是中医治疗疾病或病证的一种方法，指利用该产品中具有活血软坚功效的中药治疗上腹肿块、胁肋疼痛症状等。③清热解毒：清热解毒是中医治疗疾病或病证的一种方法，指利用该产品中具有清热解毒功效的中药清除热邪、解散毒邪。

（2）医保适应证：属于《国家基本医疗保险、工伤保险和生育保险药品目录》"肿瘤用药"项下"抗肿瘤药"（乙类）。说明书适应证。同方不同剂型或不同生产企业产品按照医保目录应用。

（3）临床应用要点：①产品特点：该产品由具有健脾理气、化瘀软坚、清热解毒功效的药物组成，在肝癌治疗中体现了"见肝之病，知肝传脾，当先实脾"的中医病机与治则理论。以活血化瘀、攻邪解毒之法治疗肝癌，以益气健脾、理气消胀药物促进消化，改善食欲。②西医病种：说明书、医保规定的适应证（原发性肝癌）。③中医简化证候：具备下列条件之一即可，胁下肿块疼痛（压痛、刺痛、胀痛、定痛、夜痛、灼痛）；或食欲不振、体倦乏力。④建议疗程：按照产品说明书，或按照医保支付范围规定的适应证确定治疗时间（疗程）。注意，若长时间反复用药，需定期检测肝肾功能。

（4）拓展临床应用：在符合相关法律、临床用药规范的前提下，在医师指导下，拓展应用如下。①降低肿瘤（肝癌）手术（常规手术、介入手术）的术后复发率。②缓解肝癌、乙肝患者临床症状，如胁肋疼痛、神疲乏力、食少纳呆、脘腹胀满、心烦易怒、口苦咽干等。③增强患者机体免疫功能。④治疗乙型肝炎、乙型肝炎后肝硬化、肝纤维化，联合恩替卡韦等抗病毒药可有效改善患者的临床相关症状，提高治疗总有效率。

3. 相关药理作用与治疗原理

相关药理学研究结果如下。①本品对小鼠肝癌及乳腺癌有一定的抑制作用。②本品可诱导正常小鼠和荷瘤小鼠产生干扰素，提高小鼠天然杀伤细胞活性，增强小鼠巨噬细胞吞噬功能。③本品可降低对乙酰氨基酚和四氯化碳所致小鼠急性肝损伤模型小鼠的血清 ALT 活性和总胆红素含量。①本品可抑制免疫性肝损伤模型小鼠血清 ALT 活性和乳酸脱氢酶活性的升高，使免疫性肝损伤模型小鼠的血清免疫复合物水平明显降低，使肝组织病理形态学和肝细胞超微结构的改变明显减轻，使四氯化碳肝硬化模型大鼠的血清 ALT 活性、总胆固醇、甘油三酯、总蛋白和球蛋白含量下降，使白蛋白与 A/G 值上升，减少肝组织中总胆固醇与甘油三酯含量，使出现肝组织纤维化的动物数明显减少，使相应动物肝脏纤维化程度和肝细胞超微结构的改变明显减轻。单味中药研究显示：①黄芪能够调节机体免疫功能，清除氧自由基和内毒素，抑制多种炎性因子的释放，保护肝细胞膜完整性，可显著减轻肝损伤程度。②鳖甲对血管内皮生长因子有抑制作用，可抑制新生血管形成，拮抗结缔组织增生，从而抑制瘤体生长、对抗肝纤维化。③党参可增强机体免疫功能。④重楼具有抗病毒、抗过敏的作用，可抑制乙肝病毒的复制与增殖。⑤柴胡具有保肝利胆的功效，可保护肝功能。

4. 临床应用提示

（1）医保准入：属于《国家基本医疗保险、工伤保险和生育保险药品目录》"肿瘤用药"项下"抗肿瘤药"（乙类）。

（2）共识与指南引用：被多项专家共识和指南引用。

（3）其他提示：参考生产企业提供的产品说明书。

5. 主要参考文献

[1] 中华医学会肝病学分会，中华医学会感染病学分会 . 慢性乙型肝炎防治指南（2022 年版）[J]. 中华传染病杂志，2023，41（1）：3-28.

[2] 左新红 . 肝复乐胶囊联合恩替卡韦对乙型肝炎后肝硬化患者 Child-pugh 的评分及血清 AFP 水平变化的影响 [J]. 医学理论与实践，2020，33（10）：1618-1619.

[3] 李瑞　血清降钙素原、C 反应蛋白、中性粒细胞比值联合检测在肝硬化腹水并自发性细菌性腹膜炎诊治中的意义 [J]. 中西医结合肝病杂志，2020，30（1）：50-52.

[4] 田琰 . 双歧杆菌四联活菌联合头孢噻肟钠对肝硬化并发自发性腹膜炎患者的临床疗效及安全评估 [J]. 中国社区医师，2020，36（9）：69-70.

[5] 尹剑，郭安红 . 肝动脉化疗栓塞联合肝复乐胶囊治疗原发性肝癌疗效及对血浆 VEGF 和内毒素的影响 [J]. 现代中西医结合杂志，2018，27（24）：2696-2699.

[6] 张继万，周建丽，张晓芳，等 .Peg-IFN-α2a 联合肝复乐胶囊对 HbeAg 阳性慢性乙型肝炎抗肝纤维化的疗效 [J]. 武警医学，2017，28（3）：257-260.

[7] 窦春青，金鑫，孙丽媛，等．肝复乐胶囊联合索拉非尼治疗晚期肝癌的临床研究 [J]. 现代药物与临床，2017，32（4）：644-647.

[8] 刘冬梅．肝复乐胶囊联合肝动脉栓塞化疗治疗晚期肝癌的疗效观察 [J]. 临床医药文献电子杂志，2016，3（2）：235-236.

[9] 王芳梅，刘金涛．恩替卡韦联合肝复乐胶囊治疗慢性乙型肝炎肝纤维化 80 例疗效观察 [J]. 中国肝脏病杂志（电子版），2016，8（2）：95-98.

[10] 覃光球，赵鹏，王彦武，等．黄芪提取物对大鼠酒精性肝损伤的保护作用 [J]. 中国卫生检验杂志，2015，25（15）：2480-2482.

[11] 吴孝雄，陈挺松，孙保木，等．肝复乐胶囊联合无水酒精瘤内注射治疗原发性肝癌临床观察 [J]. 上海中医药杂志，2014，48（4）：44-45.

[12] 高继良．肝复乐方剂治疗晚期原发性肝癌的前瞻性、随机对照临床研究 [J]. 中国中药杂志，2014，39（12）：2367-2369.

[13] 国家基本医疗保险药品目录（连载）[J]. 医药导报，2000，19（4）：406-415.

华蟾素胶囊

1. 药品参考信息

【主要成分】干蟾皮。

【剂　　型】胶囊剂。

【适 应 证】解毒，消肿，止痛。用于中、晚期肿瘤，慢性乙型肝炎等症。请以产品实际附带说明书为准。

【用法用量】口服，一次 2 粒，一日 3～4 次。

【不良反应】①本品可能导致恶心、呕吐、腹泻、腹痛、腹胀等消化系统不良反应，如无其他严重情况，无须停药，可继续使用，症状会减轻或消失。②本品也有皮疹、瘙痒、乏力、发热等局部或全身过敏反应和头晕、头痛、心悸、心律失常等不良反应的报道。

【禁　　忌】①服用强心药物的患者。②孕妇。③对本品过敏者。

【注意事项】①过敏体质者慎用。②心脏病患者慎服。③脾胃虚弱者慎服。

【孕妇及哺乳期妇女用药】孕妇禁用。

【儿童用药】儿童必须在医师指导和成人监护下使用。

【药物相互作用】临床上有时会使用华蟾素胶囊联合盐酸羟考酮或吗啡缓解

癌性疼痛。

【**药物过量**】未进行该项研究且暂无可靠文献参考。

【**药物毒理学**】华蟾素的成分如蟾毒灵、蟾蜍噻咛、华蟾素毒基、酯蟾毒配基等，能减少肿瘤患者机体的炎症反应，诱导癌细胞凋亡，并对自噬有一定促进作用。

【**药代动力学**】未进行该项研究且暂无可靠文献参考。

2. 临床应用指引

（1）说明书适应证：解毒，消肿，止痛。用于中、晚期肿瘤，慢性乙型肝炎等。

名词解释。①解毒：解毒是中医治疗疾病或病证的一种方法，指利用该产品中具有解毒功效的中药治疗毒郁证候（毒郁在肺，易患肺炎、肺纤维化、肺癌；毒郁在脾，易患胃溃疡或胃癌；毒郁在肝胆，易患脂肪肝、胆结石、肝硬化、肝囊肿、肝炎、胆囊息肉、胆囊炎、肝癌、胆管癌等；毒郁在肾，易患肾囊肿、肾炎、肾癌；毒郁在胃肠，易患肠炎、肠癌）。②消肿：消肿是中医治疗疾病或病证的一种方法，指利用该产品中具有消肿功效的中药治疗内脏或体表有肿块的疾病，以达到缩小肿块、使肿胀消退的效果。

（2）医保适应证：属于《国家基本医疗保险、工伤保险和生育保险药品目录》"肿瘤用药"项下"抗肿瘤药"（甲类）。适应证同说明书。同方不同剂型与不同生产企业的产品按照医保目录应用。

（3）临床应用要点：①产品特点：该产品为干蟾皮提取物，具有解毒、消肿、止痛的效果。②西医病种：说明书、医保规定的适应证（注射液限肿瘤患者使用；胶囊剂除了治疗肿瘤及其疼痛症状，还可用于治疗慢性乙型肝炎）。③中医简化证候：中、晚期肿瘤和（或）乙型肝炎并发的明显疼痛。④建议疗程：用于医保支付范围规定的适应证时，可不受疗程限制。

（4）拓展临床应用：在符合相关法律、临床用药规范的前提下，在医师指导下，拓展应用如下。①联合化疗治疗多种恶性肿瘤，可提高疾病缓解率。②改善免疫功能，逆转肿瘤多药耐药性，提高细胞自噬活性。③治疗癌性疼痛，主要通过抑制肿瘤的生长、减轻瘤体对患者周围神经的压迫、减轻炎症反应所致的神经和组织损伤、减缓神经传导、提高患者痛阈而达到止痛效果。④有减少盐酸羟考酮或吗啡用量的效果。

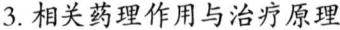

3. 相关药理作用与治疗原理

相关药理学研究结果如下。①对肿瘤细胞的作用机制为直接杀伤肿瘤细胞的DNA，导致肿瘤细胞坏死。②低浓度华蟾素可促进细胞分裂、增生和诱导细胞分化，高浓度华蟾素可抑制细胞生长、促进细胞凋亡，并对人白血病细胞系、大肠癌细胞系有诱导凋亡的作用。③抑制肿瘤细胞 DNA 的合成、诱导细胞凋亡。④对环磷酰胺所致白细胞减少有防治作用。⑤能提高小鼠淋巴细胞的占比，也可提高小鼠血清中 IgG、IgM 的含量，具有增强体液免疫和细胞免疫的功能。⑥可抑制 bcl-2 基因的表达。⑦具有一定的止痛作用。

4. 临床应用提示

（1）医保准入：属于《国家基本医疗保险、工伤保险和生育保险药品目录》"肿瘤用药"项下"抗肿瘤药"（甲类）。

（2）列入共识：《恶性肿瘤中医维持治疗专家共识》。

（3）副反应提示：①最好不要与其他含有蟾酥成分的药物同时口服，如有必要，遵医嘱用药。②该产品含有的蟾酥成分对兴奋心脏有显著作用，因此，禁止与强心药物同时服用，有严重心脏疾病者慎用。③对孕妇的不良影响尚不明确。因此，孕妇及其他特殊人群应慎用。④服用期间，患者如出现过敏现象请立刻停止服用，并及时就医，过敏体质者忌用。

（4）其他提示：参考生产企业提供的产品说明书。

5. 主要参考文献

[1] 徐月，田永巍，李宁．华蟾素胶囊联合化疗对晚期非小细胞肺癌患者 T 淋巴细胞亚群、肿瘤标志物的影响 [J]. 实用中西医结合临床，2023，23（15）：17-19，23.

[2] 李朝阳．华蟾素胶囊联合 PC 化疗方案治疗晚期非鳞状非小细胞肺癌患者的效果 [J]. 中国民康医学，2023，35（6）：32-35，39.

[3] 丛龙飞，刘艺婧，张陆烨．替吉奥单药化疗联合华蟾素对胃癌晚期患者的临床疗效 [J]. 现代医学与健康研究电子杂志，2023，7（15）：82-84.

[4] 姚忠强，李炜，王娟毅，等．华蟾素胶囊联合阿帕替尼对二线治疗失败后晚期胃癌患者的免疫细胞及预后影响 [J]. 世界中医药，2023，18（5）：654-657.

[5] 周明岚．华蟾素胶囊联合卡培他滨和奥沙利铂治疗晚期直肠癌患者的效果 [J]. 中国民康医学，2023，35（8）：86-88，92.

[6] 程功名，韩建波，单留群，等．华蟾素胶囊联合 FOLFOXIRI 方案对晚期直肠癌患者

免疫功能和肿瘤标志物水平的影响 [J]. 中国医学创新，2023，20（4）：34-38.

[7] 李春锋，平静，姚鹏宇，等 . 中药心脏毒性及其减毒措施研究进展 [J]. 现代中医药，2023，43（2）：13-19.

[8] 张童，何毅，刘勇志，等 . 华蟾素胶囊对中晚期非小细胞肺癌手术患者血清基质金属蛋白酶、白噬相关蛋白水平的影响 [J]. 中国现代医学杂志，2022，32（14）：20-24.

[9] 王琛，白桦，肖慧，等 . 华蟾素胶囊联合 α 干扰素对原发性小肝癌患者术后免疫功能和远期预后的影响 [J]. 世界临床药物，2022，43（5）：554-558，564.

[10] 于恒旺 . 华蟾素胶囊联合吡柔比星治疗晚期乳腺癌的临床观察 [J]. 中国社区医师，2022，38（6）：37-39.

[11] 蔡庆春，葛信艳，闫五玲，等 . 华蟾素通过线粒体途径诱导鼻咽癌 CNE-2 细胞凋亡的机制 [J]. 河南医学研究，2022，31（8）：1345-1350.

[12] 沈芳雪 . 华蟾素及其成分抗肝癌作用的研究 [D]. 上海：上海中医药大学，2021.

[13] 张益，李晓丹，万里新 . 华蟾素胶囊联合盐酸羟考酮缓释片治疗癌性疼痛疗效观察 [J]. 国医论坛，2021，36（3）：45-47.

[14] Bai Y, Wang X, Cai M, et al. Cinobufagin suppresses colorectal cancer growth via STAT3 pathway inhibition[J]. Am J Cancer Res, 2021, 11（1）：200-214.

[15] 吴丽明，金鹿，马继明，等 . 华蟾素胶囊、依托泊苷联合顺铂治疗老年非小细胞肺癌对患者炎症因子、血清肿瘤标志物的影响 [J]. 海南医学，2020，31（1）：20-23.

[16] 李要轩，梁惠 . 华蟾素胶囊联合化疗治疗晚期胃癌的临床研究 [J]. 现代消化及介入诊疗，2020，25（3）：380-382.

[17] Yang H, Li X, Meng Q, et al. CircPTK2（hsa_circ_0005273）as a novel therapeutic target for metastatic colorectal cancer[J]. Mol Cancer, 2020, 19（1）：13.

[18] 李昱 . 华蟾素注射液及其单体成分蟾毒灵心脏毒性及其机制研究 [D]. 上海：中国医药工业研究总院，2020.

[19] 胡双莹 . 盐酸羟考酮与硫酸吗啡缓释片用于恶性肿瘤癌性疼痛治疗的临床效果比较 [J]. 临床合理用药杂志，2019，12（11）：94-95.

[20] 何孟奇，邵淑丽，冯元，等 . 华蟾素对胃癌细胞 MKN-45 细胞周期的影响 [J]. 中国细胞生物学学报，2019，41（4）：674-680.

[21] 朱时钰，刘丹，胡卫等 . 华蟾素对骨癌痛大鼠背根神经节细胞瞬时外向钾通道电流的影响 [J]. 南方医科大学学报，2019，39（9）：1078-1082.

[22] 赵迪，郑允雄，胡钦晓，等.华蟾酥毒基联合顺铂对人骨肉瘤 U2OS 细胞增殖及凋亡的影响 [J].中国临床药理学杂志，2019，35（18）：2113-2115，2138.

[23] 陈浩.华蟾素胶囊联合 NX 化疗方案对晚期乳腺癌患者血清肿瘤标志物及中位生存期的影响 [J].河北医学，2019，25（3）：533-537.

[24] 缪延栋，全无瑕.华蟾素胶囊治疗癌性疼痛患者的临床观察 [J].中成药，2018，40（9）：2107-2110.

[25] 邹晓宇，田芳，朱学军，等.华蟾素抗肿瘤研究进展 [J].现代中药研究与实践，2018，32（5）：82-86.

[26] 温丽敏.华蟾毒精诱导心肌细胞凋亡／自噬心脏毒性研究 [D].广州：广州中医药大学，2018.

[27] 李振.蟾毒灵通过内质网应激诱导心肌细胞凋亡致心脏毒性的研究 [D].广州：广州中医药大学，2018.

[28] Chen T，Yuan S，Wan XN，et al. Chinese herb cinobufagin-reduced cancer pain is associated with increased peripheral opioids by invaded CD3/4/8 lymphocytes[J]. Oncotarget, 2017, 8（7）：11425-11441.

[29] Dong J, Zhai X, Chen Z, et al. Treatment of huge hepatocellular carcinoma using cinobufacini injection in transarterial chemoembolization：A retrospective study[J]. Evid Based Complement Alternat Med, 2016, 2016：2754542.

[30] Liu Y, Ban LY, Su X, et al. Effects of cinobufacini injection on cell proliferation and the expression of topoisomerases in human HepG-2 hepatocellular carcinoma cells[J]. Mol Med Rep, 2015, 12（1）：1598-1604.

回生口服液

1. 药品参考信息

【主要成分】益母草、红花、花椒（炭）、水蛭（制）、当归、苏木、三棱（醋炙）、两头尖、川芎、降香、香附（醋炙）、人参、高良姜、姜黄、没药（醋炙）、苦杏仁（炒）、大黄、紫苏子、小茴香（盐炒）、桃仁、五灵脂（醋炙）、虻虫、鳖甲、丁香、延胡索（醋炙）、白芍、蒲黄（炭）、乳香（醋炙）、干漆（煅）、吴茱萸（甘草水炙）、阿魏、肉桂、艾叶（炙）、熟地黄。辅料为聚山梨酯 80、甜蜜素。

【剂　　型】口服液。

【适 应 证】消癥化瘀，用于原发性肝癌、肺癌。

【用法用量】口服，一次 10 mL，一日 3 次；或遵医嘱。

【不良反应】尚不明确。

【禁　　忌】孕妇禁用。

【注意事项】过敏体质者慎服。

【孕妇及哺乳期妇女用药】孕妇禁用。

【药物相互作用】未进行该项研究且暂无可靠文献参考。临床上有时会使用回生口服液联合盐酸羟考酮缓解癌性疼痛。

【药物过量】未进行该项研究且暂无可靠文献参考。

【药物毒理学】未进行该项研究且暂无可靠文献参考。

【药代动力学】未进行该项研究且暂无可靠文献参考。

2.临床应用指引

（1）说明书适应证：消癥化瘀。用于原发性肝癌、肺癌。

名词解释。消癥化瘀是一种中医治疗疾病或病证的方法，指利用该产品中具有消癥化瘀（消除因血瘀导致的癥积或肿块）功效的中药治疗肝积（肝癌）、肺积（肺癌）等。

（2）医保适应证：属于《国家基本医疗保险、工伤保险和生育保险药品目录》"肿瘤用药"项下"抗肿瘤药"（乙类）。适应证同说明书。

（3）临床应用要点：①产品特点：该产品由 30 余味中药制成。该产品中有很多具有消癥化瘀功效且对恶性肿瘤及其并发症有明显疗效的中药，如两头尖、虻虫、干漆等，这些中药在辨证处方中无法应用，而应用该产品可以弥补辨证处方的不足，提高临床治疗效果。②西医病种：说明书、医保规定的适应证，如原发性肝癌、肺癌及其复发、转移的病灶。③中医简化证候：肝癌患者见肝区（右上腹或中上腹）持续性隐痛、胀痛或刺痛，夜间或劳累后症状加重，或见腹壁静脉曲张等。肺癌患者经 CT 或 NMR 检查发现肿块或结节，且患者口唇发绀或有杵状指。④建议疗程：按照医保支付病种规定的治疗疗程。注意，若长期反复用药，需定期检测肝肾功能。

（4）拓展临床应用：在符合相关法律、临床用药规范的前提下，在医师指导下，拓展应用如下。①疾病治疗：除了治疗肝癌、肺癌的适应证，本品还可以辅助化疗治疗多种恶性肿瘤（如食管癌、乳腺癌、淋巴瘤等），发挥增效、减毒作用，并可保护造血细胞，降低肿瘤治疗期间的骨髓抑制、肝肾功能损伤、消化道反应等不良事件发生的风险。②改善症状或并发症：可降低血液黏滞度，改善患者凝血功能失调，降低血栓的发生率；联合镇痛药可缓解癌性疼痛。将盐酸羟考酮与回生口服液联合使用比单用盐酸羟考酮对癌性疼痛的治疗效果更优，且能够减轻盐酸羟考酮的不良反应。

3. 相关药理作用与治疗原理

现代药理学研究表明，回生口服液具有抗癌作用，可以用于缓解原发性肝癌和肺癌，也可以有效缓解头痛，还可以改善便秘和血液高凝状态等。抑制肿瘤细胞增殖、提高化疗对肿瘤细胞的杀伤力、诱导癌细胞凋亡、增强患者免疫功能，是该产品抗肿瘤作用的药理机制，本品还可以改善患者凝血功能和生活质量。该产品中的多种单味中药（如乳香、没药、香附、苦杏仁、紫苏子、人参、当归、白芍等），有不同程度的抗肿瘤效应，并有调节免疫功能与止痛效果，且产品还有防治肿瘤转移的效果。

4. 临床应用提示

（1）医保准入：属于《国家基本医疗保险、工伤保险和生育保险药品目录》"肿瘤用药"项下"抗肿瘤药"（乙类）。

（2）列入共识：《回生口服液用于非小细胞肺癌围手术期抗凝治疗专家共识（2016版）》。

（3）行业引用：《国家药品监督管理局国家中成药标准汇编（中成药地方标准上升国家标准部分）口腔、肿瘤、儿科分册》。

（4）其他提示：参考生产企业提供的说明书。

5. 主要参考文献

[1] 谢莹慧，靳照，张黎昕，等 . 回生口服液联合吉非替尼治疗晚期 EGFR 突变阳性非小细胞肺癌的疗效及凝血功能的影响 [J]. 中国处方药，2023，21（3）：142-145.

[2] 张金华，田园，杨晓萍 . 回生口服液联合西医治疗对非小细胞肺癌免疫功能、肿瘤血管生成影响的 Meta 分析 [J]. 中医肿瘤学杂志，2022，4（2）：61-68.

[3] 张金华，田园，杨晓萍，等 . 回生口服液对非小细胞肺癌患者凝血功能、疗效及安全性影响的系统评价 [J]. 中国医院用药评价与分析，2022，22（10）：1237-1243.

[4] 余嗣崇，王荣荣，许新举，等 . 回生口服液、重组人血管内皮抑制素联合 GP 方案对

晚期非小细胞肺癌患者的临床疗效 [J]. 中成药，2021，43（7）：1971-1973.

[5] 安君君，贺新爱 . 回生口服液联合放疗治疗中晚期食管癌患者临床疗效的观察 [J]. 中医临床研究，2021，13（36）：126-128.

[6] 贾克刚，冯刚 . 回生口服液上市后用药安全性系统评价 [J]. 中药药理与临床，2021，37（5）：155-164.

[7] 王青瑛，王郁金，邢文文，等 . 苦杏仁苷介导人肝癌细胞 HuH-7 凋亡的实验研究 [J]. 现代生物医学进展，2021，21（17）：3227-3231，3216.

[8] 曲芳菲，董林 .RP-HPLC 法测定回生口服液中 3 种成分的含量 [J]. 西北药学杂志，2020，35（6）：836-838.

[9] 王慧丽，杨佳荟 . 浅谈回生口服液在肺癌治疗方面的临床应用与科研进展 [J]. 世界最新医学信息文摘，2019，19（6）：102-103.

[10] 王书力，冯文涛，朱晓青，等 . 回生口服液治疗原发性肝癌临床疗效的系统评价 [J]. 中医临床研究，2019，11（33）：80-83.

[11] 陈建建，尉泽鹏，姚远，等 .Meta 分析回生口服液联合 TACE 治疗原发性肝癌疗效 [J]. 中国介入影像与治疗学，2019，16（9）：545-549.

[12] 郜娜娜，张芳，陈瑞霞 . 回生口服液联合化疗治疗老年晚期食管癌的疗效分析 [J]. 海峡药学，2019，31（3）：134-136.

[13] 杨莉 .TP 方案联合回生口服液治疗中晚期非小细胞肺癌的疗效观察 [J]. 医学信息，2018，31（17）：17-19.

[14] 朱丹 . 回生口服液联合多西紫杉醇同期放化疗治疗食管癌临床研究 [J]. 陕西中医，2018，39（10）：1372-1374.

[15] 刘小娟，闫敏，郭思琪，等 . 羟考酮联合回生口服液治疗晚期复发卵巢癌的临床分析 [J]. 西南国防医药，2018，28（7）：628-630.

[16] 朱丹 . 回生口服液联合多西紫杉醇同期放化疗治疗食管癌临床研究 [J]. 陕西中医，2018，39（10）：1372-1374.

[17] 夏小健，黄蓓 . 芍药苷在治疗肝癌中作用及其机制的研究进展 [J]. 中南药学，2018，16（2）：209-212.

[18] 赵雷 . 回生口服液联合盐酸羟考酮缓释片治疗癌性疼痛的疗效观察 [J]. 世界最新医学信息文摘，2017，17（91）：90，92.

[19] 吴明君，王向东，陈瑜，等 . 回生口服液联合一线化疗方案对晚期非小细胞肺癌患

者血清 VEGF，IL-6 和 MMP-9 水平的影响 [J]. 临床与病理杂志，2017，37（12）：2605-2610.

[20] 邓泽元. 人参皂苷的结构修饰、抗癌活性及其作用机理的研究 [C]// 中国研究型医院学会营养医学专业委员会，中国营养学会营养转化医学分会，中国人民解放军营养医学专业委员会. 2017 中国营养医学发展论坛暨全军营养医学大会论文汇编. 南昌：[出版者不详]，2017.

[21] 闫攀凤. 两头尖多糖提取、纯化及对肝癌 HepG-2 细胞抗肿瘤活性研究 [D]. 晋中：山西中医药大学，2017.

[22] 庞慧，蒋慧，李春艳. 回生口服液对单纯放疗老年食管癌患者的疗效观察 [J]. 中国医学工程，2016，24（6）：72-73.

[23] 马闻，杨阳，付榆，等. 回生口服液治疗吗啡缓释片致肺癌患者便秘的效果观察 [J]. 武警后勤学院学报（医学版），2016，25（7）：559-561.

[24] 周清华，刘俊峰，杨晓光，等. 回生口服液用于非小细胞肺癌围手术期抗凝治疗专家共识（2016 版）[J]. 中国肺癌杂志，2016，19（11）：721-724.

[25] 李丽，邹明雷，王卿峰. 回生口服液联合唑来膦酸注射液治疗乳腺癌骨转移的临床研究 [J]. 中国医药科学，2015，5（12）：148-150.

[26] 马永虹，杨健全. 回生口服液联合肝动脉化疗栓塞术治疗原发性肝癌的疗效观察 [J]. 临床医学，2014，34（6）：124-125.

[27] 汤展展，孙长宇. 回生口服液治疗乙肝相关性肝癌的疗效观察 [J]. 中成药，2011，33（6）：929-931.

[28] 张大鹏，孔棣. 回生口服液对人结肠癌 THC8908 细胞抑制作用 [J]. 华西医学，2005，20（2）：338-339.

[29] 马冬，林萍，邓罡. 回生口服液对老年肿瘤患者化疗后细胞免疫功能的影响 [J]. 成都中医药大学学报，2005，28（3）：52-54.

[30] 国家药品监督管理局. 国家中成药标准汇编. 内科心系分册 [S]. 北京：[出版者不详]，2002：290.

金复康口服液

1. 药品相关信息

【主要成分】黄芪、北沙参、麦冬、女贞子（酒制）、山茱萸、绞股蓝、淫羊藿、胡芦巴（盐炒）、石上柏、石见穿、重楼、天冬。

【剂　　型】口服液。

【适应证】益气养阴，清热解毒。用于治疗原发性非小细胞肿瘤属气阴两虚证不适合手术、放疗、化疗的患者，或与化疗并用，有助于提高化疗效果，改善免疫功能，减轻化疗引起的白细胞下降等副作用。

【用法用量】口服，每次 30 mL，每日 3 次，30 天为 1 个疗程，可连续使用 2 个疗程，或遵医嘱。

【不良反应】个别患者服药后可出现轻度恶心、呕吐或便秘。

【禁　　忌】尚不明确。

【注意事项】本品有少量轻摇易散的沉淀，一般不影响使用。

【孕妇及哺乳期妇女用药】孕妇慎用。

【儿童用药】儿童必须在成人监护下使用。

【药物相互作用】未进行该项研究且暂无可靠文献参考。

【药物过量】未进行该项研究且暂无可靠文献参考。

【药物毒理学】在大鼠和犬 90 天长期毒性试验中，高剂量组（大鼠 31.68 g/kg，狗 12.6 g/kg）出现肾颗粒变性，个别大鼠还兼有肾灶性坏死。停药 2 周后，仍可见个别动物有局灶性炎症。

【药代动力学】未进行该项研究且暂无可靠文献参考。

2. 临床应用指引

（1）说明书适应证：益气养阴，清热解毒。用于治疗原发性非小细胞肺癌气阴两虚证不适合手术、放疗、化疗的患者，或与化疗并用，有助于提高化疗效果，改善免疫功能，减轻化疗引起的白细胞下降等副作用。

名词解释。①益气养阴：益气养阴是中医治疗疾病或病证的一种方法，指利用该产品中具有益气养阴功效的扶正中药治疗气阴两虚证（多种慢性疾病，如恶性肿瘤等，症见气短懒言、语声低微、倦怠自汗、潮热盗汗、舌干苔燥、舌红无苔）。②清热解毒：清热解毒是中医治疗疾病或病证的一种方法，指利用该产品中具有清热解毒功效的祛邪中药以达到清除热邪、解散毒邪之效果。

（2）医保适应证：属于《国家基本医疗保险、工伤保险和生育保险药品目录》"肿瘤用药"项下 "肿瘤辅助用药"（乙类）。适应证同说明书。

（3）临床应用要点：①产品特点：该产品由具有益气养阴、解毒抗癌功效的中药制成，其中，益气养阴中药与抗癌中药并重，具有扶正不留邪、祛邪不伤正的功效。②西医病种：用于治疗不适合手术、放疗、化疗的中晚期原发性非小细胞肺癌或转移性肺癌，或与化疗并用，可提高化疗效果，减轻化疗引起的白细胞下降等副作用。③中医简化证候：气短懒言、语声低微、倦怠自汗、潮热盗汗、咽干舌燥、舌红光无苔。④建议疗程：按照医保支付病种规定的治疗疗程。注意，若长期反复用药，需定期检测肝肾功能。

（4）拓展临床应用：在符合相关法律、临床用药规范的前提下，在医师指导下，拓展应用如下。①有效抗肺癌转移，对肺癌移植瘤的生长也有一定抑制作用，且对患者体内循环中的肿瘤细胞具有显著的抑制作用。②用药3周可改善非小细胞肺癌患者咳嗽咳痰、气短胸痛、神疲乏力、口干咽燥、自汗盗汗、五心烦热等症状；用药12周可改善非小细胞肺癌患者术后体能状况，并在一定程度上延缓患者疾病的进展。

3. 相关药理作用与治疗原理

动物研究表明，金复康口服液可抑制艾氏实体瘤、Lewis肺癌、小鼠黑色素瘤B16细胞的肺结节等的形成，可增强小鼠巨噬细胞的吞噬功能、自然杀伤细胞的活性和脾淋巴细胞的增殖。单独使用可选择性诱导肺癌细胞凋亡、抑制细胞的增殖和转移；与化疗药物联用时，可产生显著的协同增效作用，还能在分子水平逆转肿瘤耐药。同时，还具有明显的增强免疫功能的作用。单味中药研究显示：①淫羊藿苷可抑制A549细胞的体外增殖。②黄芪甲苷具有抗炎、降压、镇痛和增强免疫功能等多种作用。该产品中的黄芪、北沙参、麦冬、天冬、黄精、绞股蓝、胡芦巴、淫羊藿、山萸肉、女贞子具有扶正作用，除了能够降低化疗引起的毒副作用，与化疗并用时还有明显的增效、减毒功效。

4. 临床应用提示

（1）医保准入：属于《国家基本医疗保险、工伤保险和生育保险药品目录》"肿瘤用药"项下"肿瘤辅助用药"（乙类）。

（2）科技奖励：荣获国家重点新产品证书及江西省优秀新产品一等奖。

（3）其他提示：参考生产企业提供的产品说明书。

5. 主要参考文献

[1] 姚望，阙祖俊，姚嘉良，等 . 金复康调控免疫衰老抑制肺癌转移 [J]. 肿瘤防治研究，2022，49（11）：1134-1138.

[2] 陆恩昊，朱丽华，张任，等 . 金复康口服液联合辅助化学药物治疗干预早期非小细胞肺癌根治术后的临床研究 [J]. 北京中医药大学学报，2022，45（11）：1103-1109.

[3] 王郝嘉，吴嘉瑞，巫志姗，等 . 基于 Meta 分析的金复康口服液辅助化疗治疗肺癌临床评价研究 [J]. 药物流行病学杂志，2021，30（1）：5-11.

[4] 贾方，王秋月，祥文静，等 . 金复康口服液对 Lewis 肺癌荷瘤小鼠 PD-1、PD-L1 表达及相关免疫因子的影响 [J]. 陕西中医，2020，41（10）：1347-1350.

[5] 陆恩昊 . 金复康口服液联合辅助化疗治疗术后 Ib- Ⅱb 期非小细胞肺癌的一项基于循环肿瘤细胞的多中心随机对照临床研究 [D]. 上海：上海中医药大学，2020.

[6] 蒋义鑫 . 炎症小体 NLRP3 在非小细胞肺癌细胞 A549 增殖中的作用及金复康口服液干预的实验研究 [D]. 上海：上海中医药大学，2019.

[7] 李和根，白浩然，陈智伟，等 . 金复康合软化汤联合化疗治疗晚期非小细胞肺癌的临床研究 [C]// 中国中西医结合学会 . 第十五届全国中西医结合肿瘤学术大会学习材料 . 北京，2017.

[8] 阙祖俊，罗斌，周之毅，等 . 金复康"扶助正气、清透伏毒"预防肺癌转移的细胞学机制研究 [J]. 上海中医药杂志，2016，50（8）：70-74.

[9] 孙书贤 . 金复康口服液对原发性支气管鳞状细胞癌疗效及血清 MMP-9 的影响 [J]. 海南医学院学报，2012，18（8）：1061-1063.

[10] 孙玺媛，孙建立，刘嘉湘 . 金复康口服液对 Lewis 肺腺癌荷瘤鼠脾细胞分泌 Th1/Th2 类细胞因子的影响 [J]. 辽宁中医药大学学报，2008，10（9）：160-162.

[11] 刘嘉湘 . 金复康口服液治疗肺癌的研究 [C]// 国家癌症中心 . 首届中西医肿瘤国际论坛论文专辑（2008）. 上海，2008.

[12] 孙钢，刘嘉湘，李培成 . 益肺抗瘤饮对肺癌患者 Th1 Th2 作用的研究 [J]. 辽宁中医杂志，2001，28（12）：733-734.

[13] 孙钢，刘嘉湘 . 金复康对肺癌患者外周血 T 细胞抗原表达的影响 [J]. 辽宁中医杂志，2001，28（5）：279-280.

[14] 罗跃华，周国平，龙新华，等 . 金复康口服液质量标准的研究 [J]. 中成药，2001，23（3）：180-182.

[15] 刘嘉湘，潘敏求，黎月恒，等 . 金复康口服液治疗原发性非小细胞肺癌临床研究 [J]. 肿瘤，2001，21（6）：463-465.

[16] 李和根，陈秀华，姚玉龙，等 . 金复康治疗肝癌的实验研究 [J]. 中草药，2000，31（7）：533-535.

[17] 朱惠蓉，刘嘉湘 . 益肺抗瘤饮对 Lewis 肺癌荷瘤小鼠神经内分泌免疫的实验研究 [J]. 上海中医药大学学报，2000，14（2）：44-46.

金龙胶囊

1. 药品相关信息

【**主要成分**】鲜守宫、鲜金钱白花蛇、鲜蕲蛇。

【**剂　　型**】胶囊剂。

【**适 应 证**】破瘀散结，解郁通络。用于原发性肝癌属血瘀郁结证者，症见右胁下积块、胸胁疼痛、神疲乏力、腹胀、纳差等。

【**用法用量**】口服，一次4粒，一日3次。

【**不良反应**】连续服药时，偶有过敏等现象。

【**禁　　忌**】妊娠及哺乳期妇女禁用。

【**注意事项**】服药期间出现过敏者，应及时停药，并给予相应的治疗措施。妊娠及哺乳期妇女禁用。

【**孕妇及哺乳期妇女用药**】孕妇禁用。

【**药物相互作用**】未进行该项研究且暂无可靠文献参考。

【**药物过量**】未进行该项研究且暂无可靠文献参考。

【**药物毒理学**】未进行该项研究且暂无可靠文献参考。

【**药代动力学**】未进行该项研究且暂无可靠文献参考。

2. 临床应用指引

（1）说明书适应证：破瘀散结，解郁通络。用于原发性肝癌血瘀郁结证，症见右胁下积块、胸胁疼痛、神疲乏力、腹胀、纳差等。

名词解释。①破瘀散结：破瘀散结是中医治疗疾病或病证的一种方法，指利用该产品中具有破血化瘀（通畅血脉、疏散瘀滞、消除肿块）、消除癥结功效的中药治疗血瘀所致积聚病证（内脏或体表有实质性肿块，如肝癌、胃癌、乳腺癌、肠癌等）。②解郁通络：解郁通络是中医治疗疾病或病证的一种方法，指利用该产品中具有解郁通络（通过解除情志郁结而达到疏通人体经络的效果）功效的中药治疗脉络郁阻证（中晚期肝癌或由治疗引起的头晕目眩、肢体麻木、周身乏力、筋骨沉痛等）。

（2）医保适应证：属于《国家基本医疗保险、工伤保险和生育保险药品目录》"肿瘤用药"项下"抗肿瘤药"（乙类）。适应证同说明书。

（3）临床应用要点：①产品特点：该产品由具有抗癌效果的鲜动物药制成，

抗肿瘤效果更明显。②西医病种：用于治疗原发性肝癌或转移性肝癌。③中医简化证候：右胁下积块或经 B 超或 CT 检查或磁共振神经成像检查发现有肿物、胁下疼痛，伴乏力、腹胀、纳差等。④建议疗程：按照医保支付病种规定的治疗疗程。注意，若长期反复用药，需定期检测肝肾功能。

（4）拓展临床应用：在符合相关法律、临床用药规范，在医师指导下，拓展应用如下。①可延缓结肠癌和胃癌肝转移的病灶的进展，本品配合化疗治疗 3 个月后，临床缓解率显著提高，化疗毒副作用发生率明显降低。②有一定的免疫调节作用，能够稳定瘤体，有效抑制多种肿瘤的生长、转移和复发。③联合化疗用药 3 个月，可抑制肿瘤患者的多药耐药，提高肿瘤化疗的疗效，减少患者的不良反应，如骨髓抑制、脱发、恶心呕吐、腹胀、乏力等。除了缓解患者的临床症状，本品还对患者的血清肿瘤标志物水平、生存质量有着明显的改善效果。④有文献表明，本品对宫颈癌、非小细胞肺癌也有较好治疗效果。本品也可以用于乳腺癌的新辅助化疗及系统性红斑狼疮的辨证论治。

3. 相关药理作用与治疗原理

药理学研究表明，金龙胶囊具有以下药理作用。①流式细胞仪分析结果表明，金龙胶囊能阻滞肿瘤细胞的有丝分裂，抑制肿瘤细胞从 S 期向 G2 期和 M 期转化，使分裂期的瘤细胞减少，从而抑制肿瘤细胞的增殖。②细胞 CT 分析表明，金龙胶囊可直接杀灭肿瘤细胞，并对环磷酰胺有协同作用，可增强环磷酰胺杀灭肿瘤细胞的作用。③能抑制鸡胚绒毛尿囊膜新生血管网络形成，可以防止肿瘤复发转移、抑制肿瘤生长。④荧光偏振和核磁共振研究表明，该产品可影响细胞膜流动性和细胞内钠离子浓度，从而影响细胞内外的物质交换、能量交换和跨膜信息传递，大大强化了细胞的新陈代谢，有利于增强人体的抗病能力。⑤可诱导人早幼粒白血病细胞 HL-60、小鼠树突状细胞肉瘤细胞 DCS 以及人胃癌细胞 MGC-803 等肿瘤细胞系的分化，其诱导肿瘤细胞分化的作用与维 A 酸的相似。

4. 临床应用提示

（1）医保准入：属于《国家基本医疗保险、工伤保险和生育保险药品目录》"肿瘤用药"项下"抗肿瘤药"（乙类）。

（2）行业引用：①《中国常见恶性肿瘤诊治规范》。②《中药新药临床研究指导原则》。

（3）其他提示：参考生产企业提供的产品说明书。

5. 主要参考文献

[1] 王静，贾建伟，苗静，等．肝动脉化疗栓塞联合金龙胶囊治疗血瘀郁结证中晚期肝癌疗效及对机体免疫功能的影响 [J]．山西医药杂志，2022，51（4）：367-370．

[2] 吴开丽，程前．金龙胶囊联合放化疗对脑胶质瘤手术患者 T 淋巴细胞亚群及预后的影响 [J]．中国合理用药探索，2022，19（9）：55-61．

[3] 温敏雅，盛倩，章国东．金龙胶囊联合 XELOX 化疗方案对胃癌患者生活质量及细胞免疫功能的影响 [J]．新中医，2021，53（19）：152-155．

[4] 曾春生，余瑛，徐青云，等．金龙胶囊在宫颈癌术后调强放疗复发转移中的应用效果 [J]．中国当代医药，2021，28（28）：148-151．

[5] 王小毛，黄晶，石峰．金龙胶囊对耐紫杉醇及卡铂卵巢癌 H08910 细胞的逆转及增敏作用 [J]．医学信息，2020，33（4）：94-96．

[6] 李丹．金龙胶囊对人胃癌 MGC-803 和 BGC-823 细胞体内外增殖与凋亡的影响及其作用机制研究 [D]．扬州：扬州大学，2019．

[7] 范隼，李庆源，周志涛，等．TACE 联合金龙胶囊治疗原发性肝癌的效果研究 [J]．中国实用医药，2019，14（21）：42-44．

[8] 李丹，刘延庆．金龙胶囊抗肿瘤的研究进展 [J]．湖北中医杂志，2018，40（8）：57-60．

[9] 李丹，金凤，陶丽，等．金龙胶囊对胃癌细胞 MGC-803 和 BGC-823 侵袭转移能力的影响 [J]．中国实验方剂学杂志，2018，24（19）：117-123．

[10] 董亚楠，鲍英丽，王圆媛．金龙胶囊联合 DP 方案治疗中晚期宫颈癌的疗效观察 [J]．现代药物与临床，2018，33（12）：3250-3253．

[11] 周庆斌，黄喜锋，蒋鹏飞．金龙胶囊联合化疗对胃癌患者生活质量和免疫功能的影响 [J]．云南中医学院学报，2017，40（6）：26-29．

[12] 李雨，田静彬．金龙胶囊联合多西他赛表柔比星环磷酰胺方案在胃癌新辅助化疗中应用效果 [J]．辽宁中医药大学学报，2017，19（9）：193-195．

[13] 孙银萍，王福立．金龙胶囊在老年中晚期胃癌 FOLFOX4 方案化疗中的疗效观察 [J]．泰山医学院学报，2016，37（7）：751-753．

[14] 房财富，刘韬，黄红兵，等．金龙胶囊联合铂类化疗方案对非小细胞肺癌疗效和安全性的 Meta 分析 [C]// 广东省药学会．2017 年广东省药师周大会论文集．广州，2016．

[15] 张绪良，周俊伟，毛哲玉，等．金龙胶囊联合 TEC 方案在乳腺癌新辅助化疗中的疗效及安全性观察 [J]．现代中西医结合杂志，2016，25（12）：1299-1301．

[16] 张绪良，周俊伟，毛哲玉，等．金龙胶囊联合 TEC 方案在乳腺癌新辅助化疗中的疗效及安全性观察 [J]．中国医学前沿杂志（电子版），2016，8（4）：42-44.

[17] 鲁强，罗景斌，冯毅凡，等．金龙胶囊联合放化疗治疗非小细胞肺癌的 Meta 分析 [J]．中国中药杂志，2015，40（22）：4491-4496.

[18] 杨倚天．金龙胶囊联合肝动脉化疗栓塞术治疗结肠癌肝转移临床疗效分析 [D]．北京：中国人民解放军医学院，2014.

[19] 山院飞，康鸿斌，张瑞明，等．金龙胶囊对乳腺癌术后化疗患者免疫功能的影响 [J]．肿瘤防治研究，2014，41（5）：456-459.

[20] 黄卉，曲育莹，王秋玲，等．金龙胶囊抗脑肿瘤的系统生物学研究 [C]// 中华中医药学会，中国癌症基金会．第四届全国鲜药学术研讨会论文集，济南，2014.

[21] 黄卉，曲育莹，王秋玲，等．金龙胶囊抗脑肿瘤的系统生物学研究 [J]．中国肿瘤临床，2014，41（13）：856-860.

[22] 白俊文，吴万敏．金龙胶囊在乳腺癌新辅助化疗中的疗效分析 [J]．中国肿瘤临床，2014，41（4）：246-249.

[23] 刘溪涛，刘俊斌，张志芹，等．金龙胶囊联合射频消融技术对治疗原发性肝癌的临床观察 [J]．首都医药，2013，20（10）：47-48.

[24] 翟怡，贾同福．金龙胶囊改善晚期癌症患者生活质量的临床研究 [J]．首都医药，2013，20（6）：38-40.

[25] 黄卉．利用系统生物学和可视化网络药理学阐述金龙胶囊抗肿瘤作用机制的新技术研究 [Z]．2013.

[26] 孙浩，周明川．金龙胶囊联合化疗治疗结直肠癌肝转移的临床观察 [J]．河北医科大学学报，2010，31（7）：768-771.

[27] 高益民．蛋白质组学与中药鲜动物药研究　金龙胶囊上市 10 年后评价 [J]．中国肿瘤临床，2000，05（7）：415-418.

[28] 时水治，李建生，张志礼．辨证论治配合金龙胶囊治疗系统性红斑狼疮 33 例临床观察 [J]．北京中医，2000，19（3）：34-35.

康莱特软胶囊

1. 药品参考信息

【主要成分】薏苡仁油。

【剂　　型】软胶囊。

【适 应 证】益气养阴，消癥散结。适用于不宜手术的气阴两虚、脾虚湿困型原发性非小细胞肺癌及原发性肝癌，对放化疗有一定的增效作用。对中晚期肿瘤患者具有一定的抗恶病质和止痛作用。

【用法用量】缓慢静脉滴注 200 mL，每日 1 次，21 天为 1 个疗程，间隔 3 ～ 5 日可进行下一疗程。联合放化疗时可酌减剂量。首次使用时，滴注速度应缓慢，最初的 10 分钟内，滴速应为 20 滴 / 分，20 分钟后可逐渐加快滴速，30 分钟后可控制在 40 ～ 60 滴 / 分。

【副作用】临床偶见过敏现象，如寒战、发热、轻度恶心及肝转氨酶可逆性升高，使用 3 ～ 5 日机体可适应，此症状大多可自然消失。偶见轻度静脉炎。

【禁　　忌】脂肪代谢严重失调者（急性休克、急性胰腺炎、病理性高脂血症、脂性肾病等患者）禁用。肝功能严重异常者慎用。孕妇禁用。

【注意事项】①偶有患者出现严重脂过敏现象，应对症处理，并酌情停止使用本品。②本品不宜与其他药物混合使用。③静脉滴注时应防止药液渗漏至血管外而引起刺激、疼痛；冬季可用 30 ℃温水预热，以免引发物理性刺激。④使用本品时应采用一次性输液器（带终端滤器）。⑤如发现本品出现油水分层（乳析）现象，严禁静脉使用。⑥如出现轻度静脉炎，可在注射本品前、后适量输注（50 ～ 100 mL）0.9%氯化钠注射液或 5%葡萄糖注射液。

【孕妇及哺乳期妇女用药】孕妇忌用。

【药物相互作用】未进行该项研究且暂无可靠文献参考。

【药物过量】未进行该项研究且暂无可靠文献参考。

【药物毒理学】可以参照企业提供的产品说明书。

【药代动力学】未进行该项研究且暂无可靠文献参考。

2. 临床应用指引

（1）说明书适应证：益气养阴，消癥散结。适用于不宜手术的气阴两虚、脾虚湿困型原发性非小细胞肺癌及原发性肝癌。

名词解释。①益气养阴：益气养阴是中医治疗疾病或病证的一种方法，指利用该产品中具有益气养阴功效的中药治疗气阴两虚证（多种慢性疾病，如恶性肿瘤等，症见气短懒言、语声低微、倦怠自汗、潮热盗汗、咽干舌燥、舌红无苔）。②消癥散结：消癥散结是中医治疗疾病或病证的一种方法，指利用该产品中具有消癥散结功效的中药治疗癥积痞结证（腹内有结块，或胀或痛，固定不移。相当于现代医学中的肝脾大、腹腔及盆腔内肿瘤、多囊肾等）。

（2）医保适应证：属于《国家基本医疗保险、工伤保险和生育保险药品目录》"肿瘤用药"项下"抗肿瘤药"（乙类）。适应证同说明书，限二级及以上医疗机构应用。

（3）临床应用要点：①产品特点：该产品主要成分为从单味中药薏苡仁中提取的薏苡仁油，该成分除了具有抗肿瘤作用，还具有营养支持效果。②西医病种：适用于手术前及不宜手术的原发性非小细胞肺癌。③中医简化证候：该产品的补脾作用较好，养阴活血消癥作用略差；临床症见乏力（脾主四肢）、食欲减退或不欲饮食、大便不爽、口干口渴。④建议疗程：按照产品说明书，或按照医保支付病种规定的治疗疗程（时间）。

（4）拓展临床应用：在符合相关法律、临床用药规范的前提下，在医师指导下，拓展应用如下。①辅助治疗晚期非小细胞肺癌。可在一定程度上阻止疾病进展，减轻免疫抑制，延长患者生存期。②通过增强机体免疫功能，抑制肿瘤细胞的增殖和肿瘤内血管形成，预防肿瘤的复发与转移。③用药后可明显改善脾虚痰湿证相关症状，如咳嗽痰多、腹胀便溏以及恶心呕吐等。④对癌痛症状及骨髓抑制等不良反应也有改善作用。⑤有研究表明，随着用药周期的延长，患者的生存期可得到显著延长。⑥有文献表明，本品对老年宫颈癌、中晚期肝癌有较好的治疗效果。本品也可用于恶性肿瘤导致的机体疲乏和神经毒性的治疗。

3. 相关药理作用与治疗原理

药理学研究表明，康莱特软胶囊具有以下药理作用。①对小鼠 Lewis 肺癌、B16 黑色素瘤肺转移、大鼠 W256 癌肉瘤细胞、裸鼠移植性人体肝癌 QGY 细胞有一定抑制作用。②与小剂量环磷酰胺联合使用可提高对大鼠移植性 W256 癌肉瘤细胞的抑制作用；对 5-氟尿嘧啶、环磷酰胺或顺铂引起的小鼠白细胞降低、ALT 升高，以及顺铂引起的小鼠尿素氮升高有抑制作用。③能促进荷瘤小鼠的脾淋巴细胞增殖，提高 NK 细胞的活性，促进巨噬细胞的吞噬功能；对荷瘤小鼠和正常小鼠的常压耐缺氧存活时间、游泳时间有一定延长作用。④可抑制醋酸所致小鼠疼痛反应，使小鼠扭体次数减少。

4. 临床应用提示

（1）医保准入：属于《国家基本医疗保险、工伤保险和生育保险药品目录》

"肿瘤用药"项下"抗肿瘤药"（乙类）。

（2）列入指南：《晚期前列腺癌中西医结合诊疗指南》。

（3）列入共识：《国内肿瘤中医诊疗指南与专家共识》。

（4）行业引用：①《临床基本药物手册》。②《临床中成药速查手册（第2版）》。

（5）其他提示：参考生产企业提供的产品说明书。

5. 主要参考文献

[1] 买佳琪，安成，钟华，等 . 康莱特注射液联合化疗对晚期非小细胞肺癌患者血清肿瘤标志物的影响 [J]. 癌症进展，2023，21（3）：313-316.

[2] 杨华，杨建明，陈洁 . 康莱特注射液联合化疗治疗晚期肺癌的疗效及对患者免疫功能、肿瘤标志物的影响 [J]. 癌症进展，2023，21（2）：225-227.

[3] 罗星，陈琪，潘博，等 . 康莱特注射液联合 GP 方案对晚期非小细胞肺癌患者免疫功能、新生血管生成和血清 JAK2/STAT3 信号通路的影响 [J]. 现代生物医学进展，2022，22（22）：4395-4400.

[4] 赵林林，王艳亭，孔凡铭，等 . 7 种常用口服中成药辅助治疗晚期非小细胞肺癌患者的回顾性研究 [J]. 中草药，2022，53（16）：5119-5127.

[5] 龙苏芳 . 康莱特注射液对晚期肺癌化疗患者近期疗效及免疫功能的影响分析 [J]. 现代诊断与治疗，2022，33（17）：2548-2551.

[6] 杨立鑫，李丹青，乔志安，等 . 康莱特注射液联合调强适形放疗同步 TP 化疗治疗局部晚期非小细胞肺癌临床观察 [J]. 中国药业，2021，30（24）：96-100.

[7] 何严璐琦，刘贤明，任燕燕，等 . 康莱特注射液辅助治疗晚期无驱动基因非小细胞肺癌疗效观察 [J]. 现代中西医结合杂志，2021，30（33）：3655-3659.

[8] 宋博 . 中成药辅助治疗晚期非小细胞肺癌的队列研究 [D]. 天津：天津中医药大学，2021.

[9] 周娟，付萍，韩慧，等 . 康莱特注射液联合化疗对非小细胞肺癌中晚期患者肺功能及癌痛的影响 [J]. 湖北中医药大学学报，2021，23（4）：34-36.

[10] 王帅 . 康莱特注射液联合化疗对老年宫颈癌患者血清肿瘤标志物、T 淋巴细胞亚群、炎症因子及生活质量的影响 [J]. 中国老年学杂志，2021，41（14）：2962-2965.

[11] 王东军，李慧颖，田之魁，等 . 国内肿瘤中医诊疗指南与专家共识方法学质量系统评价 [J]. 世界科学技术 – 中医药现代化，2021，23（12）：4735-4743.

[12] 赵晴晴，卞方，王水英，等．康莱特注射液联合化疗对晚期肺癌患者癌痛症状、免疫功能及短期疗效的影响 [J]．辽宁中医杂志，2020，47（10）：100-104．

[13] 孙冬雪，杨柱，龙奉玺，等．康莱特注射液联合经肝动脉化疗栓塞术治疗中晚期肝癌效果的 Meta 分析 [J]．临床肝胆病杂志，2020，36（2）：363-368．

[14] 孙隔丽．康莱特软胶囊联合 TC 化疗治疗Ⅱb～Ⅳ期卵巢癌的临床研究 [J]．实用中西医结合临床，2019，19（7）：99-100．

[15] 梁华梓，李洪春．临床中成药速查手册 [M]．2 版．郑州：河南科学技术出版社，2018．

[16] 李焕德，刘绍贵，彭文兴．临床基本药物手册 [M]．2 版．长沙：湖南科学技术出版社，2018．

[17] 朱首伦．探索制定《晚期前列腺癌中西医结合诊疗指南》的研究 [D]．广州：广州中医药大学，2016．

[18] 徐明明．康莱特软胶囊对子宫内膜异位模型大鼠 Bcl-2 和 Bax 表达的影响 [D]．新乡：新乡医学院，2012．

片仔癀

1. 药品参考信息

【主要成分】牛黄、麝香、三七、蛇胆。

【剂　　型】片剂。

【适 应 证】清热解毒，凉血化瘀，消肿止痛。用于热毒血瘀所致急慢性病毒性肝炎、痈疽疔疮、无名肿毒、跌打损伤及各种炎症。

【用法用量】口服，每次 0.6 g，8 岁以下儿童每次 0.15～0.3 g，每日 2～3 次；外用，研末后用冷开水或少许食醋调匀涂在患处（溃疡者可在患处周围涂敷），每日数次，常保持湿润。或遵医嘱。

【不良反应】尚不明确。

【禁　　忌】孕妇忌用。

【注意事项】①忌食辛辣、油腻食物。②服用 3 天后症状无改善，或服药期间伴有恶寒、发热等全身症状者，应到医院就诊。③局部病变切忌碰撞、挤压。④本品用于局部病灶时红肿热痛反应剧烈、初起疮顶（即有多个脓头者）均应到医院就诊。⑤对本品过敏者禁用，过敏体质者慎用。⑥本品性状发生改变时禁止使用。⑦儿童必须在成人监护下使用。⑧请将本品放在儿童不能接触到的地方。

⑨如正在使用其他药品，使用本品前请咨询医师或药师。⑩运动员慎用。

【孕妇及哺乳期妇女用药】孕妇忌用。

【儿童用药】儿童必须在成人监护下使用。

【药物相互作用】如与其他药物同时使用，可能发生药物相互作用，详情请咨询医师或药师。

【药物过量】未进行该项研究且暂无可靠文献参考。

【药物毒理学】未进行该项研究且暂无可靠文献参考。

【药代动力学】未进行该项研究且暂无可靠文献参考。

2. 临床应用指引

（1）说明书适应证：清热解毒，凉血化瘀，消肿止痛。用于热毒血瘀所致急慢性病毒性肝炎、痈疽疔疮、无名肿毒、跌打损伤及各种炎症。

名词解释。①清热解毒：清热解毒是中医治疗疾病或病证的一种方法，指利用该产品中具有清热解毒功效的祛邪中药，达到清除热邪、解散毒邪（对机体有害的物质）之效果。②凉血化瘀：凉血化瘀是中医治疗疾病或病证的一种方法，指利用该产品中具有凉血化瘀功效的中药清血热（血热是指因感染病毒或细菌以及机体代谢产物侵入血中，而出现血行加速之异常，表现为发热、出血、瘀斑等）、化瘀血（瘀血是指由多种因素导致血液运行不畅或运行受阻而瘀积于经脉或器官之内的病证）。③消肿止痛：中医的"肿"多指硬结肿块或肿胀，如肿瘤、肿痛、痰核、恶核、浮肿、红肿、脓肿、痈肿。消肿止痛是中医治疗疾病或病证的一种方法，指利用该产品中具有消肿止痛功效的中药，达到消除肿块或肿胀、止痛的效果。④热毒血瘀：由热毒（对机体有害的物质）导致血瘀的现象，临床症见发热（体温升高，或体表皮肤有热感）、皮肤疮疡（皮肤出现疮疡）、瘀斑（皮肤瘀斑、青紫）。⑤痈疽疔疮：是发生于体表、各有不同病理变化和性状特征的外科疾病。多发生于头、面、颈项、臂、臀等处，均为局部化脓性疾病。⑥无名肿毒：骤然于体表局部发生的一种疾病，或痛或痒，严重者焮赤肿硬，患部附近的淋巴结肿大且按压有疼痛感。无名肿毒生于意想不到之处，而其势凶恶，可重可轻。

（2）临床应用要点：①产品特点：该产品为国家一级中药保护品种和中药处方保密品种，处方中的中草药多数为稀有药材或天然药材，如牛黄、麝香、蛇胆等。②西医病种：适用于多系统中晚期恶性肿瘤、淋巴瘤等的治疗，对于肿瘤性发热具有很好的退热效果。③中医简化证候：触诊或现代医学检查发现体表或内脏有肿块，或见疼痛等。④建议疗程：按照疾病需要选择治疗疗程（时间）。

（3）拓展临床应用：在符合相关法律、临床用药规范的前提下，在医师指导下，拓展应用如下。①对细菌或病毒感染引起的高热不退、周身疼痛等症状有很好的控制效果。②可以配合放化疗治疗多种恶性肿瘤，特别对中晚期恶性肿瘤有一定的稳定病灶、控制症状、提高患者生活质量的效果。③有文献表明，本品对复发性阿弗他溃疡有较好的治疗效果。

3. 相关药理作用与治疗原理

片仔癀有镇痛、抗炎、镇静、抗应激、止血、调节免疫功能、抗癌等药理作用。①镇痛：本品能明显抑制冰醋酸引起的小鼠扭体反应，延长热板引起的小鼠疼痛反应潜伏期。②抗炎：本品可明显抑制二甲苯引起的小鼠耳肿胀、角叉菜胶引起的大鼠足肿胀和冰醋酸性小鼠腹膜炎性渗出。片仔癀中的药物经炮制与否，直接影响片仔癀的药理作用，经炮制的片仔癀的镇痛及抗炎作用强于未经炮制的，外层药物的效果显著优于中心药物的效果。③镇静：本品能明显抑制小鼠自主活动的次数。④抗应激：本品可明显延长小鼠常压耐缺氧时间，并有一定的抗疲劳、耐低温、抗高温作用。⑤止血：本品能明显缩短小鼠的凝血时间和凝血酶原时间。⑥调节免疫功能：本品肌内注射给药可增强刀豆蛋白 A 相关的小鼠脾淋巴细胞增殖反应，体外试验发现本品有微弱的刺激淋巴细胞转化的作用；本品灌胃给药有增强小鼠巨噬细胞、中性粒细胞的吞噬功能以及提高血清溶菌酶水平的作用，但对小鼠抗绵羊红细胞抗体形成无明显影响；本品皮下注射给药对豚鼠总补体活性（CH50）测定结果无明显影响。⑦抗癌：有一定的抗肝癌作用，500 mg/kg 给药组实验动物的抑癌率与阳性药物 5- 氟尿嘧啶组动物的相近，但在延长艾氏腹水癌患者生存期方面作用不明显。

4. 临床应用提示

（1）行业引用：①"国家 863 计划"。②"全国首届中西医防治心脑血管，肾脏，肿瘤疾病高级论坛"。③《中药新药临床研究指导原则》。④《中医大辞典》。⑤《实用西医师中成药手册 肿瘤科分册》。

（2）其他提示：参考生产企业提供的产品说明书。

5. 主要参考文献

[1] 杨艳全，孙建国，阿基业，等. 片仔癀的物质基础及药理作用研究进展 [J]. 药学学报，

2023，58（8）：2155-2167.

[2] 朱叶静，郝云良，关妘，等 . 片仔癀抗肿瘤作用的研究进展 [J]. 医药论坛杂志，2020，41（7）：165-170.

[3] 陈汉锐 . 片仔癀胶囊治疗中晚期原发性肝癌（肝热血瘀型）的临床研究学 [D]. 广州：广州中医药大学，2020.

[4] 黄进明 . 片仔癀治疗原发性肝癌的临床应用进展 [J]. 当代医学，2020，26（2）：187-189.

[5] Huang L，Zhang Y，Zhang X，et al. Therapeutic Potential of Pien-Tze-Huang: A Review on Its Chemical Composition，Pharmacology，and Clinical Application[J]. Molecules，2019，24（18）：3274.

[6] 张立海，慈慧，管涛 . 片仔癀的合理应用研究 [J]. 首都食品与医药，2016，23（18）：84-85.

[7] 何依玲，陈慧敏，周华安 . 片仔癀治疗复发性阿弗他溃疡的临床研究 [J]. 中国临床药理学杂志，2015，31（10）：780-782.

[8] 李倩，黄希艳，朱陵群 . 片仔癀对局灶性脑梗死大鼠神经生长因子表达的影响 [J]. 神经解剖学杂志，2012，28（5）：464-468.

[9] Shen AL，Hong F，Liu LY，et al. Effects of Pien Tze Huang on Angiogenesis in vivo and in vitro[J]. Chinese Journal of Integrative Medicine，2012，18（6）：431-436.

[10] 李忠 . 实用西医师中成药手册 肿瘤科分册 [M]. 北京：中国中医药出版社，2012.

[11] 魏荣霞，张东妹，赵二军，等 . 片仔癀治疗食道癌晚期患者 1 例 [J]. 河北医药，2011，33（17）：2681.

[12] 张敬雷，郭灿亮，薛国敏，等 . 片仔癀治疗复发性口腔溃疡的随机对照研究 [J]. 中医药导报，2011，17（5）：50-52.

[13] 赵水连，潘杰 . 片仔癀胶囊配合介入化疗治疗原发性肝癌患者临床观察 [J]. 医药世界，2006（9）：49-51.

[14] 红霞 . 国宝名药更辉煌——国家 863 计划片仔癀胶囊抗癌临床研究取得积极成果 [J]. 医药世界，2006（5）：42.

[15] 郑筱萸 . 中药新药临床研究指导原则：试行 [M]. 北京：中国医药科技出版社，2002.

[16] 李经纬，余瀛鳌，邓铁涛，等 . 中医大辞典 [M]. 北京：人民卫生出版社，1995.

平消片（胶囊）

1. 药品参考信息

【主要成分】郁金、仙鹤草、五灵脂、白矾、硝石、干漆（制）、枳壳（麸炒）、马钱子粉。

【剂　　型】片剂或胶囊剂。

【适　应　证】活血化瘀，止痛散结，清热解毒，扶正祛邪。对肿瘤属毒瘀内结证者具有一定的缓解症状、缩小瘤体、提高机体免疫力、延长生存时间的作用。

【用法用量】口服，一次4～8粒，一日3次。

【不良反应】少见恶心、药疹，偶见头晕、腹泻。停药后上述症状可自行消失。

【禁　　忌】尚不明确。

【注意事项】①可与手术治疗、放疗、化疗同时进行。②孕妇禁用。③用药过程中饮食宜清淡，忌食辛辣刺激之品。④本品不可过量服用。⑤不宜久服。⑥运动员慎用。

【孕妇及哺乳期妇女用药】孕妇禁用。

【儿童用药】儿童必须在成人监护下使用。

【药物毒理学】暂无可靠文献参考。

【药物过量】未进行该项研究且暂无可靠文献参考。

【药物毒理学】未进行该项研究且暂无可靠文献参考。

【药代动力学】未进行该项研究且暂无可靠文献参考。

2. 临床应用指引

（1）说明书适应证·活血化瘀，止痛散结，清热解毒，扶正祛邪。对属毒瘀内结证的肿瘤患者具有一定的缓解症状、缩小瘤体、提高机体免疫力、延长生存时间的作用。

名词解释。①活血化瘀：活血化瘀是中医治疗疾病或病证的一种方法，指利用该产品中具有活血化瘀功效的中药，达到通畅血流、解除瘀血的效果。②止痛散结：止痛散结是中医治疗疾病或病证的一种方法，指利用该产品中具有止痛散结功效的中药，达到消除结肿、止痛的效果。③清热解毒：清热解毒是中医治疗疾病或病证的一种方法，指利用该产品中具有清热解毒祛邪功效的中药，达到清除热邪（高热或低热）、解散毒邪（对机体有危害的因素或病灶）的效果。④扶正祛邪：扶正祛邪是中医治疗疾病或病证的一种方法，指在扶正（改善机体功能）的同时祛邪（抗肿瘤）。

（2）医保适应证：属于《国家基本医疗保险、工伤保险和生育保险药品目录》"肿瘤用药"项下"抗肿瘤药"（甲类）。适应证同说明书。同方不同剂型以及不同生产企业的产品按照医保目录应用。

（3）临床应用要点：①产品特点：该产品中有些药物在现代处方中无法应用，如马钱子粉、白矾、硝石、干漆等。②西医病种：适合于多系统恶性肿瘤的治疗，尤其适用于存在癌性疼痛的患者。③中医简化证候：经触诊或现代医学检查明确的体表或内脏肿块、淋巴结肿大以及伴有的不同程度的疼痛（胀痛、定痛、刺痛、夜痛）。④建议疗程：按照医保支付病种规定的治疗疗程（时间）。注意，若长期反复用药，需定期检测肝肾功能。

（4）拓展临床应用：在符合相关法律、中医证候特征、临床用药规范，并在保障用药安全的前提下，拓展应用如下。①治疗肿瘤：如乳腺癌、肺癌、鼻咽癌、喉癌、胃癌、食管癌、肝癌、子宫肌瘤等。②治疗乳腺疾病：改善乳腺疾病临床症状，如乳腺增生、乳腺肿块、乳腺疼痛、区域淋巴结肿大，抑制乳腺疾病的进展、恶化程度。③治疗甲状腺疾病：甲状腺结节、甲状腺肿、甲状腺癌等。

3. 相关药理作用与治疗原理

药理学研究表明，本品具有以下药理作用。①抗肿瘤作用：平消胶囊可抑制荷瘤小鼠的肿瘤的生长与浸润，延长小鼠的生存期，并与环磷酰胺发挥一定的协同抗癌作用。②扶正作用：平消胶囊可明显增强荷瘤小鼠的耐高温、耐寒、耐缺氧能力，增强荷瘤小鼠的细胞免疫水平和体液免疫水平，增强肿瘤坏死因子的活性，并可减轻放化疗引起的骨髓抑制、粒细胞减少及肝脏损伤。③改善高凝状态：平消胶囊可降低大鼠的血液黏度和血浆黏度，改善大鼠肠系膜微循环。④镇痛抗炎作用：平消胶囊可减轻热刺激和化学刺激引起的疼痛。

4. 临床应用提示

（1）医保准入：属于《国家基本医疗保险、工伤保险和生育保险药品目录》"肿瘤用药"项下"抗肿瘤药"（甲类）。

（2）列入指南：①《乳腺癌中西医结合诊疗共识》。②《结肠癌和直肠癌中西医结合诊疗专家共识》。③《肿瘤中医诊疗指南》。④《中医外科常见病诊疗指南》。⑤《临床路径治疗药物释义·肿瘤疾病分册》。⑥《中医临床诊疗指南释义·肿瘤疾病分册》。⑦《国家基本药物临床应用指南（中成药）2018年版》。

（3）列入共识：《中国原发性肝癌规范化诊治专家共识》。

（4）行业引用：《中成药超说明书使用循证评价2018年版》。

（5）副作用提示：①该产品具有活血化瘀功效，可能引发流产，孕妇禁用。②对五灵脂、干漆等成分过敏者禁用。③该产品含有五灵脂、白矾、硝石等中药成分，如果大量服用或长期服用，可能对肝脏造成一定损伤，影响肝功能。④该产品含有的活血化瘀药物可能导致女性月经紊乱，如月经量增多、经期延长等。

（6）其他提示：参考生产企业提供的产品说明书。

5. 主要参考文献

[1] 何林莉. 平消胶囊联合卡培他滨对晚期乳腺癌患者的影响 [J]. 中外医学研究，2023，21（16）：153-156.

[2] 陈雨，路遥，王峰. 治疗后 $CD4^+/CD8^+$ 对免疫检查点抑制剂联合平消胶囊治疗消化系统恶性肿瘤疗效的预测价值 [J]. 肿瘤基础与临床，2023，36（2）：137-142.

[3] 谢薇，刘广超，李闪闪. 平消胶囊治疗乳腺癌的系统评价 [J]. 中医学报，2023，38（4）：896-904.

[4] 王灿. 平消胶囊治疗良性甲状腺结节的临床疗效 [D]. 合肥：安徽医科大学，2023.

[5] 苑丽云. TPF 化疗联合平消胶囊用于局部晚期喉癌治疗中的临床疗效 [J]. 中国医学文摘（耳鼻咽喉科学），2022，37（4）：123-126.

[6] 梁菁，田菲，杨丹，等. 平消胶囊联合埃克替尼治疗晚期非小细胞肺癌临床疗效观察 [J]. 现代肿瘤医学，2021，29（13）：2278-2281.

[7] 吴琼，薛倩，吴茂永，等. 平消胶囊联合 SOX 方案治疗晚期胃癌的疗效及其对外周血 TGF-α、ARK5 水平的影响 [J]. 药物评价研究，2021，44（7）：1495-1501.

[8] 唐源，李宇华，周慧萍，等. 平消胶囊治疗单纯性甲状腺肿药效的实验研究 [J]. 现代肿瘤医学，2020，28（11）：1860-1866.

[9] 史辰亮. 平消胶囊联合米非司酮治疗子宫肌瘤的效果观察 [J]. 实用妇科内分泌电子杂志，2019，6（30）：154.

[10] 花宝金，杜亮，唐荣欣. 平消胶囊用于肿瘤协同治疗的临床证据 [J]. 中国循证医学杂志，2013，13（8）：1018-1024.

[11] 杨秉辉，丛文铭，周晓军，等.原发性肝癌规范化诊治专家共识 [J].临床肿瘤学杂志，2009，14（3）：259-269.

参莲胶囊（颗粒）

1. 药品参考信息

【主要成分】苦参、山豆根、半枝莲、防己、三棱、莪术、丹参、补骨脂、苦杏仁、乌梅、白扁豆。

【剂   型】胶囊剂或颗粒。

【适 应 证】清热解毒，活血化瘀，软坚散结。用于中晚期肺癌、胃癌属气血瘀滞、热毒内阻证者。

【用法用量】口服，一次 6 粒，一日 3 次。

【不良反应】①少数患者使用本品后出现恶心、呕吐。②本品处方中的山豆根超出常规用量，据文献报道，过量食用山豆根可有神经毒性反应、胃肠道反应，表现为恶心、呕吐、腹痛、腹泻、头晕、头胀痛、四肢软弱无力、步态不稳，甚至四肢抽搐、神志不清、呼吸浅速、口唇发绀、肌张力或肌力下降、腱反射消失等，以及过敏性药疹。山豆根的上述毒性表现与其所含苦参碱、金雀花碱等生物碱有关。

【禁   忌】请勿与乳癖消片合用，有文献报道，二者合用可导致肝损害。

【注意事项】请勿过量使用本品。

【药物相互作用】如与其他药物同时使用，可能发生药物相互作用，详情请咨询医师或药师。

【药物过量】未进行该项研究且暂无可靠文献参考。

【药理作用】动物研究结果显示，本品具有抑制动物肿瘤生长的作用和延长荷瘤动物生存时间的作用。

【药代动力学】未进行该项研究且暂无可靠文献参考。

2. 临床应用指引

（1）说明书适应证：清热解毒，活血化瘀，软坚散结。用于中晚期肺癌、胃癌属气血瘀滞、热毒内阻证者。

名词解释。①气血瘀滞：气血瘀滞是指由于气机郁滞导致血液运行不畅而表现出的一组症状，症见面色萎黄或苍白、头晕目眩、气短懒言、胸胁胀闷、急躁易怒、胁下痞块、月经闭止或痛经，舌质紫暗或有瘀点、瘀斑等。②热毒内阻：热毒通常指火热之邪过盛从而化毒。热毒阻滞于人体不同部位，可出现不同症状，若阻滞于心、肝、胆，可出现右胁肋部和脘腹疼痛，按压后痛感加重，全身和眼球黄染严重，神志不清、胡言乱语，四肢厥冷，高热寒战等；若阻滞于膀胱，可能出现小便不利、尿道涩赤、头痛剧烈、心烦口渴、发热等；若阻滞于体表，可见皮肤溃疡、口舌生疮，疮口迟迟不愈合及疮口流脓、有异味等；若阻滞于肺部，可见咳嗽咳痰、痰液黏稠黄腻且不易咳出、发热恶寒（发热怕冷）等。③清热解毒：清热解毒是中医治疗疾病或病证的一种方法，指利用该产品中具有清热解毒功效的祛邪中药，达到清除热邪、解散毒邪（对机体有害的物质）的效果。④活血化瘀：活血化瘀是中医治疗疾病或病证的一种方法，指利用该产品中具有活血化瘀功效的中药，达到通畅血流、解除血瘀的效果。⑤软坚散结：软坚散结是中医治疗疾病或病证的一种方法，是利用该产品中具有软坚散结功效的中药，达到软化或解除病变部位的坚硬肿块的效果。

（2）医保适应证：属于《国家基本医疗保险、工伤保险和生育保险药品目录》"肿瘤用药"项下"抗肿瘤药"（乙类）。适应证同说明书。可与放化疗伍用，也可单独应用。同方不同剂型与不同企业生产的产品按照医保目录应用。

（3）临床应用要点：①产品特点：该产品多由具有祛邪作用的中药制成，且部分中药具有一定的毒性，如山豆根、半枝莲、补骨脂等，长期应用时要注意观察不良反应，并定期进行生化检查。②西医病种：适用于中晚期肺癌和胃癌的治疗。③中医简化证候：触诊或现代医学检查手段如CT、磁共振神经成像、胃镜等发现肺部、胃部有肿块，或血液存在高凝状态，伴有面色晦暗、舌质紫暗等。④建议疗程：按照医保支付病种规定的治疗疗程（时间）。注意，若长期反复用药，需定期检测肝肾功能。

（4）拓展临床应用：在符合相关法律、临床用药规范的前提下，在医师指导下，拓展应用如下。①用于提高中晚期癌症患者的生活质量，增强机体免疫功能，延缓疾病进展。②改善肺癌、胃癌患者的临床症状，如呼吸困难、咳嗽咳痰、胸胁满闷、食欲不振、食后腹胀、恶心呕吐等。③有文献表明，本品对原发性肝癌及继发性肝癌均有较好的治疗效果。

3. 相关药理作用与治疗原理
参莲胶囊的药理机制主要包括抗炎、镇痛、增强免疫力等方面。①抗炎：人参皂苷和苦参碱具有明显的抗炎效果。②镇痛：苦参碱能够抑制炎性介质的释放，从而缓解疼痛。③增强免疫力：参莲胶囊中含有多种活性成分，能够提高患者自身的免疫力。④其他：莪术的主要成分为姜黄素类物质和挥发油，具有抗癌、抗氧化、清除自由基的作用；苦参、山豆根、半枝莲、防己、三棱、莪术、丹参、补骨脂、杏仁、乌梅、扁豆具有减轻骨髓抑制的效果。

4. 临床应用提示

（1）医保准入：属于《国家基本医疗保险、工伤保险和生育保险药品目录》"肿瘤用药"项下"抗肿瘤药"（乙类）。

（2）列入指南：①《转移性结直肠癌中医诊疗指南》。②《中医肺癌诊疗指南》。

（3）列入共识：①《化疗后白细胞减少症中医药防治与评估专家共识》。②《乳腺癌中西医结合诊疗共识》。③《抗肿瘤药物引起骨髓抑制中西医结合诊治专家共识》。

（4）其他提示：参考生产企业提供的产品说明书。

5. 主要参考文献

[1] 张彤，刘建平，许云，等. 转移性结直肠癌中医诊疗指南 [J]. 中国实验方剂学杂志，2023，29（21）：24-31.

[2] 单探幽，孙佳春，李婉莹. 参莲胶囊联合 ECF 方案治疗晚期胃癌的临床研究 [J]. 现代药物与临床，2020，35（9）：1874-1877.

[3] 邹忠丽，林筱蓉，刘春桂. 参莲胶囊联合替吉奥治疗晚期胃癌的临床研究 [J]. 现代药物与临床，2019，34（5）：1520-1524.

[4] 唐小慧，王娟娟，唐鸣，等. 参莲胶囊联合 DP 方案治疗晚期胃癌的临床研究 [J]. 现代药物与临床，2018，33（8）：2055-2059.

[5] 田劭丹，董青，祁烁，等. 化疗后白细胞减少症中医药防治与评估专家共识 [J]. 现代中医临床，2018，25（3）：1-6.

[6] 李建良. 肝复乐胶囊联合参莲胶囊治疗早期原发性肝癌临床研究 [J]. 当代医学，2012，18（36）：149-150.

[7] 张旭霞，山广志. 参莲胶囊合消癌平注射液治晚期非小细胞肺癌 40 例 [J]. 江西中医药，2011，42（8）：27-28.

[8] 葛立刚. 厄洛替尼联合参莲胶囊治疗非小细胞肺癌 40 例患者临床观察 [J]. 海峡药学，

2010，22（10），96-97

[9] 陈桂红，黄清松，曾繁涛．参莲颗粒抗突变和抑瘤作用研究 [J]. 中国药房，2007，18（36），2009-2011.

[10] 董阿英，刘国庆，范成业．CEP 方案合参莲胶囊治疗小细胞肺癌 38 例 [J]. 浙江中西医结合杂志，2000，10（10）：29-30.

[11] 朱月娇，黄曙．参莲胶囊配合意施丁片治疗中晚期肝癌肿瘤热的临床观察 [J]. 中国中西医结合脾胃杂志，2000，8（3）：190-191.

[12] 周月芬．参莲胶囊配合介入疗法治疗继发性肝癌的临床观察 [J]. 中国中西医结合脾胃杂志，1998，6（4）：212-214.

[13] 解好群，朱运奎．参莲胶囊配合化疗治疗晚期肺癌临床观察 [J]. 甘肃中医学院学报，1997（3）：26.

[14] 王靖华，陈龙邦，胡守友，等．参莲胶囊配合化疗治疗晚期肺癌 57 例临床观察 [J]. 江苏药学与临床研究，1997（2）：30-31.

[15] 黄曙，朱月娇，谢素红．参莲胶囊配合介入疗法治疗原发性肝癌的临床观察 [J]. 中国中西医结合脾胃杂志，1996（2）：83-85.

[16] 中国临床肿瘤学会（CSCO）中西医结合专家委员会，华海清，姚庆华，等．抗肿瘤药物引起骨髓抑制中西医结合诊治专家共识 [J]. 临床肿瘤学杂志，2021，26（11）：1020-1027.

[17] 潘静，许培培，连慧娟，等．参莲胶囊联合贝伐珠单抗和 FOLFOX 方案治疗晚期胃癌的临床研究 [J]. 现代药物与临床，2021，36（12）：2596-2600.

[18] 中国中西医结合学会肿瘤专业委员会，北京乳腺病防治学会中西医结合专业委员会，北京中西医慢病防治促进会乳腺癌整合防治全国专家委员会，等．乳腺癌中西医结合诊疗共识 [J]. 中国医学前沿杂志（电子版），2021，13（7）：44-64.

通关藤注射液（消癌平注射液）

1. 药品参考信息

【主要成分】通关藤浸膏。辅料为聚山梨酯 80。

【剂　　型】注射液。

【适 应 证】清热解毒，化痰软坚。用于食管癌、胃癌、肺癌、肝癌，并可用于配合放化疗的辅助治疗。

【用法用量】静脉滴注：用 5% 或 10% 的葡萄糖注射液稀释后滴注，一次

20～100 mL，每日 1 次；或遵医嘱。

【不良反应】①过敏反应：全身皮肤潮红、皮疹、瘙痒、呼吸困难、心悸、发绀、血压下降、喉头水肿、过敏性休克等。②肌肉、骨骼损伤：游走性肌肉痛、关节疼痛等。③全身性反应：发热、寒战、疼痛、乏力等。④皮肤及附件损伤：皮疹、瘙痒、多汗等。⑤消化系统损伤：恶心、呕吐、腹痛、腹泻等。⑥呼吸系统损伤：呼吸困难、咳嗽等。⑦心血管系统损伤：胸闷、心悸、血压升高或下降等。⑧神经系统损伤：头晕、头痛等。⑨其他损伤：注射部位疼痛、静脉炎等。

【禁　　忌】①孕妇禁用。②对本品或含通关藤的制剂及本品主要成分中所列辅料有严重不良反应病史者禁用。

【注意事项】①本品不良反应包括过敏性休克，应在有抢救条件的医疗机构使用，相关医护人员应接受过过敏性休克抢救培训，患者用药后出现过敏反应或其他严重不良反应时须立即停药。②严格按照药品说明书规定的功能主治使用。③严格掌握用法用量。按照药品说明书推荐剂量、调配要求用药，不得超剂量用药、过快滴注或长期连续用药，不得使用静脉推注的方法给药。④本品应单独使用，禁忌与其他药品混合配伍使用，谨慎联合用药。如确需联合使用其他药品，应谨慎考虑与本品的间隔时间以及药物相互作用等问题。输注本品前后，应用适量稀释液对输液管道进行冲洗，避免前、后两种输注药物在管道内混合，引起不良反应。⑤用药前应仔细询问患者用药史和过敏史。过敏体质者、肝肾功能异常等特殊人群应慎重使用，加强监测。⑥本品在儿童中应用的安全性和有效性尚不明确，不建议儿童患者使用。⑦加强用药监护。用药过程中，应密切观察患者的用药反应，特别是刚开始输注的 30 分钟，若发现异常，应立即停药并采用积极救治措施。⑧本品保存不当可能影响药品质量。本品滴注前需新鲜配制。用药前、配制后及使用过程中应认真检查本品及滴注液，发现药液出现浑浊、沉淀、变色、结晶等药物性状改变以及瓶身有漏气、裂纹等现象时，均不得使用。

【孕妇及哺乳期妇女用药】孕妇禁用。

【药物相互作用】尚无本品与其他药物相互作用的信息。

【药物过量】未进行该项研究且暂无可靠文献参考。

【药物毒理学】未进行该项研究且暂无可靠文献参考。

【**药代动力学**】未进行该项研究且暂无可靠文献参考。

2.临床应用指引

（1）说明书适应证：清热解毒，化痰软坚。用于食管癌、胃癌、肺癌、肝癌，并可用于配合放化疗的辅助治疗。

名词解释。①清热解毒：清热解毒是中医治疗疾病或病证的一种方法，指利用该产品中具有清热解毒功效的中药（本品中为通关藤），达到清除热邪（高热或低热）、解散毒邪（对机体有害的物质或肿块）的效果。②化痰软坚：化痰软坚是中医治疗疾病或病证的一种方法，指利用该产品中具有祛痰通络功效的中药（本品中为通关藤），达到软化痰凝、清除坚块的效果。

（2）医保适应证：属于《国家基本医疗保险、工伤保险和生育保险药品目录》"肿瘤用药"项下"抗肿瘤药"（乙类）。适应证同产品说明书，限肿瘤患者。同方不同剂型与不同生产企业生产的品种按照医保目录应用。

（3）临床应用要点：①产品特点：该产品的主要成分为具有抗肿瘤作用的通关藤提取物，属于抗肿瘤的静脉注射药。②西医病种：对中晚期食管癌、胃癌、肺癌、肝癌有治疗效果，并可配合放化疗应用。③中医简化证候：触诊或现代医学检查（CT、磁共振神经成像、胃镜）检查证实食管癌、胃癌、肺癌、肝癌诊断，并有相应症状。④建议疗程：按照医保支付病种规定的治疗疗程（时间）。

（4）拓展临床应用：在符合相关法律、临床用药规范的前提下，在医师指导下，拓展应用如下。①用于合并胸腔积液的ⅢB期和Ⅳ期非小细胞肺癌患者，联合标准化疗方案治疗效果显著。②用于有化疗史的非小细胞肺癌患者的化疗所导致的血小板减少症，治疗效果显著。③能明显改善用常规指南推荐方案治疗失败或治疗不耐受患者、晚期姑息治疗及临终关怀的肿瘤患者的生活质量。④推荐用于晚期肝细胞癌[肝功能为 Child-Pugh B 级（＞7分）和 C 级]患者的一线及二线治疗。⑤用于中晚期食管癌，将甘古奥＋顺铂方案与通关藤注射液联合应用可显著提高临床有效率和疾病控制率，提高患者总生存率。

3.**相关药理作用与治疗原理**

药理学研究表明：通关藤含有三萜、甾醇、有机酸等化学成分，其活性成分主要为研究较多的 C21 甾体类化合物。现代药理学研究表明：其活性成分具有较强的抗肿瘤活性，主要机制包括抑制癌细胞增殖、抗肿瘤血管形成、诱导癌细胞凋亡、促进癌细胞分化，以及对联用抗癌药物的增效、减毒作用。

4. 临床应用提示

（1）医保准入：属于《国家基本医疗保险、工伤保险和生育保险药品目录》"肿瘤用药"项下"抗肿瘤药"（乙类）。

（2）列入共识：①中华中医药学会血液病分会、中国中西医结合学会肿瘤专业委员会、北京中西医结合学会肿瘤专业委员会2021年发布的《肿瘤化疗相关性血小板减少症中医药防治专家共识》中介绍通关藤注射液具有抗肿瘤和预防化疗所致血小板减少症的效果。②中国抗癌协会发布的《肿瘤姑息治疗中成药使用专家共识（2013版）》将通关藤注射液列肿瘤治疗推荐用药。

（3）列入指南：①《中国临床肿瘤学会（CSCO）原发性肝癌诊疗指南2020》，推荐将通关藤注射液用于晚期肝细胞癌 [肝功能为 Child-Pugh B 级（＞7分）和 C 级] 患者的一线及二线治疗（Ⅰ级专家推荐）。②《中国临床肿瘤学会（CSCO）胰腺癌诊疗指南2020》，推荐将通关藤注射液用于局部进展期胰腺癌的治疗（Ⅱ级专家推荐）。③林洪生主编的《恶性肿瘤中医诊疗指南》，将通关藤注射液作为肝癌、胃癌、肺癌、食管癌、鼻咽癌等多种肿瘤的推荐治疗用药，可用于围手术期治疗、联合放化疗，也可用于晚期姑息治疗。④中华中医药学会编订的《肿瘤中医诊疗指南》，推荐通关藤注射液为肿瘤治疗用药。

（4）其他提示：参考生产企业提供的产品说明书。

5. 主要参考文献

[1] 薛晓川，陈君君，徐玲艳，等 . 基于 JAK1/STAT3 信号通路的通关藤对人骨肉瘤细胞增殖的影响 [J]. 中国中医药信息杂志，2024（6）：108-116.

[2] 赵丹，李楠，郭星 . 通关藤注射液对恶性肿瘤化疗患者血小板的临床作用 [J]. 中国医院药学杂志，2023，43（1）：82-86.

[3] 刘炳春，蒲睿智，王晓龙，等 . 通关藤口服液联合化疗治疗非小细胞肺癌临床研究 [J]. 辽宁中医杂志，2023，50（3）：82-84.

[4] 修俊青，李亮，刘瑞 . 通关藤注射液联合 GC 方案治疗晚期 NSCLC 的效果及对外周血 T 淋巴细胞亚群的影响 [J]. 中国医药导报，2022，19（14）：101-104.

[5] 赵新，冯小燕，张妮，等 . 通关藤注射液与顺铂联合治疗膀胱癌的疗效和作用机制分析 [J]. 中国医药导刊，2022，24（6）：588-592.

[6] 李潇，南梦蝶，许晶，等 . 通关藤制剂对中晚期肿瘤化疗患者免疫功能影响的 Meta

分析 [J] 世界中医药，2021，16（3）：384-392.

[7] 中国临床肿瘤学会指南工作委员会.中国临床肿瘤学会（CSCO）原发性肝癌诊疗指南 2020 [M].北京：人民卫生出版社，2020：88-95.

[8] Qi S, Li X, Dong Q, et al. Chinese herbal medicine（Xiao ai ping）injections for chemotherapy-induced thrombocytopenia：A randomized，controlled，multi-center clinical trial[J]. Journal of Alternative and Complementary Medicine，2019，25（6）：648-655.

[9] 王峰，樊青霞，王洪海，等.消癌平注射液联合化疗治疗中晚期食管癌的疗效和安全性 [J].中华肿瘤杂志，2017，39（6）：453-457.

[10] 杨宗艳，胡传国.消癌平注射液治疗老年晚期非小细胞肺癌 121 例疗效观察 [J].安徽医药，2010，14（12）：1470-1471.

威麦宁胶囊

1. 药品参考信息

【**主要成分**】威麦宁。

【**剂　　型**】胶囊剂。

【**适 应 证**】活血化瘀，清热解毒，祛邪扶正。配合放化疗治疗肿瘤有增效、减毒作用；单独使用可以用于不适宜放化疗的肺癌患者的治疗。

【**用法用量**】饭后口服，一次 6～8 粒，一日 3 次，或遵医嘱。2 个月为 1 个疗程。

【**不良反应**】偶有恶心等消化道症状。

【**禁　　忌**】尚不明确。

【**注意事项**】请遵医嘱。

【**孕妇及哺乳期妇女用药**】孕妇慎用。

【**儿童用药**】儿童必须在成人监护下使用。

【**药物相互作用**】未进行该项研究且暂无可靠文献参考。

【**药理作用**】本品对动物移植性肿瘤有一定抑制作用，对实验性免疫指标有一定增强作用。

【**药物过量**】未进行该项研究且暂无可靠文献参考。

【**药物毒理学**】未进行该项研究且暂无可靠文献参考。

【**药代动力学**】未进行该项研究且暂无可靠文献参考。

2. 临床应用指引

（1）说明书适应证：活血化瘀，清热解毒，祛邪扶正。配合放化疗治疗肿瘤有增效、减毒作用；单独使用可以用于不适宜放化疗的肺癌患者。

名词解释。①活血化瘀：活血化瘀是中医治疗疾病或病证的一种方法，指利用该产品中具有活血化瘀功效的中药，达到通畅血流、解除瘀血的效果。②清热解毒：清热解毒是中医治疗疾病或病证的一种方法，指利用该产品中具有清热解毒功效的中药，达到清除热邪、解散毒邪（对机体有害的物质或病灶）的效果。③扶正祛邪：扶正祛邪是中医治疗疾病或病证的一种方法，指该产品可在扶正（增强机体免疫功能）的同时祛邪（治疗疾病）。

（2）医保适应证：属于《国家基本医疗保险、工伤保险和生育保险药品目录》"肿瘤用药"项下"抗肿瘤药"（乙类）。适应证同说明书，无疾病限制。

（3）临床应用要点：①产品特点：该产品的主要成分威麦宁，是从金荞麦根部抗癌活性部位提取的原花色素缩合性单宁化合物。《本草拾遗》中记载金荞麦"性寒，味酸苦，功能清热解毒，祛风利湿"。②西医病种：配合放化疗治疗肿瘤有增效、减毒作用；单独使用可以用于不适宜放化疗的肺癌患者。③中医简化证候：肿瘤发生或进展过程中出现的疼痛（针刺感，痛有定处，拒按，夜间尤甚）；内脏肿块者，面色青紫或面色黧黑，肌肤甲错，口唇爪甲紫暗，或肌肤有紫斑、蛛丝红缕，或腹部青筋外露，或下肢青筋胀痛；妇女经少、紫暗成块。④建议疗程：按照医保支付病种规定的治疗疗程（时间），或根据病情需要选择治疗时间（疗程）。

（4）拓展临床应用：在符合相关法律、中医证候特征、临床用药规范，并在保障用药安全的前提下，拓展应用如下。①治疗中晚期非小细胞肺癌，提高化疗的临床疗效，减轻化疗不良反应。②在肺癌患者胸腔镜根治术后，在放化疗基础上提高肺癌患者的治疗总体有效率，增强患者的免疫功能，降低术后患者的总复发率，减少相关并发症的发生率。③治疗晚期肺腺癌，可增强患者免疫功能。

3. 相关药理作用与治疗原理

药理学研究结果显示，本品的药理作用主要有如下几种。①抑制肿瘤细胞增殖：威麦宁胶囊的主要成分为紫杉醇。紫杉醇通过与微管蛋白结合，阻断微管解聚，从而抑制肿瘤细胞的有丝分裂，导致细胞死亡。②威麦宁胶囊可促进血清IL-12 的表达，促进树突状细胞的融合，从而诱导 γ 干扰素的分泌和自然杀伤细胞的激活等，具有调节免疫系统和增强机体免疫功能的效果。③诱导细胞凋亡：可以通过多种途径诱导肿瘤细胞凋亡，包括线粒体介导的凋亡、内质网应激介导的凋亡以及凋亡机制性凋亡等。④能够通过干扰肿瘤细胞内 RNA 与 DNA 的复制与转录，影响Ⅳ型胶原酶的分泌，抑制癌细胞的扩散与转移，增强肿瘤患者机体的免疫功能。

4. 临床应用提示

（1）医保准入：属于《国家基本医疗保险、工伤保险和生育保险药品目录》"肿瘤用药"项下"抗肿瘤药"（乙类）。

（2）项目支撑：已被北京市中关村科技园区海淀园管理委员会列为技术创新资助项目、国家级中药国际化示范项目、高技术产业化示范工程项目、中药现代化研究与产业化开发项目及高新技术重点推广项目、科技部火炬计划项目。

（3）其他提示：参考生产企业提供的产品说明书。

5. 主要参考文献

[1] 周盈盈，田菲，张桂星，等 . 威麦宁胶囊联合奥希替尼治疗 EGFR T790M 突变晚期肺腺癌的临床疗效 [J]. 江苏医药，2022，48（4）：371-374.

[2] 郑凤长，陈静，孙朋，等 . 威麦宁胶囊联合放化疗对肺癌患者根治术后复发率及免疫功能的影响 [J]. 甘肃医药，2021，40（9）：787-788，804.

[3] 胡彦辉，于卫江，耿良 . 威麦宁胶囊对肺癌化疗患者免疫功能及炎性微环境的影响 [J]. 辽宁中医杂志，2019，46（3）：538-541.

[4] 严晶，袁嘉嘉，刘丽娜，等 . 金荞麦药理作用及临床应用研究进展 [J]. 山东中医杂志，2017，36（7）：621-624.

[5] 黄建伟，赵丹 . 威麦宁胶囊联合化疗治疗中晚期非小细胞肺癌临床观察 [J]. 亚太传统医药，2015，11（9）：125-126.

[6] 柳琳，陶昌云 . 威麦宁胶囊状合化疗治疗晚期肺腺癌的临床疗效 [J]. 遵义医学院学报，2015，38（6）：618-621.

[7] 程小桂，居文政，戴国梁，等 .Cocktail 探针药物法评价威麦宁胶囊对大鼠体内 CYP450 活性的影响 [J]. 中国新药与临床杂志，2014，33（8）：593-598.

[8] 高玉伟，尹立杰，丁田贵等 . 威麦宁胶囊联合放疗治疗老年晚期非小细胞肺癌的临床观察 [J]. 实用癌症杂志，2013，28（6）：668-670.

[9] 周浩本 . 化疗加威麦宁胶囊治疗中晚期肺癌 65 例临床观察 [J]. 中药研究与信息，

2005，7（8）：28-29.

西黄丸（胶囊）

1. 药品相关信息

【主要成分】体外培育牛黄、人工麝香、醋乳香、醋没药。

【剂　　型】丸剂或胶囊剂。

【适 应 证】清热解毒，消肿散结。用于热毒壅结所致的痈疽疔毒、瘰疬、流注、癌肿等。

【用法用量】口服，一次 3 g，一日 2 次。

【不良反应】偶见胃肠道不适、药物性皮疹，一般停药后可恢复。

【禁　　忌】尚不明确。

【注意事项】运动员慎用。

【孕妇及哺乳期妇女用药】孕妇忌服。

【药物相互作用】未进行该项研究且暂无可靠文献参考。

【药物过量】未进行该项研究且暂无可靠文献参考。

【药物毒理学】牛黄可清热解毒，麝香可活血散瘀，佐以醋乳香、醋没药可消肿止痛、祛邪扶正，达到抗肿瘤的目的。

【药代动力学】未进行该项研究且暂无可靠文献参考。

2. 临床应用指引

（1）说明书适应证：清热解毒，消肿散结。用于热毒壅结所致的痈疽疔毒、瘰疬、流注、癌肿等。

名词解释。①清热解毒：清热解毒是中医治疗疾病或病证的一种方法，指利用该产品中具有清热解毒功效的中药，达到清除热邪（高热或低热）、解散毒邪（对机体有害的物质或病灶）的效果。②消肿散结：消肿散结是中医治疗疾病或病证的一种方法，指利用该产品中具有消肿散结功效的中药，调和营血，疏通经络，使血脉调和流畅，从而达到消除疮疡肿痛的目的。③痈疽疔疖：痈、疽、疔、疖是四种发生于体表且各有不同病理变化和性状特征的外科感染性疾病。④瘰疬：又称老鼠疮，为生于颈部的一种感染性外科疾病。在颈部皮肉间可扪及大小不等的核块，互相串联。其中，小者称瘰，大者称疬，统称瘰疬，俗称疬子颈，多见于青少年及原有结核病者。好发于颈部、耳后，有的也会缠绕颈项，延及锁骨上窝、胸部和腋下。相当于现代医学中的淋巴结结核。⑤流注：流注是发生在肌肉深部的转移性、多发性脓肿。其特点是漫肿疼痛，皮色正常，好发于四肢、躯干肌肉丰厚之深处，并有此处未愈、他处又起的特点。相当于现代医学中的脓血症、肌肉深部脓肿、髂窝部脓肿。

（2）医保适应证：属于《国家基本医疗保险、工伤保险和生育保险药品目录》"温经理气、活血散结剂"（乙类）。适应证同说明书。同方不同剂型以及不同生产企业的产品按照医保目录应用。

（3）临床应用要点：①产品特点：该产品由名贵药材牛黄、麝香等制成，在现代处方中很少应用。②西医病种：除可用于痈、疽、疔、疮，还可用于多系统恶性肿瘤（包括淋巴瘤、多发性骨髓瘤），特别是中晚期恶性肿瘤。③中医简化证候：经触诊或现代检查方法明确体表或内脏肿块、淋巴结肿大等。④建议疗程：按照医保支付病种规定的治疗疗程（时间），或根据病情需要选择治疗时间（疗程）。

（4）拓展临床应用：在符合相关法律、中医证候特征、临床用药规范，并在保障用药安全的前提下，拓展应用如下。①用于肺癌、乳腺癌、胃癌、肝癌、结直肠癌等多种恶性肿瘤的治疗及辅助治疗，可改善中晚期恶性肿瘤患者的临床症状，提高患者的生活质量。②可用于提高止痛药物的止痛疗效。

3. 相关药理作用与治疗原理

药理学研究证实，西黄丸具有以下几种药理作用。①抗炎：西黄丸中含有多种中药成分，如乳香、没药、牛膝等，可以抑制炎症反应，从而达到治疗感染性疾病的目的。②抗肿瘤：西黄丸具有抑制肿瘤细胞和肿瘤干细胞增殖、抑制肿瘤新血管形成与抗肿瘤转移、调控肿瘤微环境等综合作用。单味中药研究显示：①牛黄富含氨基酸、胆汁酸、脂肪酸、胆红素等成分，可有效促进胆汁分泌，减少肝损伤，发挥利胆保肝作用，同时具有抗氧化、抑制肿瘤生长的作用。②麝香属于中枢神经兴奋剂，具有镇痛、消肿作用，同时可通过抑制血小板聚集，发挥抗凝血酶作用。③没药中的树脂、挥发油等成分，具有镇痛、抗炎、抗肿瘤等作用。④乳香含有单萜、二萜、三萜等成分，可导致癌细胞坏死，对乳腺癌细胞的增殖、转移具有抑制作用，兼具镇痛、抗炎、抗菌、保肝等功能。

4. 临床应用提示

（1）医保准入：属于《国家基本医疗保险、工伤保险和生育保险药品目录》

"温经理气、活血散结剂"（乙类）。

（2）列入共识：①《西黄丸预防和治疗乳腺增生性疾病的临床应用专家共识》。②《癌痛规范化治疗中成药合理使用专家共识》。

（3）其他提示：参考生产企业提供的产品说明书。

5. 主要参考文献

[1] 郭玮，马志强，帅丙帅．西黄丸联合复方苦参注射液对乳腺癌术后化疗患者的疗效 [J]. 河南医学研究，2023，32（16）：3014-3018.

[2] 广东省药学会．西黄丸预防和治疗乳腺增生性疾病的临床应用专家共识 [J]. 今日药学，2024，34（6）：401-403.

[3] 杨雨婷，曾瑾，陈平，等．西黄丸抗肿瘤临床应用及药理作用机制研究进展 [J]. 中国实验方剂学杂志，2022，28（3）：250-258.

[4] 夏顺利，王雪，翟勇聪，等．西黄丸抗肿瘤作用机制及其联合抗肿瘤研究进展 [J]. 中国实验方剂学杂志，2021，27（6）：217-225.

[5] 姚慧，孙涛，徐君南．基于数据挖掘及网络药理学探讨乳香 - 没药治疗乳腺癌的作用机制 [J]. 天然产物研究与开发，2021，33（12）：2107-2118.

[6] 吴若霞，陈锦东，李松辉，等．西黄丸抗肿瘤作用机制的研究进展 [J]. 湖南中医杂志，2021，37（12）：190-192.

[7] 樊碧发，侯丽，贾立群，等．癌痛规范化治疗中成药合理使用专家共识 [J]. 中国疼痛医学杂志，2021，27（1）：9-17.

[8] 国家药典委员会．中华人民共和国药典：一部 [M]. 北京：中国医药科技出版社，2020：876-877.

[9] 李圣各，杨国春，赵楠，等．没药的化学成分及抗肿瘤活性研究 [J]. 中草药，2017，48（5）：853-858.

[10] 孙妍，商庆辉．乳香中三萜类化合物和药理活性的研究进展 [J]. 环球中医药，2016，9（5）：616-620.

[11] 韩璐，孙甲友，周丽，等．没药化学成分和药理作用研究进展 [J]. 亚太传统医药，2015，11（3）：38-42.

[12] 杨伟，关硕，胡俊霞，等．西黄丸挥发油抗肿瘤作用及免疫学机制的实验研究 [J]. 世界科学技术——中医药现代化，2014，16（1）：68-72.

[13] 郑新元，张茉，王杰，等．西黄丸定性定量方法的研究 [J]. 药物分析杂志，2011，31

（7）：1410-1413.

[14] 陈信义，工婧，张雅月，等．西黄丸药效学研究及治疗肿瘤特点分析 [J]．中华中医药杂志，2010，25（3）：409-412.

小金丸（片、胶囊）

1. 药品参考信息

【主要成分】人工麝香、木鳖子（去壳去油）、制草乌、枫香脂、醋乳香、醋没药、醋五灵脂、酒当归、地龙、香墨。

【剂　　型】丸剂、片剂或胶囊剂。

【适 应 证】散结消肿，化瘀止痛。用于阴疽初起，皮色不变，肿硬作痛，多发性脓肿，以及瘰瘤、瘰疬、乳岩、乳癖。

【用法用量】口服，一次2～3片，一日2次。

【不良反应】尚不明确。

【禁　　忌】尚不明确。

【注意事项】请遵医嘱。

【药物相互作用】未进行该项研究且暂无可靠文献参考。

【药物过量】未进行该项研究且暂无可靠文献参考。

【药物毒理学】未进行该项研究且暂无可靠文献参考。

【药代动力学】未进行该项研究且暂无可靠文献参考。

2. 临床应用指引

（1）说明书适应证：散结消肿，化瘀止痛。用于阴疽初起，皮色不变，肿硬作痛，多发性脓肿，以及瘰瘤、瘰疬、乳岩、乳癖。

名词解释。①阴疽：阴疽属于中医病名，指生长于皮肤、肌肉、筋膜、经络等部位的疾病。相当于现代医学中的感染性疾病，主要表现为皮肤坏死、硬化、瘢痕及与周围组织粘连、疼痛、溃疡、出血、淋巴结肿大、发热等。②瘰瘤：瘰瘤属于中医病名，又称大脖子、瘰病、瘰气、瘰瘤、瘰囊、影袋，指颈前喉部出现凸起的肿块，相当于现代医学中的甲状腺疾病（甲状腺结节、单纯性甲状腺肿、甲状腺囊肿、结节性甲状腺肿、甲状腺腺瘤、甲状腺癌）。③瘰疬：又称老鼠疮，为生于颈部的一种外科感染性疾病。在颈部皮肉间可扪及大小不等的核块，互相串联。其中，小者称瘰，大者称疬，统称瘰疬，俗称疬子颈，多见于青少年及原有结核病者。好发于颈部、耳后，有的也会缠绕颈项，延及锁骨上窝、胸部和腋下，相当于现代医学中的淋巴结结核。④乳岩：乳岩是生长在乳房部的肿块，质地坚硬（坚如岩石），高低不平，病久会溃烂、流污秽恶臭脓血、疼痛，相当于现代医学中的乳腺癌。⑤乳癖：乳癖属于中医病名，指乳腺上有形状、大小不一的肿块，疼痛，是与月经周期相关的乳腺疾病，相当于现代医学中的乳腺组织良性增生性疾病。⑥散结消肿：散结消肿是中医消法之一，指利用该产品中具有解毒、活血、散结、通络等作用的药物，以治疗初起痈疽疮疡、消结散肿、制止成脓的治法。适用于体表痈、疔、疮、丹毒、流注、瘰疬以及肠痈等病证初起。⑦化瘀止痛：化瘀止痛是中医治疗疾病或病证的一种方法，指利用该产品中可活血破瘀的药物或方剂达到止痛效果，适用于血瘀所致疼痛症状（中医认为，血液瘀阻，不通则痛）。

（2）医保适应证：属于《国家基本医疗保险、工伤保险和生育保险药品目录》"温经理气、活血散结剂"（乙类）。适应证同说明书。同方不同剂型与不同生产企业的产品按照医保目录应用。

（3）临床应用要点：①产品特点：该产品中有些药材如麝香、香墨等，在现代处方中很少应用。②西医病种：淋巴瘤（颈项淋巴结肿大），甲状腺、乳房结节，乳腺癌。③中医简化证候：经触诊或其他检查方法明确存在体表或内脏肿块或淋巴结肿大等。④建议疗程：按照医保支付病种规定的治疗疗程（时间），或根据病情需要选择治疗时间（疗程）。

（4）拓展临床应用：在符合相关法律、中医证候特征、临床用药规范，并在保障用药安全的前提下，拓展应用如下。①治疗浆细胞性乳腺炎，降低炎症反应。②治疗桥本甲状腺炎，下调抗体水平，促进甲状腺功能的恢复。③治疗软组织感染性疾病，如毛囊炎、急性乳腺炎、急性甲状腺炎，以及疔、疮、肿、毒、疖肿等。④治疗子宫肌瘤，可减小瘤体与子宫体积，缓解腹部疼痛。⑤改善老年性前列腺增生引发的症状，可调节炎症因子，恢复性激素平衡。

3. 相关药理作用与治疗原理

药理学研究表明，不同剂型产品有如下药理作用。①抗炎作用：能抑制大鼠蛋清性足跖水肿，抗大鼠巴豆油所致炎性渗出和肉芽增生。②镇痛作用：能缓解小鼠足痛和化学热刺激所致小鼠腹痛。③改善微循环：能扩张小鼠肠系膜微动脉、微静脉，增加毛细血管开放数。④抗肿瘤作用：对 BALB/C 小鼠可移植性乳腺较形细胞癌 SCC891 细胞株和裸鼠人胃癌 GA Ⅱ细胞株有一定的抑制作用。

4. 临床应用提示

（1）医保准入：属于《国家基本医疗保险、工伤保险和生育保险药品目录》"温经理气、活血散结剂"（乙类）。

（2）注意事项：①本品含有有毒性的药材及活血药，建议孕妇、哺乳期妇女及儿童慎用或禁用，且不可超剂量服用、长期服用。②少数患者服用后表现为皮肤过敏反应：面部、四肢出现皮疹、丘疹，严重者融合成片，有烧灼感，且伴有红肿、瘙痒等症状。偶有患者出现胃部不适、食欲减退、恶心、乏力、腹泻、黄疸等。

（3）其他提示：参考生产企业提供的产品说明书。

5. 主要参考文献

[1] 徐栋，吴梦超，谢自宏，等 . 小金片联合泼尼松治疗浆细胞性乳腺炎的临床研究 [J]. 现代药物与临床，2023，38（8）：2006-2010.

[2] 赵民学，叶洪珊，刘姝，等 . 小金片联合硒酵母片治疗甲状腺功能异常桥本甲状腺炎的疗效分析 [J]. 系统医学，2023，8（15）：113-116.

[3] 郑金凤，王景红 . 某院小金片处方审核规则探讨及临床应用分析 [J]. 亚太传统医药，2022，18（10）：236-239.

[4] 刘柳，张娜贤，李刚，等 . 小金片联合 NX 方案治疗紫杉类及蒽环类耐药晚期乳腺癌的临床研究 [J]. 现代药物与临床，2021，36（2）：288-292.

[5] 陈静，郑争争，林琳 . 小金片联合手术治疗子宫肌瘤的临床疗效 [J]. 深圳中西医结合杂志，2020，30（17）：34-35.

[6] 彭敏，张玲，罗琼，等 . 小金片联合米非司酮治疗子宫肌瘤的临床疗效 [J]. 重庆医学，2019，48（13）：2315-2317.

[7] 刘峰，孙少鹏，陈冬，等 . 小金片对前列腺增生老年患者 TNF-α 及性激素影响 [J]. 湖南师范大学学报（医学版），2018，15（1）：52-55.

[8] 廖湘晖，官成浓 . 小金片联合沙利度胺治疗晚期消化道肿瘤患者的临床观察 [J]. 中医药临床杂志，2016，28（6）：830-832.

[9] 蔡伟，陈兴莉，程小平，等 . 小金丸的安全性评价与合理使用 [J]. 中国医院药学杂志，2013，33（10）：819-820.

[10] 马伟 . 麝香提取物对肺腺癌 GLC-82 细胞增殖的影响 [D]. 西宁：青海大学，2012.

鸦胆子油口服乳液（鸦胆子油软胶囊、鸦胆子油注射液）

1. 药品参考信息

【主要成分】鸦胆子油、豆磷脂。

【剂　　型】乳液、软胶囊或注射液。

【适　应　证】抗癌药。用于肺癌、肺癌脑转移、消化道肿瘤及肝癌的辅助治疗剂。

【用法用量】口服，一次 20 mL，一次 2～3 次，30 天为 1 个疗程。

【不良反应】本品无毒副作用。

【禁　　忌】孕妇、哺乳期妇女禁用。

【注意事项】本品无明显毒副作用，但少数患者偶有厌油腻感、恶心、厌食等消化道不适的反应；如有分层应停止使用。请在医师指导下使用本药；饭后服用为宜。

【孕妇及哺乳期妇女用药】孕妇、哺乳期妇女禁用。

【药物相互作用】未进行该项研究且暂无可靠文献参考。

【药理作用】参考生产企业提供的产品说明书。

【药物过量】未进行该项研究且暂无可靠文献参考。

【药物毒理学】未进行该项研究且暂无可靠文献参考。

【药代动力学】未进行该项研究且暂无可靠文献参考。

2. 临床应用指引

（1）说明书适应证：抗癌药。用于肺癌、肺癌脑转移、消化道肿瘤及肝癌的辅助治疗剂。

名词解释。①鸦胆子：鸦胆子是苦木科植物鸦胆子的干燥成熟果实，性味苦寒，有小毒，内服具有清热解毒、截疟、止痢功效；外用可腐蚀赘疣（赘疣是一种发生于皮肤浅表的良性赘生物。位于手背、手指、头皮等处的，称千日疮、疣目；位于颜面、手背、前臂等处的，称扁瘊；位于胸背部脐窝的，称鼠乳；位于足跖部的，称跖疣；位于颈周围及眼睑部位，呈细软丝状突起的，称丝状疣。上述赘生物在现代医学中统称疣）、鸡眼（鸡眼是指足部因被长期挤压或摩擦而形成的圆锥形、鸡眼形状的角质增生物，可分为硬鸡眼和软鸡眼）。鸦胆子油是从鸦胆子干燥成熟果实中用石油醚提取所得到的油脂。②消化道肿瘤：消化道是一条起自口腔，续到食管、胃、小肠、大肠，终止于肛管的肌性管道，消化道肿瘤足指这些部位发生的良性或恶性肿瘤。

（2）医保适应证：属于《国家基本医疗保险、工伤保险和生育保险药品目录》"肿瘤用药"项下"抗肿瘤药"（乙类）。适应证同说明书。同方不同剂型与不同生产企业的产品按照医保规定应用。

（3）临床应用要点：①产品特点：该产品主要成分为从鸦胆子中提取的鸦胆子油。②西医病种：用于肺癌及其脑转移癌、消化道肿瘤、肝癌的辅助治疗。③中医简化证候：可以不考虑中医症状。④建议疗程：按照医保支付病种规定的治疗疗程（时间），或根据病情需要选择治疗时间（疗程），或按照产品说明书规定的治疗时间（疗程）。

（4）拓展临床应用：在符合相关法律、中医证候特征、临床用药规范，并在保障用药安全的前提下，拓展应用如下。①与放化疗、靶向治疗或免疫治疗伍用，可广泛用于肺癌及其转移病灶、消化道肿瘤、肝癌的治疗。②可单独用于各系统不能接受放化疗、靶向治疗或免疫治疗的中晚期肿瘤患者。③用于恶性肿瘤的中医药维持治疗、姑息治疗等，可提高客观缓解率。④用于改善各系统肿瘤患者的放化疗、肝动脉插管化疗栓塞术治疗及靶向治疗等所造成的胃肠道反应、肝肾功能损害、骨髓抑制、免疫力低下等不良反应。⑤可以试用于银屑病、带状疱疹的治疗以及活动期溃疡性结肠炎的灌肠治疗。

3. 相关药理作用与治疗原理

药理学研究表明，鸦胆子油不同剂型产品的主要作用如下。①可明显抑制肿瘤细胞 DNA 的合成。②对人胃癌化疗药物耐药细胞的耐药性有逆转作用。③易透过血脑屏障，可治疗脑肿瘤及脑转移瘤。④可直接进入癌细胞，通过影响质膜系统和线粒体，使细胞变性、坏死。⑤与化疗药物联合应用时能明显增强对癌细胞的生长抑制率。⑥属于细胞周期非特异性抗癌药，对各期癌细胞均有杀伤和抑制作用。⑦对癌性胸腹水有一定疗效。有研究表明，鸦胆子的主要有效成分为不饱和脂肪酸类、三萜醇类、β－香树精和α－香树精等。其中油酸、亚油酸与肿瘤细胞膜有特异性亲和力和靶向性，能够破坏肿瘤细胞的细胞壁，有效成分被留滞于肿瘤内部而杀死肿瘤细胞。

4. 临床应用提示

（1）医保准入：属于《国家基本医疗保险、工伤保险和生育保险药品目录》"肿瘤用药"项下"抗肿瘤药"（乙类）。适应证同说明书。

（2）列入指南：①《转移性结直肠癌中医诊疗指南》。②《原发性肝癌诊疗指南（2022年版）》。

（3）列入共识：①《原发性肝癌中西医结合诊疗专家共识》。②《中西医结合食管癌治疗方案专家共识（2021年版）》。

（4）行业引用：《临床中成药速查手册》。

（5）产品应用提示：①个别患者服药后可能出现厌油腻感、恶心、厌食等消化道不适的反应，停药后上述反应可缓解或消失。②本品具有腐蚀赘疣之效，为保护消化道，宜饭后服用。③妊娠和哺乳期妇女禁用，以防止出现妊娠出血、流产等严重后果。

（6）其他提示：参考生产企业提供的产品说明书。

5. 主要参考文献

[1] 孙志勤.鸦胆子油口服乳液联合放疗治疗食管癌的疗效分析 [J].智慧健康，2023，9（9）：120-123.

[2] 中华人民共和国国家卫生健康委员会医政医管局.原发性肝癌诊疗指南（2022年版）[J].中国实用外科杂志，2022，42（3）：241-273.

[3] 蒋益兰，潘敏求，黄钢.原发性肝癌中西医结合诊疗专家共识 [J].中医药导报，2021，27（9）：101-107.

[4] 邓超，祁志荣.中西医结合食管癌治疗方案专家共识（2021年版）[J].中日友好医院学报，2021，35（1）：3-7.

[5] 周东，何艳平，李恒平，等.鸦胆子油口服乳液联合卡培他滨治疗晚期胃癌的临床研究 [J].现代药物与临床，2019，34（7）：2147-2150.

[6] 梁华梓，李洪春.临床中成药速查手册 [M].郑州：河南科学技术出版社，2018.

[7] 曾勇，王赤华，徐立军，等.鸦胆子油联合吉西他滨和顺铂治疗晚期非小细胞肺癌的临床观察 [J].中国药房，2017，28（14）：1945-1948.

[8] 孙琳，赵安聚，魏玉成，等.鸦胆子油治疗中晚期原发性肝癌的研究进展 [J].现代中西医结合杂志，2017，26（15）：1707-1710.

[9] 李燕，贾勋超，张希.鸦胆子油口服乳液联合肝动脉栓塞化疗治疗肝癌临床疗效以及对患者血浆内毒素及血管内皮生长因子水平影响研究 [J].陕西医学杂志，2016，45（7）：892-893，896.

[10] 张晓飞，张福林.鸦胆子油口服乳液联合 DCF 方案化疗治疗晚期胃癌 48 例 [J].陕西

医学杂志，2012，41（9）：1209-1211.

[11] 盛英丽. 鸦胆子油口服乳液保留灌肠治疗溃疡性结肠炎 75 例效果观察 [J]. 齐鲁护理杂志，2012，18（16）：12-14.

[12] 胡萌，朱福章，沈荣福. 中药鸦胆子油口服乳液治疗带状疱疹的临床研究——附 43 例临床分析 [J]. 临床皮肤科杂志，1994（5）：283.

紫龙金片

1. 药品相关信息

【主要成分】黄芪、当归、白英、龙葵、丹参、半枝莲、蛇莓、郁金。

【剂　　型】片剂。

【适 应 证】益气养血，清热解毒，理气化瘀。用于气血两虚证原发性肺癌化疗者，症见神疲乏力、少气懒言、头昏眼花、食欲不振、气短自汗、咳嗽、疼痛。

【用法用量】口服，一次 4 片，一日 3 次，与化疗同时使用。每 4 周为 1 个周期，2 个周期为 1 个疗程。

【不良反应】尚不明确。如用药期间出现任何不适，请及时咨询医师。

【禁　　忌】对紫龙金片过敏者、孕妇禁用。

【注意事项】过敏体质者慎用。小儿、老人如有用药需求请咨询专业医师。

【孕妇及哺乳期妇女用药】孕妇禁用。

【药物相互作用】如果您正在使用其他药物，用药前请咨询医师，并将所有已确诊的疾病及正在接受的治疗方案告知医师。

【药理作用】参考生产企业提供的产品说明书。

【药物过量】未进行该项研究且暂无可靠文献参考。

【药物毒理学】未进行该项研究且暂无可靠文献参考。

【药代动力学】未进行该项研究且暂无可靠文献参考。

2. 临床应用指引

（1）说明书适应证：益气养血，清热解毒，理气化瘀。用于气血两虚证原发性肺癌化疗者，症见神疲乏力、少气懒言、头昏眼花、食欲不振、气短自汗、咳嗽、疼痛。

名词解释。①益气养血：益气养血是中医治疗疾病或病证的一种方法，指利用该产品中具有益气养血功效的中药治疗气血两虚证（症见面色萎黄、头晕目眩、失眠多梦、少气懒言、乏力自汗）。②清热解毒：清热解毒是中医治疗疾病或病证的一种方法，指利用该产品中具有清热解毒功效的中药，达到清除热邪（高热或低热）、解散毒邪（对人体有害的物质或病变）的效果。③理气化瘀：理气化瘀是中医治疗疾病或病证的一种方法，指利用该产品中具有理气化瘀功效的中药治疗气滞血瘀证（情绪波动加血液高凝状态）。

（2）医保适应证：属于《国家基本医疗保险、工伤保险和生育保险药品目录》"肿瘤用药"项下"抗肿瘤药"（乙类）。适应证同说明书。

（3）临床应用要点：①产品特点：该产品由具有扶正与祛邪功效的药物制成。②西医病种：与肺癌化疗方案同时应用，可以提高临床疗效。③中医简化证候：神疲乏力、少气懒言、头昏眼花、气短自汗、食欲不振、胸闷咳嗽、两胁疼痛。④建议疗程：按照医保支付病种规定的治疗疗程（时间），或根据病情需要选择治疗时间（疗程）。注意，若反复用药，需定期检测肝肾功能。

（4）拓展临床应用：在符合相关法律、中医证候特征、临床用药规范，并在保障用药安全的前提下，拓展应用如下。①除了可在原发性肺癌化疗期间应用，还可广泛应用于中晚期非小细胞肺癌、前列腺癌、膀胱癌、肾癌、胃癌、乳腺癌等的治疗。②可以延长中晚期癌症患者的生存期，提高患者的生活质量，延缓病程进展。③可以改善肿瘤患者的免疫功能，调控 NK 细胞及 T 细胞亚群中的 $CD4^+$ 细胞、$CD4^+/CD8^+$ 细胞。④减轻化疗的毒副作用（如白细胞减少、血红蛋白减少、血小板减少、恶心、呕吐等）。对靶向治疗相关的不良反应，如呕吐、腹泻、皮疹、肝损伤等症状和指征有改善效果。

3. 相关药理作用与治疗原理

药理学研究表明，该产品对小鼠移植性肝癌（Heps）、Lewis 肺癌及 LA795 肺癌有一定的抑制作用。具有增强小鼠迟发型超敏反应的作用，并能诱导活化人淋巴细胞杀伤肿瘤细胞。可提高 T 淋巴细胞的增殖能力，部分减轻顺铂、环磷酰胺等化疗药物的毒性作用。

4. 临床应用提示

（1）医保准入：属于《国家基本医疗保险、工伤保险和生育保险药品目录》"肿瘤用药"项下"抗肿瘤药"（乙类）。

（2）基金支持：曾先后被列为"七五"国家科技攻关计划、国家自然科学基金高新技术重大项目、京津两市科委重大攻关项目，并获得相应资助以及天津市科技创新专项资金项目"中药大品种系统开发项目"的资助。

（3）其他提示：参考生产企业提供的产品说明书。

5. 主要参考文献

[1] 游佳凤，于明薇，杨国旺. 紫龙金片临床应用及相关机理研究进展 [J]. 世界科学技术 – 中医药现代化，2023，25（3）：871-876.

[2] 谢远平，田宁，宁华，等. 基于网络药理学和分子对接的紫龙金片治疗肺癌的作用机制研究 [J]. 辽宁中医杂志，2023，50（7）：179-183，后插 3- 后插 4..

[3] 张晋韬，吴万垠. 紫龙金片治疗老年非小细胞肺癌的真实世界疗效分析 [J]. 中草药，2022，53（22）：7177-7182.

[4] 王菲叶. 基于真实世界中紫龙金片治疗晚期非小细胞肺癌的疗效及安全性分析 [D]. 广州：广州中医药大学，2021.

[5] 包晗轩，刘京豪，刘超，等. 基于电子病历数据的紫龙金片与肺部肿瘤手术患者诊疗转归相关性分析 [J]. 中草药，2021，52（22）：6962-6967.

[6] 黄争荣，陈元美，林浩，等. 紫龙金片对肺癌患者术后免疫功能的调节作用 [J]. 中草药，2019，50（12）：2941-2944.

[7] 于法明，姜东亮. 紫龙金片联合 GP 方案治疗非小细胞肺癌的临床研究 [J]. 现代药物与临床，2018，33（5）：1184-1188.

[8] 贺云杰. 紫龙金片的临床再评价研究 [Z]. 2018.

[9] 杨小纯，田菲，于建春. 紫龙金片联合 PC 方案治疗原发性非小细胞肺癌临床研究 [J]. 中医学报，2017，32（5）：715-717.

[10] 马惠文，方骏，王思雄，等. 紫龙金片联合化疗对晚期肺癌的临床疗效 [J]. 检验医学与临床，2017，14（22）：3318-3320.

[11] 邹立，陈声池，吴也桢，等. 联用紫龙金片和支持疗法对晚期非小细胞肺癌患者进行治疗的效果研究 [J]. 当代医药论丛，2016，14（10）：132-133.

[12] 王记南. 紫龙金片配合化疗治疗晚期非小细胞肺癌的临床观察 [J]. 中国医学工程，2016，24（9）：109-110.

[13] 孙彩萍，王建芳，陈遐林，等. 紫龙金片联合化疗治疗晚期非小细胞肺癌的研究观察 [J]. 中华中医药学刊，2015，33（5）：1145-1147.

[14] 马涛，王萍，刘斌，等. 紫龙金对防治局部晚期鼻咽癌放化疗不良反应的临床观察 [J].

河北医药，2015，37（21）：3237-3239.

[15] 李桂，柴友龙. 紫龙金片联合化疗治疗大肠癌的临床观察 [J]. 天津医药，2013，41（10）：1026-1027.

[16] 张晓飞，魏亚强. 紫龙金片联合 GP 方案治疗晚期非小细胞肺癌 41 例 [J]. 陕西医学杂志，2012，41（7）：875-877.

[17] 范亚峰，宋建国，虞中平. 紫龙金片联合化疗治疗结肠癌术后的临床观察 [C]// 第五届中国肿瘤学术大会暨第七届海峡两岸肿瘤学术会议、国际肿瘤细胞与基因治疗学会会议、第二届中日肿瘤介入治疗学术会议论文集. 石家庄，2008.

[18] 吴鸿彬，张洁. 紫龙金片对原发性肺癌化疗增效减毒作用的临床观察 [J]. 天津药学，2006（6）：29-30.

[19] 穆育新. 走在世界研究前列的抗癌天然药物——紫龙金片 [J]. 开卷有益（求医问药），2003（5）：62.

[20] 穆育新. 新药紫金龙片的研制（原名白龙片）[Z]. 2002.

第二节　病证治疗用药

艾愈胶囊

1. 药品参考信息

【主要成分】山慈菇、白英、淫羊藿、苦参、当归、白术、人参。

【剂　　型】胶囊剂，内容物为黄棕色的粉末；味微苦。

【适 应 证】解毒散结，补气养血。用于中晚期癌症的辅助治疗以及癌症放化疗引起的白细胞减少症属气血两虚者。请以产品实际附带说明书为准。

【用法用量】口服，一次 3 粒，一日 3 次。

【不良反应】尚不明确。

【禁　　忌】尚不明确。

【注意事项】定期复查肝功能。

【孕妇及哺乳期妇女用药】孕妇慎用。

【儿童用药】儿童必须在成人监护下使用。

【药物相互作用】未进行该项研究且暂无可靠文献参考。

【药物过量】未进行该项研究且暂无可靠文献参考。

【药物毒理学】未进行该项研究且暂无可靠文献参考。

【药代动力学】未进行该项研究且暂无可靠文献参考。

2.临床应用指引

（1）说明书适应证：解毒散结，补气养血。用于中晚期癌症患者的辅助治疗以及癌症放化疗引起的白细胞减少症属气血两虚者。

名词解释。①解毒散结：解毒散结是中医治疗疾病或证候的一种方法，指利用该产品中具有解毒功效的中药解除对人体有害的毒邪（这里指生长的恶性肿瘤、化疗药物与放射线引起的不良反应）；散结是利用该产品中具有散结功效的中药消除影响人体健康的硬结（肿块或肿瘤）。②补血养血：补血养血是中医治疗血虚证（症见面色萎黄或苍白、肢体乏力、心悸气短、失眠多梦）的一种方法，指利用该产品中具有补血养血功效的中药达到先补血（改善外周血象）后养血（维持血液相对稳定状态）的效果。

（2）医保适应证：属于《国家基本医疗保险、工伤保险和生育保险药品目录》"肿瘤用药"项下"肿瘤辅助用药"（乙类），临床应用同产品说明书。

（3）临床应用要点：①产品特点：既有抗肿瘤的祛邪药（山慈菇、白英、苦参），又有改善血象的扶正药（淫羊藿、当归、白术、人参），体现了恶性肿瘤中医治疗的"扶正祛邪"与"祛邪不伤正、扶正不留邪"的理论。②西医病种：说明书、医保规定的适应证（不限肿瘤类型，中晚期肿瘤或恶性肿瘤并发白细胞减少者即可应用）。③中医简化证候：具备下列条件之一即可，肿瘤部位疼痛（压痛、刺痛、胀痛、定痛、夜痛、灼痛）；舌紫暗或有斑点等，并见面色萎黄或苍白、肢体乏力、心悸气短、失眠多梦等。④建议疗程：用于治疗医保支付范围的疾病时，可不受疗程限制，应根据病情需要确定治疗时间（疗程）；用于预防肿瘤治疗相关白细胞减少时，可在治疗前3～7天给药，直至西药治疗疗程结束；用于肿瘤治疗相关白细胞减少，以检测到白细胞减少为起始治疗时间点，直至白细胞恢复正常或患者脱离感染风险。注意，若用药时间超过3个月，需定期检测肝肾功能。

（4）拓展临床应用：在符合相关法律、临床用药规范的前提下，在医师指导下，拓展应用如下。①可减轻乳腺癌化疗不良反应，如乏力、食欲不振等。②可预防和治疗放化疗引起的血象改变。③改善化疗引起的气血两虚证，症见头晕目眩、气短懒言、面色萎黄、肢体疲惫、食欲不振等。④基于该产品的药物组成，本品除了可防治放化疗导致的白细胞减少，还可以试用于中晚期恶性肿瘤患者的治疗，从而稳定肿瘤病灶，改善相关症状。

3. 相关药理作用与治疗原理

相关药理学研究结果如下。①艾愈胶囊全方及其中的山慈菇具有抗肿瘤、抗血管形成作用，对人肺癌细胞（A549）、乳腺癌细胞（MCF-7）和卵巢癌细胞（A-2780）表现出中等强度的非选择性细胞毒活性。②艾愈胶囊全方及其中的白英具有抗感染效果（清热、解毒、化痰）。③淫羊藿、苦参、当归可明显抑制肿瘤生长，增加巨噬细胞数目，增强其吞噬功能及脾细胞的自然杀伤活性，明显延长动物生存期。④方中的白术（挥发油）可降低肿瘤组织的侵袭性、提高机体抗肿瘤能力及针对肿瘤的细胞毒作用。⑤人参中的人参皂苷具有多种抗肿瘤作用，如人参皂苷 Rg3 具有抗肿瘤转移的作用，能够阻断肿瘤细胞周期，并促进肿瘤细胞的凋亡、降低与化疗药物结合时的耐受性。

4. 临床应用提示

（1）医保准入：属于《国家基本医疗保险、工伤保险和生育保险药品目录》"肿瘤用药"项下"肿瘤辅助用药"（乙类）。

（2）列入指南：①《中国肿瘤整合诊治技术指南 中医治疗 (CACA)》。②《乳腺癌中西医结合诊疗指南》。③《卵巢癌中西医结合诊疗指南》。

（3）列入共识：①《化疗后白细胞减少症中医药防治与评估专家共识》。②《乳腺癌中西医结合诊疗共识》。③《抗肿瘤药物引起骨髓抑制中西医结合诊治专家共识》。④《肿瘤放化疗后白细胞减少症中西医结合治疗专家共识（2022年版）》。

（4）行业引用：①《血液疾病优势病种中医诊疗方案与路径解读》。②全国中医药行业高等教育"十三五"创新教材《中医血液病学》。

（5）其他提示：参考生产企业提供的产品说明书。

5. 主要参考文献

[1] 中国中西医结合学会肿瘤专业委员会，北京乳腺病防治学会中西医结合专业委员会，北京中西医慢病防治促进会乳腺癌整合防治全国专家委员会 . 乳腺癌中西医结合诊疗共识 [J]. 中国医学前沿杂志（电子版），2021，13（7）：44-64.

[2] 中国临床肿瘤学会（CSCO）中西医结合专家委员会 . 抗肿瘤药物引起骨髓抑制中西医结合诊治专家共识 [J]. 临床肿瘤学杂志，2021，26（11）：1020-1027.

[3] 肖秋菊，舒诚荣，鲁丽娟，等．艾愈胶囊联合利可君治疗恶性肿瘤化疗后白细胞减少的临床疗效观察 [J]. 中国医药科学，2021，11（10）：79-81.

[4] 陈信义，周郁鸿，胡晓梅，等．血液疾病优势病种中医诊疗方案与路径解读 [M]. 北京：北京科学技术出版社，2019.

[5] 田劭丹，董青，祁烁，等．化疗后白细胞减少症中医药防治与评估专家共识 [J]. 现代中医临床，2018，25（3）：1-6.

[6] 吴小建．艾愈胶囊辅助化疗治疗非小细胞肺癌的药物经济学评价 [J]. 中国医院用药评价与分析，2014，14（8）：714-716.

鳖甲煎丸

1. 药品参考信息

【主要成分】鳖甲胶、阿胶、蜂房（炒）、鼠妇虫、土鳖虫（炒）、蜣螂、硝石（精制）、柴胡、黄芩、半夏（制）、党参、干姜、厚朴（姜制）、桂枝、白芍（炒）、射干、桃仁、牡丹皮、大黄、凌霄花、葶苈子、石韦、瞿麦。

【剂　　型】丸剂。

【适 应 证】活血化瘀，软坚散结。用于胁下癥块。请以产品实际附带说明书为准。

【用法用量】口服，一次 3 g（3 g 约半瓶盖），一日 2～3 次。本品宜空腹用温开水送服。

【不良反应】尚不明确。

【禁　　忌】孕妇及对本品过敏者禁用。

【注意事项】尚不明确。

【孕妇及哺乳期妇女用药】孕妇禁用。

【药物相互作用】未进行该项研究且暂无可靠文献参考。

【药物过量】未进行该项研究且暂无可靠文献参考。

【药物毒理学】未进行该项研究且暂无可靠文献参考。

【药代动力学】未进行该项研究且暂无可靠文献参考。

2. 临床应用指引

（1）说明书适应证：活血化瘀，软坚散结。适用于胁下癥块。

名词解释。①胁下癥块：胁下（双侧腋窝至第十二肋的区域，垂直方向包括腋前线、腋后线、锁骨后线，水平方向至第十二肋弓的范围）出现的肿块（肝癌、胆囊癌、胆石症、胰腺癌、肝硬化、脾大等），质地坚硬，固定不移，伴有疼痛、食欲不振等。②活血化瘀：活血化瘀是中医治疗疾病或病证的一种方法，指利用该产品中具有活血化瘀功效的中药，达到通畅血流、祛除瘀血的效果。③软坚散结：软坚散结是中医治疗疾病或病证的一种方法，指利用该产品中具有软坚散结功效的中药，达到软化或散除病变部位的坚硬肿块的效果。

（2）医保适应证：属于《国家基本医疗保险、工伤保险和生育保险药品目录》"祛瘀剂"项下"活血消癥剂"（乙类）。凡见有胁下癥块者均可应用。同方不同剂型与不同生产企业的产品按照医保目录应用。应用的主要范围包括：①用于治疗脂肪肝、慢性乙型肝炎、肝纤维化、肝硬化、肝癌等慢性肝脏疾病。②具有降低 ALT、AST、总胆红素水平，提高血清白蛋白水平，降低血清肝纤维化指标，如透明质酸、层粘连蛋白、Ⅲ型前胶原（PC Ⅲ）和Ⅳ型胶原（Ⅳ－C）水平的效果。③降低脾厚度，改善门静脉、脾静脉的内径。③改善症状：可改善患者胁痛如刺、痛处不移、胁下痞块、腹部包块（胀、满、痛）等症状。④与止痛药联合使用可以缓解轻中度癌性疼痛。

（3）临床应用要点：①产品特点：该产品主要由具有祛邪作用的药物制成，主要功效为活血化瘀、软坚散结，用于治疗实证（不伴有虚弱症状）。②西医病种：说明书、医保规定的适应证。可用于肝癌、胆囊癌、胆管癌、胰腺癌、肝硬化、脾大以及部分妇科疾病，如子宫肌瘤、宫颈癌、卵巢癌等。③中医简化证候：具备下列条件之一即可，肋骨下有肿块（恶性肿瘤），或其他疾病导致的肝脾大；肿块坚硬、疼痛（压痛、刺痛、胀痛、定痛、夜痛、灼痛）；舌紫暗或有斑点等，或见腹部青筋暴露（腹壁静脉曲张）等。④建议疗程：按照医保支付病种规定的治疗疗程（时间），或根据病情需要确定治疗时间（疗程）。

（4）拓展临床应用：在符合相关法律、临床用药规范的前提下，在医师指导下，拓展应用如下。①恶性肿瘤：肝癌、胆囊癌、胆管癌、胰腺癌及部分妇科疾病，如子宫肌瘤、宫颈癌、卵巢癌等。②外科疾病：联合中药洗剂对寻常型银屑病也有较好的治疗效果，使用 3 个月后可明显缩小皮损面积，对瘢痕疙瘩也有治疗前景。③心脑血管疾病：常规治疗加用鳖甲煎丸可更好地促进急性缺血性脑卒中患者神经功能恢复，改善短期预后。对改善血管性痴呆患者的症状也有一定疗效。④妇科疾病：可以降低多囊卵巢患者的卵巢包膜厚度、抑制卵巢组织中的血管内皮生长因子水平等。对子宫腺肌病的治疗有一定疗效。⑤其他疾病：除了上述疾病，还可用于前列腺增生、胃癌术后、顽固性失眠、HIV/HCV 感染、高胆红素血症等。

3. 相关药理作用与治疗原理

药理学研究表明，本品有如下作用。①鳖甲胶、土鳖虫、桃仁有抑制结缔组织增生和抗纤维化的作用。鳖甲胶富含蛋白质、氨基酸、微量元素，故能提高血浆蛋白水平。②鳖甲胶能增强体液免疫功能，而桃仁、牡丹皮等能抑制细胞免疫功能，故对肝病患者的免疫功能紊乱有一定的调节作用。③鳖甲胶、鼠妇虫、土鳖虫、蜣螂、蜂房可改善多种因素引起的肝脏损伤，其抗肿瘤机制涉及诱导细胞周期停滞与细胞凋亡，抑制肿瘤细胞对机体的黏附和侵入。④牡丹皮、桃仁、凌霄花、桂枝、柴胡、厚朴、大黄、葶苈子、石韦、瞿麦、射干、半夏能通过诱导细胞凋亡，抑制细胞增殖、侵袭、转移，治疗肝癌。⑤硝石主要成分为砷，对肝癌、肺癌等多种癌症具有治疗作用，可诱导肝癌细胞凋亡，抑制肝癌干细胞。⑥人参中的人参皂苷对肝损伤有保护作用，且具有抗肿瘤转移的作用，能够阻止肿瘤细胞周期的循环，并促进肿瘤细胞的细胞凋亡、降低与化疗药物结合时的耐受性。

4. 临床应用提示

（1）医保准入：①属于《国家基本医疗保险、工伤保险和生育保险药品目录》"祛瘀剂"项下"活血消癥剂"（乙类）。②中药二级保护品种。

（2）列入指南：①《肝纤维化中西医结合诊疗指南（2019 年版）》。②《慢性乙型肝炎中医诊疗指南（2018 年版）》。

（3）列入共识：①《原发性肝癌中西医结合介入诊疗专家共识（试行第一版）》。②《鳖甲煎丸治疗肝纤维化临床应用专家共识》。③《肝纤维化中西医结合诊疗共识意见（2017 年）》。

（4）行业引用：①《中医肿瘤治疗学》。②《血病论：国家临床重点专科中医血液病成果荟萃》。

（5）其他提示：参考生产企业提供的产品说明书。

5. 主要参考文献

[1] 金萧，冯明明. 鳖甲煎丸在慢性乙肝肝硬化患者中的应用效果观察 [J]. 实用中西医结合临床，2023，23（4）：21-24.

[2] 冯振清，杨立英，董德河. 阿德福韦酯联合鳖甲煎丸治疗慢性乙型肝炎合并肝硬化

临床疗效及对患者血清炎症因子 MMP-2 Ang-Ⅱ 水平的影响 [J]. 临床心身疾病杂志，2023，29（1）：73-77.

[3] 王靖雯，邵明义，符宇，等. 基于中医真实世界数据的鳖甲煎丸治疗原发性肝癌的疗效评价 [J]. 中国实验方剂学杂志，2023，29（5）：158-164.

[4] 谭文波，米兰. 鳖甲煎丸联合中药洗剂治疗寻常型银屑病的临床疗效 [J]. 临床合理用药，2023，16（27）：35-38.

[5] 陈后良，鲁佩佩，陶玉，等. 鳖甲煎丸联合低分子肝素钙治疗恶性肿瘤并发下肢深静脉血栓临床研究 [J]. 新中医，2023，55（17）：151-156.

[6] 张爱洁. 鳖甲煎丸联合炔雌醇环丙孕酮片治疗痰瘀互结型多囊卵巢综合征临床观察 [J]. 中国中医药现代远程教育，2023，21（3）：131-133.

[7] 罗倩，苏联军，张林子，等. 基于网络药理学和分子对接探讨鳖甲煎丸抗肝癌的作用机制 [J]. 中国中医药图书情报杂志，2023，47（5）：11-17.

[8] 陈胤臣，任晗归，席志超，等. 人参皂苷 CK 的生物制备及抗肿瘤作用机制研究进展 [J]. 世界科学技术 - 中医药现代化，2023，25（7）：2586-2595.

[9] 王国恩，杨帆，刘心雨，等. 人参皂苷 Rb1 改善拘束应激合并脂多糖诱导的小鼠免疫性肝损伤的作用机制研究 [J]. 中草药，2022，53（13）：4028-4034.

[10] 梁亚梅. 鳖甲煎丸联合抗病毒药治疗对乙型肝炎肝硬化患者 HBV-DNA 及肝纤维化、炎症因子的影响 [J]. 医学理论与实践，2021，34（24）：4278-4280.

[11] 张冬. 鳖甲煎丸辅助治疗乙肝肝纤维化的疗效及对肝功能和脾肿指数及肝纤维化指标的影响 [J]. 当代医学，2021，27（20）：73-75.

[12] 沈姣梅. 左炔诺孕酮宫内缓释系统联合鳖甲煎丸对子宫腺肌症的治疗效果 [J]. 贵州医科大学学报，2021，46（5）：616-620.

[13] 2019 年肝癌中西医临床协作专家委员会，郑加生，杨国旺，等. 原发性肝癌中西医结合介入诊疗专家共识（试行第一版）[J]. 介入放射学杂志，2021，30（11）：1079-1090.

[14] 孟晨鑫，丁宁，张学峰，等. 鳖甲煎丸与重组人干扰素 α-2b 联合用药对慢性乙肝肝纤维化患者的疗效及对病毒学指标、T 细胞亚群指标的影响 [J]. 中药材，2020，43（10）：2573-2576.

[15] 李琦，余章科，毛远华，等. 鳖甲煎丸治疗血吸虫病肝纤维化临床观察 [J]. 当代医学，2020，26（17）：27-29.

[16] 中华中医药学会肝胆病学分会. 鳖甲煎丸治疗肝纤维化临床应用专家共识 [J]. 中西医

结合肝病杂志，2020，30（6）：577-570，504.

[17] 熊梓汀，李巧玲，杨虹，等．鳖甲煎丸治疗瘢痕疙瘩的应用前景探讨 [J]. 中国烧伤创疡杂志，2020，32（6）：439-442，446.

[18] 汪慧兰．恩替卡韦联合鳖甲煎丸治疗乙肝肝硬化失代偿临床疗效 [J]. 临床医药文献电子杂志，2019，6（38）：62.

[19] 李枝锦，吴平财．鳖甲煎丸联合足三里穴位注射治疗原发性肝癌轻中度癌痛临床疗效 [J]. 世界科学技术 – 中医药现代化，2019，21（3）：506-511.

[20] 张文富，肖友生，黄晶晶，等．鳖甲煎丸对急性缺血性脑卒中患者的疗效、颈动脉粥样硬化斑块形成及血清炎症因子水平的影响 [J]. 广西医学，2019，41（3）：281-284.

[21] 石磊．鳖甲煎丸治疗肝炎后高胆红素血症疗效观察及其对 IGFBPrP1 表达的影响 [D]. 南昌：南昌大学，2019：9-10.

[22] 徐列明，刘平，沈锡中，等．肝纤维化中西医结合诊疗指南（2019 年版）[J]. 中国中西医结合杂志，2019，39（11）：1286-1295.

[23] 中华中医药学会肝胆病专业委员会，中国民族医药学会肝病专业委员会．慢性乙型肝炎中医诊疗指南（2018 年版）[J]. 临床肝胆病杂志，2018，34（12）：2520-2525.

[24] 邵彩东．中药益艾康胶囊合用鳖甲煎丸对 HIV/HCV 共感染的临床研究 [D]. 郑州：河南中医药大学，2018：19-20.

[25] 李军祥，陈誩，姚树坤．肝纤维化中西医结合诊疗共识意见（2017 年）[J]. 中国中西医结合消化杂志，2017，25（12）：895-900.

[26] 夏小军．血病论：国家临床重点专科中医血液病成果荟萃 [M]. 兰州：甘肃科学技术出版社，2016.

[27] 田发勋，党志博．鳖甲煎丸合水飞蓟宾胶囊治疗非酒精性脂肪性肝炎 66 例 [J]. 中医研究，2015，28（9）：30-31.

[28] 张秋英，刘影，邹继红．鳖甲煎丸以"络"论治冠心病心绞痛的临床观察 [J]. 辽宁中医杂志，2014，41（6）：1203-1205.

[29] 王居祥，徐力．中医肿瘤治疗学 [M]. 北京：中国中医药出版社，2014.

肠胃舒胶囊

1. 药品参考信息

【主要成分】蜘蛛香、草果、紫地榆、草血竭、木香。

【剂　　型】胶囊剂。

【适 应 证】清热燥湿，理气止痛，止痢止血。用于湿热蕴结所致的食少纳呆、脘腹疼痛。请以产品实际附带说明书为准。

【用法用量】口服，一次 3～5 粒，一日 3 次；儿童酌减。

【不良反应】尚不明确。

【禁　　忌】胃肠痉挛时禁止服用。

【孕妇及哺乳期妇女用药】孕妇慎用。

【儿童用药】儿童酌情减量。

【药物相互作用】未进行该项研究且暂无可靠文献参考。

【药物过量】未进行该项研究且暂无可靠文献参考。

【药物毒理学】未进行该项研究且暂无可靠文献参考。

【药代动力学】未进行该项研究且暂无可靠文献参考。

2. 临床应用指引

（1）说明书适应证：清热燥湿，理气止痛，止痢止血。用于湿热蕴结所致的食少纳呆、脘腹疼痛。

名词解释。①清热燥湿：清热燥湿是中医治疗疾病或病证的一种方法，指利用该产品中具有清热燥湿功效的中药，清除热邪（热邪是中医病因之一，其症状特点为高热或低热、便秘、尿黄）、中和湿邪（湿邪是中医病因之一，其症状特点为胸闷、关节肿胀、肌肤麻木、腹泻或大便黏腻）。②理气止痛：理气止痛是中医治疗疾病或病证的一种方法，指利用该产品中具有理气止痛功效的中药，解除气滞（中医病因之一，也是病证名，指脏腑、经络之气阻滞不畅的状态。气滞在脾则胃纳减少，胀满疼痛；气滞在肠则见腹胀、腹痛；气滞在肝则肝气横逆，胁痛易怒；气滞在肺则肺气不清，痰多喘咳；气滞在经络则见疼痛或运动障碍）导致的疼痛。③湿热蕴结：湿热蕴结是指由多种病因导致的湿和热交织在一起形成的疾病或症状，如病在肌肤（皮肤）则见皮肤红斑、丘疹、风团，色鲜红，可有较多水疱；病在肠道则见食欲不振、恶心呕吐、大便黏滞不爽或腹泻，苔黄腻。

（2）医保适应证：属于《国家基本医疗保险、工伤保险和生育保险药品目录》"清利肠胃湿热剂"（乙类）。适应证同说明书，无疾病限制。适用范围：①多系统疾病与多因素导致的腹泻症状。②多系统疾病或多因素导致的食少纳呆、脘腹疼痛症状。③肠道湿热蕴结证，症见身热口渴、腹痛腹胀、下痢脓血、里急后重、粪质黄稠秽臭、肛门灼热、小便短黄、舌质红、苔黄腻。

（3）临床应用要点：①产品特点：该产品中有 3 味芳香化湿药物（蜘蛛香、草果、木香），又配伍了 2 味既可止痢又能理气活血的药物（紫地榆、草血竭）。基于芳香可开胃（增加食欲）、化浊可醒脾（促进消化）、理气可止痛（促进胃肠运动）的药性特点，该产品中诸药相互配伍既能治疗腹泻、痢疾等，又能改善便秘症状，还可以缓急止痛。②西医病种：说明书、医保规定的适应证（不限病种）。③中医简化证候：具备下列条件之一即可，明确诊断腹泻（各种病因导致的急、慢性腹泻）、痢疾；脘腹疼痛，舌苔厚腻；或食少纳呆、食后腹胀等。④建议疗程：按照医保支付病种规定的治疗疗程（时间），或根据病情需要确定治疗时间（疗程）。

（4）拓展临床应用：在符合相关法律、临床用药规范的前提下，在医师指导下，拓展应用如下。①用于治疗消化性溃疡、功能性消化不良等疾病所引起的食少纳呆、脘腹疼痛症状。②清除由幽门螺杆菌引起的食少纳呆、脘腹疼痛症状。③对恶性肿瘤化疗以及止痛药物导致的胃肠功能紊乱（便秘或腹泻）有双向调节效果。④国内首次通过临床试验证明，对肿瘤靶向治疗（TKI 药物）引起的腹泻有明显的改善效果。

3. 相关药理作用与治疗原理

肠胃舒胶囊的药理机制主要包括抑制胃酸分泌、保护胃黏膜、促进胃肠蠕动等。①促进胃肠蠕动：该药物还具有促进消化液分泌的作用，适当食用可以加快胃肠道的蠕动，改善便秘。②蜘蛛香具有镇痛和改善胃肠功能的作用，其主要成分环烯醚萜类对金黄色葡萄球菌和铜绿假单胞菌有抗菌活性。③紫地榆中的黄酮类成分异鼠李素、儿茶素等具备抗炎、镇痛、抗菌、抗氧化和抗肿瘤作用。紫地榆中的乙酸乙酯提取物可提高溃疡性结肠炎模型动物的 SOD 活性，降低炎症因子的表达，从而调节胃肠功能。④草血竭提取物能延长正常小鼠的排便反射时间，延缓胃排空，增加胃内酚红残留量，抑制小鼠肠内容物的推进。⑤木香具有促进胃肠运动、止泻、保护胃黏膜、抗溃疡及镇痛抗炎等功效。⑥草果中含有多种挥发油、酚、二苯基庚烷、双环壬烷等化学成分，具有调节胃肠功能及抗炎等作用。

4. 临床应用提示

（1）医保准入：属于《国家基本医疗保险、工伤保险和生育保险药品目录》

"清利肠胃湿热剂"（乙类）。

（2）行业引用：《临床药物处方手册》。

（3）其他提示：参考生产企业提供的产品说明书。

5. 主要参考文献

[1] 罗美，张稚淳，丁皓，等.肠胃舒胶囊控制肺癌表皮生长因子受体－酪氨酸激酶抑制剂相关腹泻疗效观察 [J]. 世界中医药，2023，18（10）：1428-1432.

[2] 蔡于罗，果佳慧，王鑫国，等.彝族药蜘蛛香的研究进展及质量标志物的预测分析 [J]. 中国药物警戒，2023，20（3）：348-352.

[3] 郗仲玫，田宇柔，冯玉，等.彝族药紫地榆的研究进展及其质量标志物预测分析 [J]. 中国药物警戒，2022，19（10）：1154-1159.

[4] 张稚淳，丁皓，贾梦冉，等.肠胃舒胶囊治疗肿瘤相关便秘临床观察 [J]. 内蒙古中医药，2022，41（4）：44-46.

[5] 郑加梅，尚明越，王嘉乐，等.木香的化学成分、药理作用、临床应用研究进展及质量标志物预测 [J]. 中草药，2022，53（13）：4198-4213.

[6] 尚明越，王嘉乐，代国娜，等.草果化学成分、药理作用、临床应用研究进展及质量标志物预测分析 [J]. 中草药，2022，53（10）：3251-3268.

[7] 李蕊白，田同德，郑智，等.肠胃舒胶囊对肿瘤湿热证腹泻与便秘的双向调节 [J]. 湖南中医药大学学报，2021，41（8）：1268-1274.

[8] 王婧，田同德，郑智，等.肠胃舒胶囊治疗肿瘤相关腹泻与便秘疗效及调节机制研究 [J]. 现代中西医结合杂志，2021，30（12）：1255-1260，1308.

[9] 贾梦冉，丁皓，张稚淳，等.肠胃舒胶囊治疗肿瘤相关性腹泻脾胃湿热证的临床观察 [J]. 现代中医临床，2020，27（6）：8-12.

[10] 贾梦冉.肠胃舒胶囊干预恶性肿瘤内科治疗相关性腹泻（脾胃湿热证）临床观察 [D]. 北京：北京中医药大学，2020.

[11] 张稚淳.肠胃舒胶囊治疗肿瘤相关便秘（脾胃湿热证）临床观察 [D]. 北京：北京中医药大学，2020.

[12] 李可亮，郭长青，郭一帆.肠胃舒胶囊在幽门螺杆菌相关胃溃疡治疗中的应用 [J]. 河南医学研究，2017，26（7）：1163-1165.

[13] 郜红利，谭玉柱.蜘蛛香提取物的药理学研究 [J]. 华西药学杂志，2014，29（2）：154-157.

大黄䗪虫丸（片、胶囊）

1. 药品参考信息

【主要成分】熟大黄、土鳖虫（炒）、水蛭（制）、虻虫（去翅足，炒）、蛴螬（炒）、干漆（煅）、桃仁、苦杏仁（炒）、黄芩、地黄、白芍、甘草。

【剂　　型】丸剂、片剂或胶囊剂。

【适 应 证】活血破瘀，通经消癥。用于瘀血内停所致的癥瘕、闭经，症见腹部肿块、肌肤甲错、面色黯黑、潮热羸瘦、经闭不行。请以产品实际附带说明书为准。

【用法用量】口服，一次 3 g，一日 1～2 次。

【不良反应】尚不明确。

【禁　　忌】孕妇禁用。

【注意事项】皮肤过敏者停服。

【孕妇及哺乳期妇女用药】孕妇禁用。

【药物相互作用】未进行该项研究且暂无可靠文献参考。

【药物过量】未进行该项研究且暂无可靠文献参考。

【药物毒理学】未进行该项研究且暂无可靠文献参考。

【药代动力学】未进行该项研究且暂无可靠文献参考。

2. 临床应用指引

（1）说明书适应证：活血破瘀，通经消癥。用于瘀血内停所致的癥瘕、闭经，症见腹部肿块、肌肤甲错、面色黯黑、潮热羸瘦、经闭不行。

名词解释。①癥瘕：腹中结块性疾病，坚硬不移动，痛有定处为"癥"（指腹部实性肿块），涵盖妇科良性或恶性肿瘤；聚散无常，痛无定处为"瘕"（无实质肿块）。②活血破瘀：活血破瘀是中医治疗疾病或病证的一种方法，指利用该产品中具有活血破瘀功效的中药，达到清除瘀血、缓解血液高凝状态的效果。③通经消癥：通经消癥是中医治疗疾病或病证的一种方法，指利用该产品中具有通经消癥功效的中药，达到疏通经脉、清除癥块的效果。

（2）医保适应证：属于《国家基本医疗保险、工伤保险和生育保险药品目录》"活血消癥剂"（乙类）。适应证同说明书，无病种限制。同方不同剂型以及不同生产企业的产品按照医保目录应用。推荐应用：①用于治疗肝脏疾病，如慢性肝炎、肝脾大、肝硬化、肝癌等属瘀血内结者。②用于治疗痰瘀结聚证型的痤疮

（Ⅳ级痤疮），皮损以结节及囊肿为主，颜色暗红，也可见脓疱、丘疹、粉刺等，日久不愈，伴随症状可有纳呆、便溏，舌质淡暗或有瘀点。③用于改善多种疾病见胁痛如刺、痛处不移，胁下痞块，腹部包块胀、满、痛等血瘀症状者。④用于治疗骨髓增生性肿瘤，如真性红细胞增多症、原发性血小板增多症、原发性骨髓纤维化、慢性粒细胞白血病等，并有一定的缩脾效果。

（3）临床应用要点：①产品特点：该产品主要由具有祛邪功效的药物制成，功能为活血化瘀、软坚散结，用于治疗实证（不伴有虚弱症状）。②西医病种：说明书、医保规定的适应证。可用于肝癌、胆囊癌、胆管癌、胰腺癌、肝硬化、脾大以及部分妇科疾病，如子宫肌瘤、宫颈癌、卵巢癌等的治疗。③中医简化证候：具备下列条件之一即可，肋骨下有肿块（或经病理学方法诊断为恶性肿瘤，或其他疾病导致的肝脾大；肋骨下肿块坚硬、疼痛（压痛、刺痛、胀痛、定痛、夜痛、灼痛）；舌紫暗或有斑点等，或见腹部青筋暴露（腹壁静脉曲张）等。④建议疗程：按照医保支付病种规定的治疗疗程（时间），或根据病情需要确定治疗时间（疗程）。

（4）拓展临床应用：在符合相关法律、临床用药规范的前提下，在医师指导下，拓展应用如下。①肾脏系统：用于治疗糖尿病肾病、慢性肾炎、肾病综合征、慢性肾衰竭等病，能降低尿蛋白，改善血脂代谢紊乱及提高血浆白蛋白，改善肾纤维化指标及凝血指标，改善营养状况，延缓肾功能不全的进展速度。②心血管系统：用于治疗难治性高血压、不稳定型心绞痛、室性期前收缩等，可以改善患者的生活质量，且无不良反应；还有助于改善患者的下肢动脉弹性，联合抗血小板治疗可降低血脂、血浆纤维蛋白原，改善血液成分，可有效防治下肢动脉硬化闭塞症血管介入术后再狭窄。③生殖系统：联合亮丙瑞林可治疗子宫肌瘤，使瘤体缩小，调整性激素水平，降低子宫内膜异位症标志物的含量。可以用于药物流产的辅助治疗，能缩短药物流产后阴道流血时间，减少阴道流血量，另外，在月经失调治疗中具有双向调节作用。

3. 相关药理作用与治疗原理

大黄䗪虫丸的药理作用如下。①改善脑缺氧与微循环障碍，增加心肌血流量。②抑制血小板聚集及抗血栓形成，对已形成的血栓有溶解作用。③保护肝脏，抑制组织增生，防止纤维化，对肝内沉积的免疫复合物有消除作用，使乙肝表面抗原（HBsAg）转阴。④镇静、镇痛、消炎、抗惊厥，改善机体免疫功能，能减轻实验动物肝损伤及延长实验动物存活期。⑤防治肠粘连。本品可减轻肠粘连的形成和发展，促进血块吸收，增加肠蠕动。⑥改善血液流变性，降低血浓度，扩张血管，改善微循环，促进瘀血吸收，恢复器官功能。⑦提高机体免疫力，增强巨噬细胞的功能，促进溶血素的生成。单味中药研究显示：①熟大黄具有广泛的抗肿瘤、抗菌抗炎、调节免疫系统与降血脂等作用。②土鳖虫、水蛭、虻虫、蛴螬可作用于蛋白通路，可以干预细胞周期，诱导细胞凋亡，通过抑制血管生成，抑制肝癌细胞的生长、增殖，还可从肠道微环境的角度间接抑制肝癌细胞增殖。③黄芩素在肝癌细胞中可下调分化抗原簇蛋白 24（CD24）的 mRNA和蛋白质的表达，进而抑制肝癌细胞的增殖和存活。④芍药苷通过转化生长因子信号通路调控肝癌细胞凋亡，抑制肝癌细胞的侵袭和迁移。

4. 临床应用提示

（1）医保准入：属于《国家基本医疗保险、工伤保险和生育保险药品目录》"活血消癥剂"（乙类）。

（2）列入指南：①《肝纤维化中西医结合诊疗指南（2019 年版）》。②《慢性乙型肝炎中医诊疗指南（2018 年版）》。③《农村常用药物实用指南》。

（3）列入共识：①《非酒精性脂肪性肝病中西医结合诊疗共识意见（2017年）》。②《肝硬化腹水中医诊疗专家共识意见（2017）》。③《慢性乙型肝炎中医诊疗专家共识（2012 年 1 月）》。④《新型冠状病毒感染合并心功能不全中西医结合诊疗专家共识》。⑤《前列腺癌中西医结合诊疗与健康管理中国专家共识》。⑥《中国痤疮治疗指南（2019 修订版）》。⑦《中西医结合痤疮诊治专家共识》。⑧《痤疮（粉刺）中医治疗专家共识》。

（4）其他提示：参考生产企业提供的产品说明书。

5. 主要参考文献

[1] 中国医师协会中西医结合医师分会，中国医师协会中西医结合医师分会心脏介入专业委员会，中国中西医结合学会重症医学专业委员会，等 . 新型冠状病毒感染合并心功能不全中西医结合诊疗专家共识 [J]. 中国中西医结合杂志，2023，43（4）：389-398.

[2] 刘立伟，肖建才，蔡生兴，等 . 基于网络药理学研究大黄蛰虫丸抗肝癌增殖的机制 [J]. 西北药学杂志，2023，38（2）：43-49.

[3] 龙琰，田莎 . 虫类中药抗肝癌研究进展 [J]. 中国中医药现代远程教育，2023，21（19）：192-194.

[4] 何元松，李焙仪，孟保华 . 大黄的研究现状 [J]. 成都大学学报（自然科学版），2022，41（2）：113-118.

[5] 中华医学会男科学分会，前列腺癌中西医结合诊疗与健康管理中国专家共识编写组 . 前列腺癌中西医结合诊疗与健康管理中国专家共识 [J]. 中华男科学杂志，2022，28（10）：941-953.

[6] 田丹杏，刘伟 . 大黄蛰虫丸对肝癌介入术后肝功能及免疫功能的影响 [J]. 中国现代药物应用，2022，16（21）：11-14.

[7] 刘倩 . 大黄蛰虫丸对慢性肾衰竭（肾虚血瘀证）患者肾纤维化过程中 TGF-β1 水平的影响临床观察 [D]. 长沙：湖南中医药大学，2021.

[8] 戴朝明，靳松，张济周 . 大黄蛰虫丸联合 TACE 术对原发性肝癌患者（瘀血阻络型）VEGF，MMP-2，TGF-β1 及免疫功能的影响 [J]. 中国中药杂志，2021，46（3）：722-729.

[9] 石光煜，王玉琳，于国强，等 . 用血管回声跟踪技术检测脉搏波传导速度评价大黄蛰虫丸对早期 T2DM 患者下肢动脉弹性的改善作用 [J]. 国际检验医学杂志，2021，42（17）：2072-2075.

[10] 北京中西医结合学会医学美容专业委员会 . 中西医结合痤疮诊治专家共识 [J]. 实用皮肤病学杂志，2021，14（5）：257-260.

[11] 邓来军，董杨，陈焕蕾，等 . 大黄蛰虫丸联合羟基脲治疗 JAK2-V617F 阳性真性红细胞增多症的疗效机制分析 [J]. 时珍国医国药，2020，31（3）：630-632.

[12] 夏雪晴 . 大黄蛰虫丸联合左氧氟沙星治疗慢性盆腔炎的效果探究 [J]. 当代医药论丛，2020，18（9）：218-219.

[13] 刘宁 . 大黄蛰虫丸联合恩替卡韦治疗瘀血阻络型乙肝肝纤维化临床研究 [D]. 滨州：滨州医学院，2020.

[14] 杨爱枫 . 大黄蛰虫丸治疗难治性高血压的疗效观察 [J]. 中西医结合心血管病电子杂志，2019，7（27）：154.

[15] 中国痤疮治疗指南专家组 . 中国痤疮治疗指南（2019 修订版）[J]. 临床皮肤科杂志，2019，48（9）：583-588.

[16] 中国中西医结合学会肝病专业委员会 . 肝纤维化中西医结合诊疗指南（2019 年版）[J]. 中华肝脏病杂志，2019，27（7）：494-504.

[17] 洪海龙 . 恩替卡韦联合大黄蛰虫丸治疗乙肝肝硬化的临床观察 [J]. 医学理论与实践，2019，32（7）：1003-1005.

[18] 陈先翰，唐嘉华，唐梅文，等. 大黄䗪虫丸联合恩替卡韦片治疗慢性乙肝瘀血阻络证患者临床观察 [J]. 现代医学与健康研究电子杂志，2019，3（22）：9-11.

[19] 刘宁，何肖洁，张玉花，等. 大黄䗪虫丸联合恩替卡韦治疗青年乙肝肝纤维化患者的疗效观察 [J]. 世界最新医学信息文摘，2019，19（21）：16-17.

[20] 刘会娜. 核苷（酸）类似物联合大黄䗪虫丸治疗失代偿期乙型肝炎肝硬化患者的临床疗效观察 [D]. 滨州：滨州医学院，2018.

[21] 古力巴哈提·夏米尔，热米拉·托乎提，吾力也提，等. 大黄䗪虫丸联合醋酸亮丙瑞林治疗子宫内膜异位症的临床研究 [J]. 现代医学，2018，46（8）：901-906.

[22] 边志斌. 大黄䗪虫丸配合西药治疗慢性肾功能衰竭的临床探讨 [J]. 中外医疗，2018，37（13）：101-103.

[23] 中华中医药学会肝胆病专业委员会，中国民族医药学会肝病专业委员会. 慢性乙型肝炎中医诊疗指南（2018 年版）[J]. 临床肝胆病杂志，2018，34（12）：2520-2525.

[24] 郭琳茹，代维，池景瑜. 大黄䗪虫丸联合亮丙瑞林治疗子宫肌瘤的临床研究 [J]. 现代药物与临床，2018，33（5）：1150-1153.

[25] 陈宏斌. 恩替卡韦联合大黄䗪虫丸治疗乙型肝炎肝纤维化的临床效果 [J]. 临床医学研究与实践，2018，3（5）：133-134.

[26] 乔汉连. 厄贝沙坦联合大黄䗪虫丸治疗早期糖尿病肾病 34 例总结 [J]. 湖南中医杂志，2017，33（10）：63-64.

[27] 朱淑琴，苏日嘎. 大黄䗪虫丸联合恩替卡韦治疗慢性乙型肝炎肝硬化的临床研究 [J]. 临床医药文献电子杂志，2017，4（15）：2914，2916.

[28] 中华中医药学会脾胃病分会. 肝硬化腹水中医诊疗专家共识意见（2017）[J]. 临床肝胆病杂志，2017，33（9）：1621-1626.

[29] 中国中西医结合学会消化系统疾病专业委员会. 非酒精性脂肪性肝病中西医结合诊疗共识意见（2017 年）[J]. 中国中西医结合消化杂志，2017，25（11）：805-811.

[30] 中华中医药学会皮肤科分会. 痤疮（粉刺）中医治疗专家共识 [J]. 中国中西医结合皮肤性病学杂志，2017，16（4）：382-384.

[31] 孟林，刘鸿伟，张希平. 5- 氨基酮戊酸光动力联合大黄䗪虫丸治疗中重度痤疮的观察 [J]. 医药论坛杂志，2016，37（3）：153-154.

[32] 王君，王贺勇. 大黄䗪虫丸配合西药治疗慢性肾功能衰竭疗效观察 [J]. 山西中医，2016，32（5）：29，39.

[33] 陈艳君，孙云春，黎勇夫. 大黄蟅虫丸对宫颈癌患者术后化疗的近期疗效影响 [J]. 现代中西医结合杂志，2016，25（5）：486-488，492.

[34] 童洪亮. 大黄蟅虫丸联合化疗治疗晚期胃癌临床观察 [J]. 河南医学研究，2016，25（7）：1289-1290.

[35] 张红星，刘旭东，王朝阳. 大黄蟅虫丸联合恩替卡韦治疗慢性乙型肝炎肝硬化疗效观察 [J]. 中国中西医结合消化杂志，2016，24（8）：575-577.

[36] 周晓蕾，吴春晓，陈燕鸿. 大黄蟅虫丸联合恩替卡韦治疗乙型肝炎肝纤维化的临床研究 [J]. 岭南急诊医学杂志，2016，21（3）：258-259，269.

[37] 王瑾，徐文军. 小剂量利尿剂联合大黄蟅虫丸对慢性肾功能衰竭患者血清睾酮、胱抑素 C、瘦素及 β2 微球蛋白水平影响研究 [J]. 中国生化药物杂志，2015，35（11）：144-146.

[38] 郑永东，丁义兰. 农村常用药物实用指南 [M]. 兰州：兰州大学出版社，2014.

[39] 孙鹏. 大黄蟅虫丸配合化疗治疗胰腺癌血瘀证的临床研究 [J]. 现代诊断与治疗，2014，25（21）：4872-4873.

[40] 王利霞，甘才斌，李万华. 大黄蟅虫丸联合异维 A 酸治疗重度痤疮疗效观察 [J]. 中国美容医学，2014，23（11）：923-925.

[41] 中医药学会内科肝胆病学组，世界中医药联合学会肝病专. 慢性乙型肝炎中医诊疗专家共识（2012 年 1 月）[J]. 临床肝胆病杂志，2012，28（3）：164-168.

[42] 李艳华，刘进满. 大黄蟅虫丸配合米非司酮及甲氨蝶呤治疗陈旧性宫外孕 36 例 [J]. 求医问药（下半月），2012，10（8）：444-445.

[43] 俞美谷. 大黄蟅虫丸在月经失调治疗中的双向调节作用 [J]. 内蒙古中医药，2011，30（17）：77.

[44] 金亚明，殷敏，邓跃毅，等. 大黄䗪虫丸治疗肾纤维化血瘀证的临床研究 [J]. 中国中西医结合肾病杂志，2009，10（9）：788-790.

[45] 闫虹. 大黄䗪虫丸治疗室性早搏 38 例临床体会 [J]. 中国中医急症，2007，16（11）：1408-1409.

[46] 李帆. 大黄蟅虫丸对糖尿病肾病蛋白尿的疗效观察 [J]. 海南医学，2007，18（6）：85-86.

[47] 程梅英，李红，魏毅利. 大黄䗪虫丸辅助药物流产的临床观察 [J]. 右江医学，2006，34（3）：255-256.

[48] 杨韶华，王祥生，曹务礼. 大黄䗪虫丸治疗肾病综合征并急性肾功能衰竭疗效观

察 [J]. 中国中医急症，2005，14（9）：843-844.

[49] 魏连波，马志刚，李玉明，等. 大黄䗪虫丸对难治性肾病综合征Ⅷ因子抗原及纤维蛋白原的影响 [J]. 浙江中西医结合杂志，2002，12（7）：399-401.

[50] 杜军. 大黄蛰虫丸配合西药治疗不稳定型心绞痛血瘀证 50 例临床观察 [J]. 湖南中医药导报，2001，7（5）：216.

复方阿胶浆

1. 药品参考信息

【**主要成分**】阿胶、红参、熟地黄、党参、山楂。

【**剂　型**】本品为棕褐色至黑褐色的液体；味甜。

【**适 应 证**】补气养血。用于气血两虚，头晕目眩，心悸失眠，食欲不振及白细胞减少症和贫血。

【**用法用量**】口服，一次 20 mL（1 支），一日 3 次。

【**不良反应**】尚不明确。

【**禁　忌**】尚不明确。

【**注意事项**】①服用本品时不宜同服藜芦、五灵脂、皂荚或其制剂；不宜喝茶和吃萝卜，以免影响药效。②凡脾胃虚弱、呕吐泄泻、腹胀便溏、咳嗽痰多者慎用。③感冒患者不宜服用。④本品宜饭前服用。⑤按照用法用量服用，小儿、孕妇、高血压患者、糖尿病患者应在医师指导下服用。⑥服药 2 周或服药期间症状无改善，或症状加重，或出现新的严重症状时，应立即停药并去医院就诊。⑦对本品过敏者禁用，过敏体质者慎用。⑧本品性状发生改变时禁止使用。⑨儿童必须在成人监护下使用。⑩请将本品放在儿童不能接触到的地方。另外，如正在使用其他药品，使用本品前请咨询医师或药师。

【**孕妇及哺乳期妇女用药**】孕妇应在医师指导下服用。

【**儿童用药**】儿童必须在成人监护下使用。

【**药物相互作用**】如与其他药物同时使用，可能发生药物相互作用，详情请咨询医师或药师。

【**药物过量**】该项研究目前已经完成，论文正在发表。

【**药物毒理学**】该项研究目前已经完成，论文正在发表。

【**药代动力学**】未进行该项研究且暂无可靠文献参考。

【包装规格】每瓶装 20 mL。

2. 临床应用指引

（1）说明书适应证：补气养血。用于气血两虚，头晕目眩，心悸失眠，食欲不振及贫血。

（2）医保适应证：属于《国家基本医疗保险、工伤保险和生育保险药品目录》"养血剂"（乙类），用于各种类型与不同程度的贫血。同方不同剂型与不同生产企业的产品可根据《国家基本医疗保险、工伤保险和生育保险药品目录》应用。

（3）临床应用要点：①产品特点：该产品由阿胶、红参、熟地黄、党参、山楂制成，具有补气养血功效，属于典型的补虚产品。山楂具有明显特色，其一能够舒缓阿胶、熟地黄两药的滋腻碍胃，其二能够健脾开胃，增进食欲，促进营养物质吸收。②西医病种：说明书与医保规定的适应证（不限病种）。③中医简化证候：神疲乏力、少气懒言、面色萎黄或苍白、头晕目眩，舌质淡。④建议疗程：按照医保支付病种规定的治疗时间（疗程），或根据病情需要确定治疗时间（疗程）。

（4）拓展临床应用：在符合相关法律、临床用药规范的前提下，在医师指导下，拓展应用如下。①预防或延缓肿瘤相关性贫血的发生，改善肿瘤相关贫血患者的临床症状，提高患者生活质量（首选肺部及消化道肿瘤）。②治疗各种药物及放化疗所致的白细胞减少症，有效提高白细胞和中性粒细胞的数量。③用于化疗后骨髓抑制的治疗，改善化疗对骨髓造血系统的损伤。④联合化疗方案，可增效减毒，提高疾病控制率。⑤改善晚期肿瘤恶病质症状。⑥治疗癌因性疲乏，降低疲乏等级。⑦提高机体免疫力。

3. 相关药理作用与治疗原理

药理学研究表明，复方阿胶浆具有以下药理作用。①增强凝血因子的功能，增加网织红细胞数、增加血红蛋白及平均红细胞血红蛋白含量、显著增加淋巴细胞百分数，增强骨髓造血功能。②促进造血干细胞正常分裂与增殖，提高白细胞和中性粒细胞数量。③改善成纤维细胞集落状态和骨髓形态学，从而改善骨髓造血微环境，促进骨髓细胞增殖，并抑制细胞凋亡，改善骨髓造血损伤。④促进骨髓造血机制，增加血红蛋白含量，增加全身各细胞供氧量，降低体内尿素氮含量和皮质醇含量，增强疲劳耐受性。⑤增强体内巨噬细胞的吞噬功能，增加免疫球蛋白数量，增强机体自身清除外来病毒及细胞的能力，提高机体免疫力。

4. 临床应用提示

（1）医保准入：属于《国家基本医疗保险、工伤保险和生育保险药品目录》"养血剂"（乙类）。

（2）列入指南：①《癌因性疲乏中西医结合诊疗指南》。②《中医妇科常见病诊疗指南》。③《复发性流产中西医结合诊疗指南》。④《更年期综合征（围绝经期综合征）病证结合诊疗指南》。

（3）列入共识：①《老龄缺铁性贫血高危人群社区中医药防治专家共识》。②《肿瘤相关性贫血中医药防治专家共识》。③《抗肿瘤药物引起骨髓抑制中西医结合诊治专家共识》。④《肺癌中西医结合诊疗专家共识》。⑤《中西医结合食管癌治疗方案专家共识（2021 年版）》。⑥《肿瘤姑息治疗中成药使用专家共识（2013 版）》。⑦《乳腺癌中西医结合诊疗共识》。⑧《恶性肿瘤中医维持治疗专家共识》。⑨《复方阿胶浆治疗癌因性疲乏气血两虚证临床应用专家共识》。⑩《新型冠状病毒感染者恢复期中西医结合康复方案专家共识》。⑪《中西整合淋巴瘤诊疗中国专家共识》。⑫《眩晕 MDT 规范化诊治专家共识》。

（4）行业引用：①《整合肿瘤学》。②《血液疾病优势病种中医诊疗方案与路径解读》。③全国中医药行业高等教育"十三五"创新教材《中医血液病学》。

5. 主要参考文献

[1] 李素芬，郭尚敬 . 复方阿胶浆纳米级组分对骨髓细胞、癌细胞增殖影响的研究 [J]. 食品工业科技，2014，35（23）：351-355，359.

[2] 付雷，付慧，刘立青，等 . 复方阿胶浆对吉西他滨联合顺铂方案发生骨髓抑制的疗效 [J]. 临床肿瘤学杂志，2014，19（8）：739-742.

[3] 许海玉，王松松，杨洪军，等 . 基于网络药理学探析复方阿胶浆辅助治疗肿瘤的作用机制研究 [J]. 中国中药杂志，2014，39（16）：3148-3151.

[4] 许能文，陈红霞，李琳洁，等 . 复方阿胶浆防治 B 细胞性淋巴瘤化疗相关性白细胞减少症的临床观察 [J]. 全科医学临床与教育，2014，12（6）：677-679.

[5] 陈敏，沈健，周徐涛，等 . 复方阿胶浆联合利可君片治疗恶性肿瘤化疗后白细胞减少临床观察 [J]. 实用中医药杂志，2015，31（5）：406.

[6] 朱嘉绮，张强，姜大庆 . 龟鹿二仙汤与复方阿胶浆治疗乳腺癌化疗骨髓抑制 [J]. 实用中医内科杂志，2016，30（9）：108-110.

[7] 黄忠华，姜亚莉，韩芳，等. 复方阿胶浆预防化疗所致血象下降的效果观察 [J]. 临床合理用药杂志，2016，9（26）：5-6，24.

[8] 中国抗癌协会癌症康复与姑息治疗专业委员会. 肿瘤姑息治疗中成药使用专家共识（2013 版）[J]. 中国中西医结合杂志，2016，36（3）：269-279.

[9] 张公正，陈红涛. 复方阿胶浆与重组人促红细胞生成素改善化疗相关性贫血临床研究 [J]. 新中医，2017，49（10）：123-126.

[10] 李华碧，周琪敏. 复方阿胶浆联合个性化综合护理对宫颈癌化疗致骨髓抑制及癌疲乏的影响 [J]. 中国肿瘤临床与康复，2017，24（7）：884-887.

[11] 周勇，侯华英，徐英，等. 复方阿胶浆对化疗所致小细胞肺癌骨髓抑制的影响 [J]. 山东大学学报（医学版），2018，56（2）：14-17.

[12] 张明妍，郑文科，杨丰文，等. 复方阿胶浆防治癌症化疗后骨髓抑制疗效和安全性的系统评价 [J]. 天津中医药，2019，36（5）：459-465.

[13] 黎明春，廖家华，卢增红，等. 复方阿胶浆联合 EP 方案化疗对广泛期小细胞肺癌临床观察 [J]. 赣南医学院学报，2019，39（2）：129-131.

[14] 刘骞. 复方阿胶浆联合顺铂类化疗方案治疗非小细胞肺癌的骨髓保护作用研究 [J]. 首都食品与医药，2021，28（5）：76-77.

[15] 中华中医药学会血液病分会，中国中西医结合学会肿瘤委员会，北京中西医结合学会肿瘤专业委员会. 肿瘤相关性贫血中医药防治专家共识 [J]. 北京中医药，2021，40（1）：48-52.

[16] 罗梅宏，崔乐乐，孙伟正，等. 老龄缺铁性贫血高危人群社区中医药防治专家共识 [J]. 现代中医临床，2021，28（4）：29-35.

[17] 陈信义，杨文华. 中医血液病学 [M]. 北京：中国中医药出版社，2019.

[18] 何丹，张海潮，易子漾，等. 基于网络药理学和代谢组学的复方阿胶浆抗再生障碍性贫血研究 [J]. 数字中医药（英文版），2021，4（4）：328-342.

[19] 王玉如，刘寨东. 基于网络药理学探讨复方阿胶浆干预癌因性疲乏的作用机制研究 [J]. 现代中西医结合杂志，2024，33（4）：528-537.

固肠止泻丸

1. 药品参考信息

【主要成分】 乌梅肉、黄连、干姜、木香、罂粟壳、延胡索。

【剂　　型】丸剂。

【适 应 证】调和肝脾，涩肠止痛。用于肝脾不和、泻痢腹痛、慢性非特异性溃疡性结肠炎见上述证候者。请以产品实际附带说明书为准。

【用法用量】口服。一次 5 g，一日 3 次。

【不良反应】本品过量使用可能导致胃部不适、恶心、头晕等不良反应。

【禁　　忌】对本品过敏者禁用。孕妇及哺乳期妇女禁用。

【注意事项】①忌食生冷、辛辣、油腻等刺激性食物。②运动员慎用。③不可过量服用，不可久服。④婴幼儿及老年人等特殊群体慎用。

【药物相互作用】未进行该项研究且暂无可靠文献参考。

【药物过量】本品过量使用可能导致胃部不适、恶心、头晕及乏力等不良反应。

【药物毒理学】未进行该项研究且暂无可靠文献参考。

【药代动力学】未进行该项研究且暂无可靠文献参考。

2.临床应用指引

（1）说明书适应证：调和肝脾，涩肠止痛。用于肝脾不和、泻痢腹痛、慢性非特异性溃疡性结肠炎见上述证候者。

名词解释。①调和肝脾：调和肝脾是中医治疗疾病或病证的一种方法，指利用该产品中具有调和肝脾功效的中药治疗肝郁脾虚证（胸胁胀满、疼痛走窜、脘腹胀满、大便稀溏、腹痛腹泻、善叹息、心情抑郁或急躁易怒）。②涩肠止痛：涩肠止痛是中医治疗疾病或病证的一种方法，指利用该产品中具有涩肠（指治疗长期慢性腹泻或大便滑脱的方法）、止痛功效的中药治疗腹痛、腹泻。

（2）医保适应证：属于《国家基本医疗保险、工伤保险和生育保险药品目录》"固涩止泻剂"（乙类）。适应证同说明书。同方不同剂型与不同生产企业的产品按照医保目录应用。

（3）临床应用要点：①产品特点：该产品的主要作用是调和肝脾，用于治疗肝郁脾虚（胸胁胀满、少腹胀痛，或腹痛欲泻、泻后痛减，或便溏不爽、肠鸣矢气、性情抑郁或急躁易怒）导致的腹泻。②西医病种：说明书、医保规定的适应证。③中医简化证候：具备下列条件之一即可，腹泻（排便次数与质地较病前明显异常）或腹泻有脓血便；腹痛、腹胀、矢气。④建议疗程：按照医保支付病种规定的治疗时间（疗程），或根据病情需要确定治疗时间（疗程）。

（4）拓展临床应用：在符合相关法律、临床用药规范的前提下，在医师指导下，拓展应用如下。①治疗溃疡性结肠炎，可改善患者临床症状，如食欲不振、恶心呕吐、腹痛腹泻、里急后重或脓血便等。②改善情绪抑郁或烦躁、少腹胀满等肝郁症状。③有文献表明，本品对克罗恩病也有一定治疗效果，既可提高临床治疗有效率，又可改善腹泻、腹痛等临床症状。④可用于腹泻型肠易激综合征的治疗，对患者的腹泻、腹痛以及腹部不适等症状均有很好的改善作用。

3. 相关药理作用与治疗原理

药理学研究表明，固肠止泻丸具有抗菌、抗过敏、消炎、镇痛、防止溃疡等作用。同时，具有增强机体免疫力、调节胃肠运动等效果。抗菌作用主要表现在抑制常见的肠道致病菌（如大肠埃希菌、痢疾杆菌、伤寒杆菌等）的增殖，对细菌感染导致的肠炎有明显的抗菌、止泻作用。同时，具有增强机体免疫力的作用。固肠止泻丸可通过阻断 NF-κB 信号通路，减少细胞因子的释放并调节抗凋亡蛋白 BCL-2 的水平，减轻细胞坏死，修复溃疡，提高对溃疡性结肠炎的治疗效果。单味中药研究表明，黄连的有效成分黄连碱可以激活 Nrf2 信号的转导，从而抑制炎症因子水平异常升高。同时，调节机体免疫力和抗氧化基因的转录，抑制机体异常免疫状态和氧化应激，进而促进患者肠道菌群平衡，改善患者肠黏膜免疫状态。

4. 临床应用提示

（1）医保准入：属于《国家基本医疗保险、工伤保险和生育保险药品目录》"固涩止泻剂"（乙类）。

（2）副反应提示：本品的药物组成中含有罂粟壳，其所含的吗啡、可待因、罂粟碱等成分，对呼吸中枢有抑制作用，可通过胎盘及乳汁引起新生儿窒息，并能使颅内压升高。因此，孕妇及哺乳期妇女忌服，婴幼儿及老年人等特殊群体慎用；罂粟具有兴奋作用，故运动员慎用；罂粟壳的主要成分具有毒性，过量服用及持续服用本品可导致成瘾、慢性中毒，故不宜久服。本品过量使用可能导致胃部不适、恶心、头晕及乏力等不良反应，为药物对消化道的刺激作用所致。减量服用或将饭后服用改为饭中服用即可避免此不良反应。

（3）其他提示：参考生产企业提供的产品说明书。

5. 主要参考文献

[1] 宋光胜，宋文骞，李宏秋 .《中国药典》2020 年版（一部）中收载含罂粟壳成方制剂的汇总与分析 [J]. 药学研究，2023，42（6）：428-432.

[2] 吴冬芝，吴柯楠，程雯，等 . 固肠止泻丸对溃疡性结肠炎小鼠的治疗作用研究 [J]. 湖南中医药大学学报，2022，42（10）：1626-1631.

[3] 王惟浩 . 固肠止泻丸治疗"肝郁脾虚证"溃疡性结肠炎的作用机制研究 [D]. 宜春：宜春学院，2022.

[4] 李月杰 . 固肠止泻丸辅助治疗溃疡性结肠炎 50 例效果观察 [J]. 中国实用乡村医师杂志，2022，29（3）：49-51.

[5] 黎小莲，罗秋水 . 固肠止泻丸与蒙脱石散治疗腹泻型肠易激综合征患者的效果比较 [J]. 中国民康医学，2022，34（10）：92-95.

[6] 王金周，王萍，侯亭开，等 . 固肠止泻丸联合康复新液灌肠治疗对溃疡性结肠炎患者肠道菌群及炎症因子的影响 [J]. 世界中西医结合杂志，2020，15（12）：2289-2293.

[7] 杨勇，朱先伟，关建军，等 . 固肠止泻丸治疗溃疡性结肠炎的作用机理研究 [J]. 西部中医药，2019，32（9）：9-13.

[8] 郭艳，魏小娟，王云溪 . 固肠止泻丸联合美沙拉嗪对轻度活动期克罗恩病患者的临床疗效 [J]. 中成药，2019，41（8）：1844-1847.

[9] 郭凯 . 固肠止泻丸联合金双歧治疗腹泻型肠易激综合征的临床研究 [D]. 武汉：湖北中医药大学，2019.

[10] 史海龙，冯雪松，马晓军，等 . 基于网络药理学的固肠止泻丸治疗肠易激综合征作用机制研究 [J]. 药学学报，2019，54（3）：482-493.

[11] 吴光辉，郭兰洁 . 固肠止泻丸联合柳氮磺吡啶治疗溃疡性结肠炎的临床研究 [J]. 现代药物与临床，2018，33（6）：1410-1414.

[12] 吕静 . 固肠止泻丸致严重肝损伤一例 [J]. 中国医院用药评价与分析，2018，18（1）：144.

红景天黄芪颗粒

1. 食品参考信息

【主要成分】黄芪、当归、山茱萸、红景天、灵芝。

【剂　　型】颗粒剂。

【适 应 证】经动物研究评价，本品对辐射危害有辅助保护功能、对化学性肝损伤有辅助保护功能。适用于接触辐射者、有化学性肝损伤风险者。

【用法用量】每日 2 次，每次 1 袋，用温开水冲服。

【不良反应】尚不明确。

【禁　　忌】少年儿童、孕妇、哺乳期妇女禁用。

【注意事项】本品不能代替药物，适宜人群外的人群不推荐使用本产品。

【孕妇及哺乳期妇女用药】孕妇及哺乳期妇女禁用。

【儿童用药】儿童禁用。

【药物相互作用】未进行该项研究且暂无可靠文献参考。

【药物过量】未进行该项研究且暂无可靠文献参考。

【药物毒理学】大、小鼠急性经口毒性试验表明本品无毒性。

【药代动力学】未进行该项研究且暂无可靠文献参考。

2. 临床应用指引

（1）说明书适应证：该产品由药食同源的黄芪、当归、山茱萸、红景天、灵芝制成。适应于接触辐射者、有化学性肝损伤风险者。

（2）临床应用要点：①产品特点：本品属于补益类产品，可作为食品或食品添加剂。②应用范围：对暴露于辐射者有辅助保护功能，对化学性肝损伤者有辅助保护功能。③用于产品说明书适应证时，不受疗程限制。

（3）拓展临床应用：①建议作为接触放射性物质、化学物质人群的日常服用食品。②可作为恶性肿瘤放化疗期间的营养支持。③可作为急慢性肝炎（病毒性）、药物性肝损伤、脂肪肝、酒精肝、免疫性肝病等患者的日常食品。

3. 相关实验结果

（1）辐射保护作用：本品实验组动物的外周血白细胞计数试验阳性、小鼠骨髓细胞微核试验阳性、骨髓细胞 DNA 含量试验阴性。受试样品对受试动物体重无明显影响。根据《保健食品检验与评价技术规范》（2003 年版）中的判定标准，本品对暴露于辐射者有辅助保护功能。

（2）肝损伤保护作用：将本品经口灌胃饲喂小鼠 30 天后，给予肝脏毒物四氯化碳，中剂量组血清 ALT 明显低于损伤阳性对照组的，差异具有显著性（$P < 0.05$）；肝脏病理学检查结果显示：中剂量组动物的肝细胞坏死程度比损伤阳性对照组的明显减轻，差异具有显著性（$P < 0.05$）。以上结果表明，本品对四氯化碳所致肝损伤的肝细胞具有辅助保护功能，试验结果为阳性。

（3）毒理学研究：①大、小鼠急性经口毒性试验结果显示，实验动物的最大耐受剂量均大于 20.0 g/（kg·bw），按急性毒性分级，属于无毒。②三项遗传毒性试验（Ames 试验、小鼠骨髓细胞微核试验、小鼠精子畸形试验）结果未见致突变作用。③大鼠 30 天喂养试验结果表明：试验期间各剂量组动物生长发育良好，体重持续增长，休态活泼，大、小便未见异常改变，动物未出现中毒症状及死亡。受检样品对各剂量组雌、雄鼠的体重、平均进食量及食物利用率均无明显的不良影响。试验末，各剂量组动物的血液学指标、血液生化指标（血清总蛋白、白蛋白、ALT、AST、胆固醇、甘油三酯、血糖、尿素氮、肌酐）与对照组的比较，均无显著性差异（$P > 0.05$）；中剂量组雌鼠肾脏重量增加，与对照组的肾脏重量比较有极显著性差异（$P < 0.01$），但相应的脏体比未见异常，故认为该指标变化无生物学意义，雌鼠其他脏器重量、脏体比及雄鼠各项脏器重量、脏体比与相应对照组的比较无显著性差异（$P > 0.05$）；组织病理学检查结果显示，除了动物自发病变，未见受试物高剂量组有动物中毒损伤改变。

4. 主要参考文献

[1] 包书芳，黄荣春，陈燕妮. 黄芪多糖的作用及养殖应用 [J]. 畜牧兽医科技信息，2023（4）：16-18.

[2] 江远玲，冯楠，邵欣宇，等. 黄芪的现代药理作用研究进展 [J]. 西南医科大学学报，2023，46（5）：456-460，463.

[3] 马文玲，白丽君. 探讨近十年来黄芪多糖的作用机制研究进展 [J]. 中医临床研究，2023，15（3）：10-14.

[4] 陶雨凡，董凡，兀琦，等.《中国药典》2020 年版含黄芪成方制剂分析及其现代研究进展 [J]. 中国现代中药，2023，25（1）：202-209.

[5] 郭双岩，梁旗，吕洁丽，等. 中药当归的药理作用及机制研究进展 [J]. 新乡医学院学报，2023，40（7）：678-685.

[6] 张婷，冯石卜，姜祎，等. 山茱萸果核提取物不同洗脱部位对急性药物性肝损伤的作用研究 [J]. 中南药学，2023，21（3）：652-656.

[7] 路子佳，谢瑶. 灵芝及其制品保肝作用研究进展 [J]. 食用菌学报，2023，30（4）：108-118.

[8] 张若冰，杨玉赫，李陈雪，等. 灵芝多糖药理作用及机制的研究进展 [J]. 天然产物研究与开发，2023，35（5）：879-887.

[9] 马艳春，吴文轩，胡建辉，等. 当归的化学成分及药理作用研究进展 [J]. 中医药学报，2022，50（1）：111-114.

[10] 金阳，葛金环，刘思琦，等. 当归多糖的化学结构、药理作用及构效关系研究进

展 [J]. 中医药信息，2022，39（2）：69-77.

[11] 白宏，别蓓蓓，常翠翠，等．黄芪甲苷的药理活性研究进展 [J]. 西北药学杂志，2022，37（3）：198-202.

[12] 刘成娟，黄盛洁，杜瑞姣，等．基于 CiteSpace 对红景天研究进展的可视化分析 [J]. 中南药学，2022，20（5）：1192-1197.

[13] 张玉珂，刘培民，王玉萍．红景天苷抗恶性肿瘤作用研究进展 [J]. 江苏中医药，2022，54（8）：75-78.

[14] 王笑妍，李玫，沈志纲，等．红景天苷药理作用研究进展 [J]. 中成药，2022，44（12）：3932-3935.

[15] 徐瑶，徐树来，刘志彬，等．灵芝三萜类化合物提取纯化及生物活性研究进展 [J]. 食品工业科技，2022，43（11）：458-464.

[16] 吴昭，王彤，郭慧阳，等．灵芝多糖药理作用研究进展 [J]. 宁夏农林科技，2022，63（3）：27-30.

[17] 陆如凤，宛传奇，何煜舟．红景天苷的生物学活性和细胞作用机制研究进展 [J]. 浙江临床医学，2021，23（4）：600-603.

[18] 史才兴，梁水菁，李建璋，等．红景天苷药理作用及其机制研究进展 [J]. 菏泽医学专科学校学报，2021，33（4）：67-70，84.

[19] 胡妮娜，张晓娟．黄芪的化学成分及药理作用研究进展 [J]. 中医药信息，2021，38（1）：76-82.

[20] 张东霞．黄芪中黄酮类化合物药理作用研究进展 [J]. 内蒙古中医药，2021，40（2）：148-149.

[21] 邬雪妹．当归的药理作用研究进展 [J]. 东方药膳，2021（8）：289.

[22] 郑燕贤．黄芪的药理作用及临床研究进展 [J]. 饮食保健，2020，7（8）：297.

[23] 朱芳莹，胡亚雯，姜哲，等．东当归化学成分及其药理活性的研究进展 [J]. 延边大学学报（自然科学版），2020，46（2）：176-181.

[24] 周迎春，张廉洁，张燕丽．山茱萸化学成分及药理作用研究新进展 [J]. 中医药信息，2020，37（1）：114-120.

[25] 谢怡琼，王琪瑞，孙思雅，等．灵芝的药理作用和临床应用研究进展 [J]. 临床医学研究与实践，2020，5（10）：191-193.

[26] 张露云，徐倩，于俊林，等．东北当归属植物的成分与药理作用研究进展 [J]. 通化师

黄芪北沙参颗粒

1.食品参考信息

【主要成分】黄芪、百合、北沙参、蝙蝠蛾拟青霉菌丝体粉。

【剂　　型】颗粒剂。

【适 应 证】免疫力低下者、易疲劳者。

【用法用量】每日 2 次，每次 1 袋，用温开水冲服。

【不良反应】尚不明确。

【禁　　忌】少年儿童、孕妇、哺乳期妇女禁用。

【注意事项】本品不能代替药物；适宜人群外的人群不推荐使用本产品。

【药物相互作用】未进行该项研究且暂无可靠文献参考。

【药物过量】未进行该项研究且暂无可靠文献参考。

【药物毒理学】大、小鼠急性经口毒性试验表明本品无毒性。

【药代动力学】未进行该项研究且暂无可靠文献参考。

2.临床应用指引

（1）说明书适应证：该产品由药食同源的黄芪、百合、北沙参、蝙蝠蛾拟青霉菌丝体粉组成。适用于免疫力低下者、易疲劳者。

（2）临床应用要点：①产品特点：本品属于补益类产品，可作为食品或食品添加剂。②应用范围：用于多系统肿瘤或放化疗导致的免疫力低下引起的症状或疾病，如体能下降、消化不良、容易感冒（细菌或病毒感染）、伤口不易愈合等。③用于产品说明书适应证时，不受疗程限制。

（3）拓展临床应用：建议应用于以下情况。①中晚期恶性肿瘤恶病质或肿瘤相关厌食症患者的营养支持。②多系统疾病终末期患者的营养支持。③慢性病患者的体能恢复。④手术恢复期或体能恢复期患者的营养支持。

3.相关实验研究

（1）增强免疫力：根据生产厂家提供的人群推荐日摄入量 $[24 \text{ g}/(60 \text{ kg} \cdot \text{bw})]$ 扩大 5 倍、10 倍、20 倍设置低、中、高三个剂量组，即 2.0、4.0、8.0 $\text{g}/(\text{kg} \cdot \text{bw})$，另设阴性对照组。采用 SPF 级昆明小鼠，连续灌胃给予，30 天后开始检测有关指标。实验结果以 $P < 0.05$ 为判断有显著性差异的标准。结果显示：①各剂量

组与阴性对照组比较，小鼠体重、淋巴器官/体重值均无显著性差异。②高剂量本品能明显增强经刀豆蛋白 A 诱导的小鼠脾淋巴细胞的增殖能力。③高剂量本品能明显增强经二硝基氟苯诱导的小鼠迟发型变态反应。④高剂量本品能明显升高小鼠血清溶血素的含量。⑤高剂量本品能明显增强小鼠腹腔巨噬细胞吞噬红细胞的能力。⑥高剂量本品能明显增强小鼠的碳廓清能力；⑦高剂量本品能明显增强抗体生成细胞的能力。⑧各剂量本品均不能明显增强小鼠 NK 细胞的活性。按照增强免疫功能评价程序规定，该受试物具有增强免疫力的功能。

（2）缓解疲劳：根据生产厂家提供的人群推荐日摄入量 24 g/（60 kg·bw）[0.4 g/（kg·bw）] 扩大 5 倍、10 倍、20 倍设计三个剂量组，即 2.0、4.0、8.0 g/（kg·bw），同时设阴性对照组。采用 SPF 级昆明小鼠连续灌胃给予，30 天后开始测试。实验结果如下。①各组与阴性对照组比较，小鼠体重无显著性差异。②高剂量本品能延长小鼠负重游泳时间，与阴性对照组比较，有显著性差异。③高剂量本品能减少小鼠游泳后及游泳休息后的血乳酸值，与阴性对照组比较，有显著性差异。④高剂量本品能减少小鼠游泳后的血乳酸曲线下面积，与阴性对照组比较，有显著性差异。⑤高剂量本品能降低小鼠血清尿素氮检测值，与阴性对照组比较，有显著性差异。⑥高剂量本品能升高小鼠肝糖原检测值，与阴性对照组比较，有显著性差异。综合各项试验结果判定，本品具有缓解疲劳的功能。

（3）毒理学研究：①小鼠急性经口毒性试验结果显示，对两种性别的 SPF 级昆明小鼠进行急性经口毒性试验，累计两次灌胃剂量达 22.0 g/（kg·bw）[相当于人群推荐日摄入量 0.22 g/（kg·bw）的 100 倍]，在 14 天的观察期内，动物未见明显中毒症状和死亡，依据急性毒性分级评价标准，该受试样品属无毒级。②两项致突变试验（小鼠骨髓细胞微核试验和精子畸形试验）的结果均为阴性。③大鼠 30 天喂养试验结果表明，将受试样品按 5.50、11.00、22.00 g/（kg·bw）剂量[分别相当于人群推荐日摄入量 0.22 g/（kg·bw）的 25 倍、50 倍、100 倍]对 SPF 级 Wistar 大鼠连续灌胃 30 天，动物未见明显的中毒症状和死亡。受试样品各剂量组大鼠的体重、进食量、食物利用率、血液学指标、血液生化指标、脏器重量、脏体比以及组织病理学指标等与阴性对照组比较，均无显著性差异，结果为未发现该受试样品有明显的毒性作用。④ Ames 试验结果呈阴性。⑤大鼠 30 天喂养试验结果表明，将受试样品按 5.50、11.00、22.00 g/（kg·bw）剂量[分别相当于人群推荐日摄入量 0.22 g/（kg·bw）的 25 倍、50 倍、100 倍〕对 SPF 级 Wistar 大鼠连续灌胃 30 天，动物未见明显的中毒症状和死亡。受试样品各剂量组大鼠的体重、进食量、食物利用率、血液学指标、血液生化指标、脏器重量、脏体比以及组织病理学指标等与阴性对照组比较，差异均无统计学意义。

4. 主要参考文献

[1] 王佳扬，刘仁慧 . 黄芪"补气之长"的古今文献研究及作用机制探讨 [J]. 首都食品与医药，2024，31（5）：13-16.

[2] 杨艳，刘丹，邓春海，等 . 基于网络药理学和分子对接技术研究四物汤配伍黄芪提高免疫力的作用机制 [J]. 川北医学院学报，2023，38（5）：584-589.

[3] 马文玲，白丽君 . 探讨近十年来黄芪多糖的作用机制研究进展 [J]. 中医临床研究，2023，15（3）：10-14.

[4] 江远玲，冯楠，邵欣宇，等 . 黄芪的现代药理作用研究进展 [J]. 西南医科大学学报，2023，46（5）：456-460，463.

[5] 刘玉才，刘亚群，庄海涛，等 . 黄芪抗非小细胞肺癌作用机制研究进展 [J]. 中国民族民间医药，2023，32（16）：52-56.

[6] 于鑫，李润根 . 百合鳞茎中酚类化合物及药理活性研究进展 [J]. 昆明学院学报，2023，45（6）：44-54.

[7] 翁小建，谈毅，陈明苍，等 . 百合抗焦虑抗抑郁有效成分与作用机制研究 [J]. 浙江中医药大学学报，2023，47（11）：1243-1254，1269.

[8] 翟艳会，王新苗，张伟，等 . 北沙参的临床应用及其用量探究 [J]. 长春中医药大学学报，2022，38（11）：1201-1204.

[9] 任搏文，蔡幸婷，李达谅 . 北沙参化学成分及药理作用的研究进展 [J]. 福建轻纺，2022（8）：9-17.

[10] 王世静 . 蒙药北沙参的药理作用及临床应用研究 [J]. 中国民族医药杂志，2022，28（4）：25-27.

[11] 胡兆东，田硕，苗艳艳，等 . 百合的现代化学、药理及临床应用研究进展 [J]. 中药药理与临床，2022，38（4）：241-246.

[12] 白宏，别蓓蓓，常翠翠，等 . 黄芪甲苷的药理活性研究进展 [J]. 西北药学杂志，2022，37（3）：198-202.

[13] 李博，耿刚 . 黄芪的化学成分与药理作用研究进展 [J]. 中西医结合研究，2022，14

（4）：262-264.

[14] 马文玲，蒋晓静，胡睿，等 . 黄芪甲苷在免疫细胞方面的作用机制研究进展 [J]. 中医临床研究，2022，14（15）：145-148.

[15] 孙佳宁，连希希，孙伶俐，等 . 百合主要成分及药理作用研究进展 [J]. 中国野生植物资源，2022，41（7）：45-50.

[16] 张东霞 . 黄芪中黄酮类化合物药理作用研究进展 [J]. 内蒙古中医药，2021，40（2）：148-149.

[17] 张靖，彭鼎，陈凯，等 . 百合多糖免疫活性研究进展 [J]. 中国动物传染病学报，2021，29（3）：114-118.

[18] 邱晓月，景永帅，郑玉光，等 . 北沙参多糖对免疫系统调节作用研究进展 [J]. 中国药理学与毒理学杂志，2021，35（10）：794.

[19] 辽宁大学 . 蝙蝠蛾拟青霉发酵菌丝体多糖在制备免疫抗肿瘤药物中的应用：CN202110574730.2[P]. 2021-08-20.

[20] 陆海峰，王忠，吴鸿雪，等 . 蝙蝠蛾拟青霉菌丝体研究进展 [J]. 现代农业科技，2020（20）：197-200.

[21] 赵海燕 . 蝙蝠蛾拟青霉菌丝体粉对小鼠免疫功能的作用 [J]. 中文信息，2020（2）：210.

[22] 卢军 . 蝙蝠蛾拟青霉菌丝体粉增强小鼠免疫活性研究 [J]. 赤子，2020（5）：136-137.

[23] 王晓琴，苏柯萌 . 北沙参化学成分与药理活性研究进展 [J]. 中国现代中药，2020，22（3）：466-474.

[24] 于亮，孟俊，徐伟娜，等 . 北沙参的化学成分及其药理活性研究进展 [J]. 食品与药品，2020，22（1）：83-90.

[25] 于思文，田海玲，裴钰，等 . 北沙参的活性成分及药理作用的研究进展 [J]. 养生保健指南，2019（33）：256-257.

六味安神胶囊

1. 药品参考信息

【主要成分】地黄、酸枣仁、莲子心、远志（炙）、陈皮、甘草。

【剂　　型】胶囊剂。

【适 应 证】用于治疗失眠症，中医辨证属于阴虚火旺夹痰证者，症见心烦不寐、心悸不安、易出汗、口干津少、健忘、胸脘痞闷、舌红苔腻、脉细滑数等。

【用法用量】口服，一次3粒，一日3次。疗程为4周。

【不良反应】用药后个别患者出现轻、中度胃脘部嘈杂、胃脘作胀、腹泻、泻下水样便等。

【禁　　忌】尚不明确。

【注意事项】①忌不易消化食物。②感冒发热患者不宜服用。③有高血压、心脏病、肝病、糖尿病、肾病等慢性病且病情严重者应在医师指导下服用。④儿童、孕妇、哺乳期妇女应在医师指导下服用。⑤服药4周症状无缓解者，应去医院就诊。⑥对本品过敏者禁用，过敏体质者慎用。⑦本品性状发生改变时禁止使用。⑧儿童必须在成人监护下使用。⑨请将本品放在儿童不能接触到的地方。⑩如正在使用其他药品，使用本品前请咨询医师或药师。

【孕妇及哺乳期妇女用药】孕妇、哺乳期妇女应在医师指导下服用。

【儿童用药】儿童应在医师指导下服用。

【药物相互作用】未进行该项研究且暂无可靠文献参考。

【药物过量】未进行该项研究且暂无可靠文献参考。

【药物毒理学】未进行该项研究且暂无可靠文献参考。

【药代动力学】未进行该项研究且暂无可靠文献参考。

2.临床应用指引

（1）说明书适应证：用于治疗失眠症，中医辨证属于阴虚火旺夹痰证者，症见心烦不寐、心悸不安、易出汗、口干津少、健忘、胸脘痞闷、舌红苔腻、脉细滑数等。

名词解释。阴虚火旺夹痰证是中医证候名，多指阴液（身体各种体液的通称）亏虚（不足状态）导致阴虚阳亢（因阴液亏损，阳气失去制约而出现的心烦失眠、口燥咽干、盗汗遗精、两颧潮红、大便干结、肢体困重等）的状态。

（2）医保适应证：属于《国家基本医疗保险、工伤保险和生育保险药品目录》"安神剂"项下"养心安神剂"（乙类）。适应证同产品说明书，无疾病限制。

（3）临床应用要点：①产品特点：该产品由具有清热养阴、祛火化痰功效的中药制成，具有清心除烦功效。②西医病种：恶性肿瘤相关失眠症。③中医简化证候：心烦不寐、心悸不安、易汗、口干津少、健忘、胸脘痞闷、舌红苔腻、脉细滑数等。④建议疗程：按照医保支付范围规定的适应证确定治疗时间（疗程），或根据病情需要确定治疗时间（疗程）。

（4）拓展临床应用：在符合相关法律、临床用药规范的前提下，在医师指导下，拓展应用如下。①治疗失眠：可用于治疗由多种原因导致的失眠症（如疾病原因造成的失眠、生理原因造成的失眠、心理与精神因素导致的失眠、服用药物或其他物质引起的失眠以及肿瘤相关失眠）。②治疗轻、中度抑郁：核心症状为心情低落、兴趣和愉快感丧失，导致劳累感增强和活动减少，以及注意力降低、自我评价和自信心降低、自罪观念和无价值感、认为前途暗淡悲观、自伤或自杀的观念或行为、睡眠障碍、食欲下降等。

3. 相关药理作用与治疗原理

药理学研究表明，本品有以下药理作用。①舒缓情绪：六味安神胶囊可以促进大脑内多巴胺的分泌，多巴胺是一种神经递质，可以增强人的快乐感和幸福感，并能抑制肾上腺素和去甲肾上腺素的分泌，从而减少焦虑和紧张情绪。②改善失眠：失眠是由多种原因引起的，如焦虑、抑郁、神经系统紧张等。六味安神胶囊可以通过调节神经递质的分泌和改善神经系统功能，减少失眠症状。其中的草药成分可以舒缓中枢神经系统，提升睡眠质量。③减轻抑郁症状：六味安神胶囊中的成分对胆碱能神经活性具有抑制作用，能够改善患者的情绪。六味安神胶囊可以平衡神经系统的功能，调节体内激素水平，改善抑郁症状。④缓解神经衰弱：神经衰弱是一种常见的神经系统疾病，常伴随着焦虑、疲劳、记忆力减退等症状。六味安神胶囊可以调节神经系统功能，增强大脑的耐力和适应能力，还可以促进大脑的血液循环，改善神经细胞的供氧。⑤缓解更年期综合征：更年期综合征是指由生理期转变引起的一系列症状，如情绪不稳定、失眠和潮热等。六味安神胶囊可以平衡内分泌系统，缓解更年期综合征的不适症状。

4. 临床应用提示

（1）医保准入：属于《国家基本医疗保险、工伤保险和生育保险药品目录》"安神剂"项下"养心安神剂"（乙类）。适应证同产品说明书，无疾病限制。

（2）列入指南：《神志病中西医结合临床诊疗指南》"非器质性失眠"推荐药品。

（3）列入共识：《新型冠状病毒居家成人中医药健康管理专家共识》。

（4）其他提示：参考生产企业提供的产品说明书。

5. 主要参考文献

[1] 孙霞，王小平，李庭毅，等 . 六味安神胶囊联合黛力新治疗焦虑抑郁伴失眠临床观察 [J]. 湖北中医药大学学报，2022，24（1）：73-75.

[2] 黄雪萍，杨辉，文晏，等 . 六味安神胶囊联合氟哌噻吨美利曲辛片治疗轻中度焦虑抑郁的临床研究 [J]. 中国医药导报，2019，16（1）：149-152.

[3] 刘梁英，石钢，官建 . 六味安神胶囊治疗功能性消化不良合并失眠焦虑抑郁状态患者的疗效评价 [J]. 重庆医学，2018，47（25）：3346-3348.

[4] 李婷，郭铁，张鹏 . 六味安神胶囊联合右佐匹克隆治疗失眠临床研究 [J]. 实用中医药杂志，2018，34（6）：672-673.

[5] 刘锦龙，刘涛，欧雨 . 六味安神胶囊治疗失眠症 60 例 [J]. 中国药业，2013，22（24）：84-85.

芦笋胶囊

1. 食品参考信息

【主要成分】鲜芦笋。

【剂　　型】胶囊剂。

【适 应 证】益气生津。用于癌症患者的辅助治疗及放化疗后口干舌燥、食欲不振、全身倦怠者。

【用法用量】口服，一次 3 粒，一日 3 次。

【不良反应】尚不明确。

【禁　　忌】尚不明确。

【注意事项】尚不明确。

【孕妇及哺乳期妇女用药】无。

【儿童用药】儿童必须在成人监护下使用。

【药理作用】参考生产企业提供的说明书。

【药物过量】未进行该项研究且暂无可靠文献参考。

【药物毒理学】未进行该项研究且暂无可靠文献参考。

【药代动力学】未进行该项研究且暂无可靠文献参考。

2. 临床应用指引

（1）说明书适应证：益气生津。用于癌症患者的辅助治疗及放化疗后口干舌燥、食欲不振、全身倦怠者。按照说明书适应证，根据病情需要确定治疗时间（疗程）。

名词解释。益气生津是中医治疗疾病或病证的一种方法，指利用该产品中具有益气生津功效的中药治疗气虚津亏证（除了说明书提及的症状，还有气短懒言、语声低微、倦怠自汗、口渴喜饮、咽干舌燥、大便干结等症状）。

（2）拓展临床应用：在符合相关法律、临床用药规范的前提下，在医师指导下，基于芦笋具有清热生津、利水通淋功效，拓展应用如下。①用于治疗多种癌症患者在疾病进展期或放化疗期间出现的发热、口渴、咽干、便秘、尿黄等症状，尤其适用于头颈部肿瘤放疗导致的口干舌燥、口舌生疮、口腔溃疡、牙龈出血等症状的治疗。②用于治疗肾癌、前列腺癌、膀胱癌引起的排尿涩痛、淋漓不畅，甚则癃闭不通、小腹胀满、口燥咽干等。③用于治疗灼口综合征、干燥综合征等。

3. 相关药理作用与治疗原理

药理学研究表明，本品具有如下药理作用。①直接杀伤癌细胞：芦笋胶囊对来源于鼻咽癌、宫颈癌、食管癌及小鼠肺腺癌、S180肉瘤、肝癌、白血病、胃癌前变、乳腺癌、胰腺癌等的细胞株均有明显的细胞毒作用。②增强免疫功能：芦笋可促进外周血T淋巴细胞的转化、增殖，提高外周血中NK细胞和LAK细胞的活性，激活巨噬细胞吞噬功能，增加免疫器官重量等。③减毒作用：芦笋对 $^{60}Co-\gamma$ 射线和环磷酰胺所致的骨髓抑制有明显保护作用，可使放化疗后外周血白细胞与红细胞的数量明显回升，使骨髓有核细胞增殖活跃；服用芦笋胶囊能减轻化疗和放疗的不良反应，增强治疗效果。④其他作用：芦笋胶囊还具有促进唾液分泌、增强食欲、抗疲劳、耐缺氧、保肝解毒等作用。

4. 临床应用提示

（1）列入指南：中华口腔医学会发布的2019年版及2021年版《灼口综合征临床实践循证指南》。

（2）发明专利：ZL1-22003，《一种芦笋胶囊及其制备方法》。

（3）其他提示：参考生产企业提供的产品说明书。

5. 主要参考文献

[1] 中华口腔医学会口腔黏膜病学专业委员会, 中华口腔医学会中西医结合专业委员会. 灼口综合征临床实践循证指南 [J]. 中华口腔医学杂志, 2021, 56（5）: 458-467.

[2] 毛洪翀，王蓉蓉，肖苗，等．芦笋的化学成分及药理活性研究进展 [J]．农产品加工，2021（13）：81-85.

[3] 王莉，王亦菁，董婷婷．芦笋胶囊治疗灼口综合征 49 例疗效评价 [J].中国药业，2018，27（6）：60-62.

[4] 谢雪园．芦笋口服液对晚期非小细胞肺癌患者免疫功能影响的临床研究 [D].合肥：安徽中医药大学，2017.

[5] 庞彦亮．芦笋颗粒加化疗与单纯化疗治疗肺癌的临床疗效比较分析 [J].世界最新医学信息文摘，2016，16（13）：153，157.

[6] 李晓丽，孟幻，王贺．芦笋精胶囊治疗灼口症的疗效分析与临床研究 [J].中国医药指南，2015，13（9）：166-167.

内消瘰疬丸

1.药品参考信息

【主要成分】夏枯草、浙贝母、海藻、白蔹、天花粉、连翘、熟大黄、玄明粉、蛤壳（煅）、大青盐、枳壳、桔梗、薄荷脑、地黄、当归、玄参、甘草。

【剂　　型】丸剂。

【适 应 证】软坚散结。用于瘰疬痰核或肿或痛。

【用法用量】口服，一次 8 丸，一日 3 次。

【不良反应】尚不明确。

【禁　　忌】孕妇忌用。

【注意事项】大便稀溏者慎用。

【孕妇及哺乳期妇女用药】孕妇慎用。

【药物相互作用】如与其他药物同时使用，可能发生药物相互作用，详情请咨询医师或药师。

【药物过量】未进行该项研究且暂无可靠文献参考。

【药物毒理学】未进行该项研究且暂无可靠文献参考。

【药代动力学】未进行该项研究且暂无可靠文献参考。

2.临床应用指引

（1）说明书适应证：软坚散结。用于瘰疬痰核或肿或痛。

名词解释。①瘰疬：俗称疬子颈，又称老鼠疮，为生于颈部的一种外科感染性疾病，在颈部皮肉间可扪及大小不等的核块，互相串联。其中，小者称瘰，大者称疬，统称瘰疬，多见于青少年及原有结核病者。好发于颈部、耳后，有的也会缠绕颈项，延及锁骨上窝、胸部和腋下。相当于现代医学中的淋巴结结核。②痰核：生于颈项、耳旁、肘腋、腿弯等处，在皮里膜外，其形如豆，大小不一，推之可移，皮色不变，一般无全身症状。相当于现代医学中的颈部淋巴结结核。③软坚散结：软坚散结是中医治疗疾病或病证的一种方法，是利用该产品中具有软坚散结功效的中药，达到软化或解除病变部位坚硬肿块的效果。

（2）医保适应证：属于《国家基本医疗保险、工伤保险和生育保险药品目录》"温经理气、活血散结剂"（甲类）。适应证同说明书。

（3）临床应用要点：①产品特点：该产品由具有软坚散结功效的中药组成，其中，有些中药如大青盐、薄荷脑等在现代处方中无法使用。②西医病种：适用于局部或系统淋巴瘤的中晚期患者，或用于其他多种癌症（食管癌、胃癌或者其他系统肿瘤淋巴结转移）患者。③中医简化证候：颈部、锁骨上、纵隔淋巴结肿大，或见局部肿块、胀痛等。④建议疗程：按照医保支付范围规定的适应证确定治疗时间（疗程），或根据病情需要确定治疗时间（疗程）。

（4）拓展临床应用：在符合相关法律、临床用药规范的前提下，在医师指导下，拓展应用如下。①治疗急慢性淋巴结炎、淋巴结结核、恶性淋巴瘤、肺癌、肝癌、胃癌、乳腺癌、肾癌等疾病中中医辨证属痰瘀互结证者（体表或内脏局部出现肿块）。②能改善上述疾病引起的相关症状，如发热、盗汗、疼痛等，并有促进瘘道、窦道、脓肿、溃疡等愈合以及局部炎症吸收的作用。③可以用于上述疾病治愈后的巩固治疗。

3. 相关药理作用与治疗原理

药理学研究证明，方中夏枯草、玄参、大青盐、浙贝母、天花粉、白蔹、连翘、熟大黄、玄明粉发挥解热镇痛、抑菌消炎作用，对金黄色葡萄球菌、溶血性链球菌、肺炎球菌等均具有较强的抑制和杀灭作用，尤其对结核分枝杆菌抑制作用最强。此外，上述药物还具有解热镇痛作用。甘草、桔梗、当归、枳壳、薄荷脑具有扩张血管、改善微循环、增强机体免疫功能和抗病能力的作用。海藻、蛤壳（煅）含碘、钾等多种无机盐成分，有较好的抗结核及增强机体免疫功能的作用。

4. 临床应用提示

（1）医保准入：属于《国家基本医疗保险、工伤保险和生育保险药品目录》

"温经理气、活血散结剂"（甲类）。

（2）列入指南：《中华医学会临床诊疗指南》。

（3）列入共识：《结核病免疫治疗专家共识（2022年版）》。

（4）行业引用：①《国家基本药物用药手册》。②《简明中医辞典》。③《实用西医师中成药手册 肿瘤科分册》。

（5）其他提示：参考生产企业提供的产品说明书。

5. 主要参考文献

[1] 谭振鹏. 内消瘰疬丸辅治初治菌阳空洞型肺结核临床观察 [J]. 实用中医药杂志，2023，39（3）：520-521.

[2] 林玲香，陈明峰，周瑛瑛，等. 内消瘰疬丸治疗颈部淋巴结结核疗效的 Meta 分析 [J]. 浙江中西医结合杂志，2022，32（12）：1156-1161.

[3] 陈智慧. 内消瘰疬丸联合结核丸对老年慢性阻塞性肺疾病合并肺结核患者肺功能及免疫功能的影响 [J]. 中国药物经济学，2022，17（11）：65-68.

[4] 中华医学会结核病学分会. 结核病免疫治疗专家共识（2022年版）[J]. 中华结核和呼吸杂志，2022，45（7）：651-666.

[5] 吴浩宇. 内消瘰疬丸联合短程化疗对耐多药肺结核患儿的疗效 [J]. 中国民康医学，2021，33（12）：7-8，11.

[6] 王叶，王丽敏，赖小思. 内消瘰疬丸及小剂量甲泼尼龙片联合嗓音训练治疗声带小结疗效观察 [J]. 海南医学，2021，32（13）：1705-1708.

[7] 叶江英. 中西医结合治疗颈部淋巴结核临床研究 [J]. 实用中医药杂志，2020，36（5）：654-655.

[8] 罗兰，何国庆. 内消瘰疬丸联合 2HRZE/4HR 方案治疗肺结核的效果观察及对细胞因子和免疫功能的影响 [J]. 空军医学杂志，2020，36（1）：41-44.

[9] 李卫卫. 西药联合内消瘰疬丸治疗颈部淋巴结结核 61 例临床观察 [J]. 中国民族民间医药，2020，29（11）：89-91.

[10] 宋巍峰. 内消瘰疬丸配合 CT 引导下经皮肺穿刺给药治疗耐多药空洞型肺结核疗效及其机制 [J]. 现代中西医结合杂志，2019，28（27）：3024-3028.

[11] 魏桂珍. 内消瘰疬丸联合乙胺丁醇治疗肺结核的效果观察 [J]. 中国疗养医学，2019，28（7）：771-772.

[12] 李经纬，王振瑞. 简明中医辞典 [M]. 北京：中国中医药出版社，2018：606.

[13] 杨梅 . 内消瘰疬丸联合抗结核药物治疗颈淋巴结结核疗效的超声监测 [J]. 时珍国医国药, 2017, 28（2）: 408-409.

[14] 刘幸, 欧阳兵, 杜映荣, 等 . 内消瘰疬丸联合左氧氟沙星治疗耐多药肺结核的临床疗效分析 [J]. 中国医药导刊, 2017, 19（8）: 787-790.

[15] 肖绍武, 张齐龙, 况卫丰, 等 . 内消瘰疬丸治疗颅内结核瘤 30 例 [J]. 江西中医学院学报, 2013, 25（3）: 27-28.

[16] 李忠 . 实用西医师中成药手册 肿瘤科分册 [M]. 北京: 中国中医药出版社, 2012.

[17] 张瑶华, 李端, 王文健, 等 . 国家基本药物用药手册 [M]. 上海: 上海交通大学出版社, 2009.

[18] 中华医学会 . 临床诊疗指南: 核医学分册 [M]. 北京: 人民卫生出版社, 2006.

芪胶升白胶囊

1. 药品参考信息

【主要成分】血人参、大枣、阿胶、淫羊藿、苦参、黄芪、当归。

【剂　　型】本品为胶囊剂, 内容物为棕褐色的颗粒及粉末; 味苦。

【功能主治】苗医: 布笨汗吴象, 怡渥雄访达: 笨象窝样木, 汀休水生凯罗, 娘奴科, 罗欧良, 局忙罗饮良, 颜孟柯。中医: 补血益气。用于气血亏损证引起的头昏眼花、气短乏力、自汗盗汗, 以及白细胞减少症见上述证候者。

【规　　格】每粒装 0.5 g。

【用法用量】口服, 一次 4 粒, 一日 3 次; 或遵医嘱。

【不良反应】尚不明确。

【禁　　忌】尚不明确。

【注意事项】①依照产品说明书。②孕妇慎用。③开启防潮袋后在 120 小时内服用完毕, 剥离铝板后在 2 小时内服用完毕。

【孕妇及哺乳期妇女用药】孕妇慎用。

【儿童用药】儿童必须在成人监护下使用。

【药物相互作用】未进行该项研究且暂无可靠文献参考。

【药物过量】相关资料请参看企业产品说明书。

【药物毒理学】未进行该项研究且暂无可靠文献参考。

【药代动力学】未进行该项研究且暂无可靠文献参考。

【包装规格】每粒 0.5 g，12 粒 / 板，4 板 / 盒。

2. 临床应用指引

（1）说明书适应证：用于气血亏损证引起的头昏眼花、气短乏力、自汗盗汗，以及白细胞减少症见上述证候者。

名词解释。①气血亏损：多种慢性病的常见证候，涉及气与血两方面不足，临床症见面色萎黄、体倦乏力、心悸气短、头晕目眩、失眠多梦、肢体麻木等。②补血益气：补血益气是中医治疗疾病或证候的一种方法，指利用该产品中具有补血益气功效的中药达到治疗气血两虚的效果。

（2）医保适应证：属于《国家基本医疗保险、工伤保险和生育保险药品目录》"气血双补剂"项下"补气养血剂"（乙类）。

（3）临床应用要点：①产品特点：因该产品中有贵州当地药材血人参，被认定为苗药。方中血人参、大枣、阿胶、淫羊藿、黄芪、当归主要作用是益气补血；血属阴，按照中医理论，阴得阳助，则泉源不竭，故用淫羊藿以助阳化血；苦参在方中既可佐益气补血药物温热之性，又可清热燥湿、解毒。②西医病种：各种原因导致的白细胞和（或）粒细胞减少或缺乏，如不明原因的白细胞减少、肿瘤化疗后的白细胞减少、药物性白细胞减少、多种血液病合并白细胞减少等。③中医简化证候：头昏眼花、气短乏力、自汗盗汗。④建议疗程：用于预防肿瘤治疗相关白细胞减少时，可在治疗前 3～7 天应用，直至西医治疗疗程结束；用于肿瘤治疗相关白细胞减少时，以检测到白细胞减少为起始治疗时间点，直至白细胞恢复正常或患者脱离感染风险；用于其他类型白细胞减少与改善临床症状时，可不受疗程限制。

（4）拓展临床应用：在符合相关法律、临床用药规范的前提下，在保障临床用药安全的前提下，拓展应用如下。①可以试用于治疗包括遗传性和后天获得性的骨髓衰竭性疾病，如再生障碍性贫血、骨髓增生异常综合征、阵发性睡眠性血红蛋白尿、化疗后骨髓抑制等。②用于预防或舒缓放化疗后骨髓抑制导致的白细胞减少、血小板计数降低与血红蛋白含量下降。③有广泛调节免疫功能的作用，可以试用于免疫功能低下或免疫性疾病。④临床观察发现，该产品可以明显改善患者体倦乏力、头昏眼花等症状，可试用于治疗各种原因（疾病）导致的疲乏症状。⑤该产品以补气养血药物为主，可作为提高患者生存质量的辅助用药。

3. 相关药理作用与治疗原理

芪胶升白胶囊是根据少数民族苗族的验方，选用地道药材，运用现代科学方法提炼精制而成的纯中药制剂，其主要成分为血人参、大枣、阿胶、淫羊藿、苦参、黄芪、当归。其中血人参、黄芪、大枣有补气作用，阿胶具有补血作用，与血人参、黄芪合用能促进健康人淋巴细胞的转化作用，提高巨噬细胞的吞噬能力，还具有保护骨髓、激活骨髓造血功能、促进造血干细胞增殖与分化的作用；而苦参能清热燥湿，淫羊藿又可温肾阳、强筋骨。①芪胶升白胶囊在非特异性免疫方面不仅能增强普通小鼠巨噬细胞的吞噬功能，还能增强免疫抑制小鼠的巨噬细胞的功能；在细胞方面，使用芪胶升白胶囊能显著提升小鼠淋巴细胞的转化功能，在体液免疫方面能显著提升血清溶血素的含量。使用芪胶升白胶囊不仅能增强正常小鼠机体免疫力，且能明显提高免疫抑制小鼠胸腺指数及免疫功能。②芪胶升白胶囊有抗肿瘤、抗疲劳、耐缺氧、提高免疫力、抗病毒的作用。能快速使体内白细胞增殖，治疗肿瘤放化疗后的白细胞减少症，有抗肿瘤之效，可减轻化疗毒副作用，改善患者生存质量，增加患者生存期。③组方中血人参与当归的经典配伍能促进骨髓抑制大鼠的骨髓祖细胞的增殖、分化；当归、阿胶等补血药物可激活骨髓造血功能，改善放化疗后的骨髓抑制，芪胶升白胶囊不仅能改善患者的骨髓抑制情况，还能保护肿瘤患者的骨髓功能。

4. 临床应用提示

（1）医保准入：属于《国家基本医疗保险、工伤保险和生育保险药品目录》"补气养血剂"（乙类）。

（2）列入共识：①《老年急性髓细胞系白血病（非急性早幼粒细胞白血病）中西医结合诊疗专家共识》。②被《化疗后白细胞减少症中医药防治与评估专家共识》推荐为治疗化疗后白细胞减少症的常用中成药。

（3）行业引用：①《血液疾病优势病种中医诊疗方案与路径解读》。②《少数民族药临床用药指南》。③全国中医药行业高等教育"十三五"创新教材《中医血液病学》。

5. 主要参考文献

[1] 关丽云，曲金荣，王青山. 芪胶生白胶囊防治原发性肝癌介入术后骨髓抑制 50 例 [J]. 中国药业，2015，24（18）：108-109.

[2] 谢菁，刘泉，吴灵芝. 芪胶升白胶囊对恶性消化道肿瘤化疗后骨髓抑制及免疫状态的

影响 [J]. 实用癌症杂志，2015，30（10）：1462-1465.

[3] 张丽，包祖晓，冯长伟，等. 芪胶升白胶囊对非霍奇金淋巴瘤患者化疗后骨髓抑制的治疗作用观察 [J]. 中华中医药学刊，2017，35（6）：1533-1535.

[4] 陈荔莎，陈陶钧，费召东. 芪胶升白胶囊对头颈部肿瘤患者放疗后骨髓抑制的影响 [J]. 解放军医药杂志，2017，29（7）：33-36.

[5] 王静雯，张新. 芪胶升白胶囊联合重组人粒细胞集落刺激因子治疗宫颈癌化疗后骨髓抑制随机平行对照研究 [J]. 实用中医内科杂志，2017，31（6）：28-30.

[6] 田劭丹，董青，祁烁，等. 化疗后白细胞减少症中医药防治与评估专家共识 [J]. 现代中医临床，2018，25（3）：1-6.

[7] 中国中西医结合学会血液学专业委员会. 老年急性髓细胞系白血病（非急性早幼粒细胞白血病）中西医结合诊疗专家共识 [J]. 中国中西医结合杂志，2019，39（4）：405-411.

[8] 陈信义，周郁鸿，胡晓梅. 血液疾病优势病种中医诊疗方案与路径解读 [M]. 北京：北京科学技术出版社，2019：1-21.

[9] 李圣平，周晋华. 芪胶升白胶囊联合 rhG-CSF 治疗非小细胞肺癌化疗后骨髓抑制临床观察 [J]. 中医药临床杂志，2019，31（7）：1352-1355.

[10] 于红，王维涛，嵇钧安，等. 芪胶升白胶囊联合粒细胞集落刺激因子治疗癌症化疗后骨髓抑制疗效观察 [J]. 现代中西医结合杂志，2019，28（6）：621-623.

[11] 陈信义，杨文华. 中医血液病学 [M]. 北京：中国中医药出版社，2019：21-31.

[12] 赵同德. 芪胶升白胶囊防治化疗相关白细胞减少临床研究与机制探讨 [D]. 北京：北京中医药大学，2020.

[13] 陈剑，王宙，吕丽媛，等. 芪胶升白胶囊预防结直肠癌术后化疗骨髓抑制临床研究 [J]. 北京中医药，2021，40（7）：747-750.

[14] 吕丽媛，吕鹏，段赟，等. 芪胶升白胶囊防治肺癌化疗所致白细胞减少症（气血两虚证）多中心，随机对照临床研究 [J]. 世界中医药，2021，16（19）：2915-2921，2926.

[15] 张玲，叶宝东，曾清，等. 芪胶升白胶囊治疗气血两虚型白细胞与中性粒细胞减少症：多中心随机对照试验 [J]. 中国中西医结合杂志，2021，41（11）：1330-1335.

[16] 王庆义，郭含梦，夏海龙. 芪胶升白胶囊联合重组人粒细胞集落刺激因子治疗化疗后白细胞减少症的疗效及对免疫功能影响 [J]. 中华中医药学刊，2022，40（1）：173-176.

[17] 蒋莉莉，何小花，朱庆华，等. 芪胶升白胶囊联合顺铂对转移性乳腺癌患者生活质量和自我效能的影响 [J]. 中国妇幼保健，2022，37（10）：1781-1784.

[18] 李燕，陈蓉，徐新倩.芪胶升白胶囊治疗消化道恶性肿瘤化疗后骨髓抑制临床效果与安全性观察 [J]. 中华中医药学刊，2023，41（7）：235-238.

[19] 胡伟，李晨，王晨光，等.苗方芪胶升白胶囊治疗白细胞减少症的网络药理学研究和实验验证 [J]. 中国医院药学杂志，2023，43（12）：1312-1319，1325.

芪鹿补血颗粒

1. 药品参考信息

【**主要成分**】黄芪、鸡血藤、女贞子、白术、当归、补骨脂、枸杞子、鹿角胶。

【**剂　　型**】颗粒剂。

【**适 应 证**】健脾补肾，益气养血。适用于脾肾两虚、气血虚弱证肿瘤患者，以及放化疗所致白细胞减少症患者的辅助治疗，症见神疲乏力、面色无华、头晕目眩、腰膝酸软等。

【**用法用量**】开水冲服。一次 7 g，一日 3 次。

【**不良反应**】少数可有口干、发热现象，一般不需停药和处理。

【**禁　　忌**】尚不明确。

【**注意事项**】建议在医师指导下使用。

【**孕妇及哺乳期妇女用药**】未进行该项研究且暂无可靠文献参考。

【**儿童用药**】未进行该项研究且暂无可靠文献参考。

【**药物相互作用**】未进行该项研究且暂无可靠文献参考。

【**药物过量**】未进行该项研究且暂无可靠文献参考。

【**药物毒理学**】未进行该项研究且暂无可靠文献参考。

【**药代动力学**】未进行该项研究且暂无可靠文献参考。

2. 临床应用指引

（1）说明书适应证：适用于脾肾两虚、气血虚弱证肿瘤患者，以及放化疗所致白细胞减少症患者的辅助治疗。

名词解释。脾肾两虚是多种慢性疾病的临床常见证候，临床症见面色苍白、畏寒肢冷、食欲不振、大便溏稀或久泻久痢、面目虚浮或下肢浮肿等。

（2）临床应用要点：①产品特点：该产品由补气药（黄芪、白术）、补血药（鸡血藤、当归）与调理阴阳药（补骨脂、女贞子、枸杞子、鹿角胶）三部分组成，基于"气生血、血能载气"以及"善补阳者，必欲阴中求阳，则阳得阴助而生化无穷，善补阴者，必欲阳中求阴，则阴得阳升，而泉源不竭"等相关理论。该方具有健脾温肾、补气养血之功效。②西医病种：中晚期肿瘤以及肿瘤放化疗导致的白细胞减少症。③中医简化证候：神疲乏力，面色无华，头晕目眩，腰膝酸软。④建议疗程：用于治疗中晚期肿瘤时，可不受疗程限制，应根据病情需要确定治疗时间（疗程）；治疗放化疗导致白细胞减少时，以检测到白细胞减少为起始治疗时间点，应根据病情需要确定治疗时间（疗程）。

（3）拓展临床应用：在符合相关法律、临床用药规范，并在保障临床用药安全的前提下，拓展应用如下。①疾病预防：能够有效地预防肿瘤放化疗所致的白细胞减少症、中性粒细胞减少及相关症状。②改善症状：可显著提升红细胞数量、血红蛋白含量及白细胞数量等。可改善宫颈癌患者同步放化疗的贫血状态，维持宫颈癌患者同步放化疗期间血红蛋白水平。在化疗期间，白细胞计数及中性粒细胞计数均有所改善。芪鹿补血颗粒能显著缓解患者由化疗引起的面色无华、神疲乏力、头晕目眩、腰膝酸软、心悸气短等症状。③巩固治疗：研究发现，同步放化疗后观察组患者的生活质量评分明显高于对照组，表明芪鹿补血颗粒可维持红细胞水平，同时也可提高宫颈癌患者同步放化疗期间的生活质量评分，让治疗更加顺利。

3. 相关药理作用与治疗原理

药理学研究显示，本品有如下药理作用。①鹿角胶对淋巴母细胞的转化有促进作用，能够增加周围血液中红细胞、白细胞、血小板的数量，同时可以促进钙的吸收，使血钙水平略有增高，进而降低毛细血管通透性，减少渗出，有消炎、消肿和抗过敏作用。②黄芪能够改善慢性肾衰竭患者的贫血状态，能抑制氧自由基的生成，具有抗炎、抗氧化的作用，其减轻放疗不良反应、改善肾性贫血的作用可能与其清除自由基的能力相关。可辅助改善患者放化疗期间的不良反应。③相关实验表明，鸡血藤可以刺激机体产生某些生物活性成分从而影响造血祖细胞的增殖和分化；可促进早期红系祖细胞和晚期造血红系祖细胞的增殖，促进机体分泌白细胞介素-3（IL-3），促进红系细胞造血，改善放疗所致的骨髓抑制。

4. 临床应用提示

无。

5. 主要参考文献

[1] 中国临床肿瘤学会肿瘤相关性贫血专家委员会.肿瘤相关性贫血临床实践指南(2015-2016版)[J].中国实用内科杂志,2015,35(11):921-930.

[2] 杨冉冉,刘新,姬蕾,等.鸡血藤质量控制及药理作用研究进展[J].环球中医药,2018,11(11):1833-1838.

[3] 陈信义,周郁鸿,胡晓梅.血液疾病优势病种中医诊疗方案与路径解读[M].北京:北京科学技术出版社,2019:1-21.

[4] 陈信义,杨文华.中医血液病学[M].北京:中国中医药出版社,2019:21-31.

[5] 钟耀欣.解读《神农本草经》(73)[J].开卷有益:求医问药,2019(1):49.

[6] 甘兰,韦海媛,蒙东梅,等.黄芪注射液对腹膜透析患者氧化应激状态、肾功能及贫血的影响[J].广西医学,2019,41(16):2022-2025.

[7] 赵蔚,覃俭,夏蕾,等.芪鹿补血颗粒在宫颈癌同步放化疗中的作用研究[J].现代医药卫生,2020,36(18):2864-2867.

[8] 中华中医药学会血液病分会,中国中西医结合学会肿瘤专业委员会,北京中西医结合学会肿瘤专业委员会.肿瘤相关性贫血中医药防治专家共识[J].北京中医药,2021,40(1):48-52.

参芪扶正注射液

1. 药品参考信息

【主要成分】党参、黄芪。辅料为氯化钠、焦亚硫酸钠、依地酸二钠。

【剂　　型】注射剂。

【适 应 证】益气扶正。用于肺脾气虚引起的神疲乏力、少气懒言、自汗眩晕者,以及肺癌、胃癌见上述证候者的辅助治疗。

【用法用量】静脉滴注。一次250 mL(即1瓶),一日1次,1个疗程为21日;与化疗合用,在化疗前3日开始使用,疗程可与化疗同步结束。

【不良反应】本品可能引起的不良反应如下。①过敏反应:皮疹、瘙痒、呼吸困难、潮红、过敏性休克等。②呼吸系统损伤:胸闷、呼吸急促、咳嗽等。③皮肤及附件损伤:多汗、斑丘疹、荨麻疹、红斑疹、皮肤发红、局部皮肤反应等。④全身反应:畏寒、恶寒、寒战、发热、疼痛、不适、乏力、胸痛、水肿等。⑤神经系统及精神损伤:头晕、头痛、憋气、抽搐、烦躁、嗜睡等。⑥消化系统损伤：口腔炎、口干、恶心、呕吐、腹痛、腹泻、腹胀、胃不适等。⑦心血管系统损伤：心悸、心动过速等。⑧用药部位损伤：静脉炎以及注射部位的疼痛、皮疹、瘙痒、麻木等。⑨罕见的过敏性休克：参芪扶正注射液开展了第一阶段 2 万例和第二阶段 3 万例上市后安全性再评价的前瞻性研究，不良反应总发生率分别为 0.185% 及 0.170%，共发现出现药品不良反应者 88 例，其中 1 例呈严重不良反应（荨麻疹、潮红、发热），在上述针对总共 5 万例病例的上市后集中监测研究中未收到过敏性休克的病例报道，但在临床使用中仍有可能发生十分罕见的过敏性休克。⑩非气虚证患者用药后可能发生轻度出血。

【禁　　忌】①对本品或含有党参、黄芪的制剂及本品主要成分中所列辅料过敏或有严重不良反应者禁用。②有内热者忌用，以免助热动血。垂危患者及孕妇禁用。

【注意事项】①本品不良反应包括十分罕见的过敏性休克，应在有抢救条件的医疗机构使用，相关医护人员应接受过过敏性休克抢救培训，用药后出现过敏反应或其他严重不良反应时须立即停药并及时救治。②严格按照药品说明书规定的功能主治使用，本品应辨证用于气虚证者，禁止超功能主治范畴用药。③严格掌握用法用量。按照药品说明书推荐剂量使用药品。不可超剂量、超疗程用药，以及过快滴注和长期连续用药。④本品为中药注射剂，保存不当可能影响药品质量；用药前、配制后及使用过程中应认真检查本品及滴注液性状，发现药液出现浑浊、沉淀、变色、结晶等性状改变以及瓶身有漏气、裂纹等现象时，均不得使用。⑤本品应单独使用，禁与其他药品混合配伍使用。如确需使用其他药品，应谨慎考虑与本品的使用间隔以及药物相互作用等问题。⑥用药前应仔细询问患者情况、用药史和过敏史。过敏体质者、有出血倾向者、肝肾功能异常者、老人、哺乳期妇女、初次使用中药注射剂的患者应慎重使用，如确需使用，请遵医嘱并加强监测。⑦目前尚无儿童应用本品的系统研究资料，不建议儿童使用。⑧临床应用时滴注不宜过快，以每分钟 40 ~ 60 滴为宜，年老体弱者以每分钟 40 滴为宜。⑨加强用药监护。用药过程中，应密切观察患者的用药反应，特别是用药开始的 30 分钟（首次用药建议滴速小于 30 滴 / 分）。发现异常，立即停药，并积极采用救治措施救治患者。⑩上市后监测数据显示，本品涉及出血病例报道，建议在临床使用过程中注意监测。

【孕妇及哺乳期妇女用药】孕妇禁用。

【儿童用药】目前尚无儿童应用本品的系统研究资料，不建议儿童使用。

【药物相互作用】未进行该项研究且暂无可靠文献参考。

【药物过量】未进行该项研究且暂无可靠文献参考。

【药物毒理学】未进行该项研究且暂无可靠文献参考。

【药代动力学】未进行该项研究且暂无可靠文献参考。

2. 临床应用指引

（1）说明书适应证：益气扶正。用于肺脾气虚引起的神疲乏力、少气懒言、自汗眩晕者，以及肺癌、胃癌见上述证候者的辅助治疗。

名词解释。①肺脾气虚：肺脾气虚是多种慢性疾病的常见临床证候，是多种原因导致的肺、脾（参与消化功能）的气虚状态。除了说明书列出的症状，还有咳喘低声、食欲不振、轻度浮肿、精神萎靡、面色萎黄、形体消瘦等。②益气扶正：益气扶正是中医治疗疾病或病证的一种方法，指利用该产品中具有益气功效的中药达到扶正气（气虚）、御外邪的效果。

（2）医保适应证：属于《国家基本医疗保险、工伤保险和生育保险药品目录》"肿瘤用药"项下"肿瘤辅助用药"（乙类）。适应证同说明书。限二级及以上医疗机构癌症患者。

（3）临床应用要点：①产品特点：该产品主要由黄芪、党参两味补气中药制成，具有扶正补虚效果。②西医病种：该产品为肺癌、胃癌患者放化疗过程中辅助治疗的药物。③中医简化证候：神疲乏力、少气懒言、自汗眩晕、舌淡苔薄等。④建议疗程：按照产品说明书，或按照医保支付范围规定的适应证确定治疗时间（疗程）。

（4）拓展临床应用：在符合相关法律、临床用药规范的前提下，在医师指导下，拓展应用如下。①与放化疗伍用，可以增加临床治疗效果。②单独应用可增加患者体能。③能够调节免疫因子，有效改善各种癌症患者的免疫功能。④改善肿瘤患者临床症状，提高生活质量。⑤减轻放化疗引起的骨髓抑制、胃肠道反应等毒副作用。⑥可改善癌因性疲乏相关症状。

3. 相关药理作用与治疗原理

参芪扶正注射液的药理机制主要包括以下内容。①改善机体免疫功能：参芪扶正注射液含有多种活性成分，其中的黄芪多糖、人参皂苷等可以促进机体免疫细胞的增殖和分化，提高身体免疫力，并且具有一定的抗疲劳作用。②抗肿瘤：

参芪扶正注射液中的人参皂苷可以通过抑制癌细胞的生长和扩散来发挥抗癌作用。③改善微循环：参芪扶正注射液还具有改善血液循环、增加组织血流量等功效。单味中药研究显示：①党参的主要成分党参多糖具有抑制肿瘤生长、抗肿瘤细胞转移和浸润、提高机体适应性、改善机体免疫功能、提升白细胞数量等作用。②黄芪的主要成分黄芪多糖，具有改善免疫功能、提高巨噬细胞活性等作用。

4. 临床应用提示

（1）医保准入：属于《国家基本医疗保险、工伤保险和生育保险药品目录》"肿瘤用药"项下"肿瘤辅助用药"（乙类）。

（2）列入指南：①已列入《中医临床诊疗指南释义》乳腺癌、癌性疼痛、冠心病、心力衰竭、产后恶露不绝、盆腔炎性疾病等释义中。②《恶性肿瘤中医诊疗指南》。③《中成药治疗癌因性疲乏临床应用指南（2020年）》。④《中国癌症相关性疲乏临床实践诊疗指南》。

（3）列入共识：①《肿瘤姑息治疗中成药专家使用共识》。②《癌症相关性疲乏诊断与治疗中国专家共识》。③《肿瘤相关抑郁状态中医诊疗专家共识》。④《抗肿瘤药物引起骨髓抑制中西医结合诊疗专家共识》。⑤《化疗所致周围神经病理性疼痛中西医诊治专家共识》。⑥《结肠癌和直肠癌中西医结合诊疗专家共识》。⑦《乳腺癌中西医结合诊疗共识》。⑧《肺痿诊疗专家共识意见》。

（4）其他提示：参考生产企业提供的产品说明书。

5. 主要参考文献

[1] 苏瑞真，郑思超，黄运英. 参芪扶正注射液联合 DCF 化疗方案对胃癌患者造血功能和 T 细胞亚群的影响 [J]. 中华中医药学刊，2023，41（1）：226-229.

[2] 李玮，杨永丽，胡佳佳，等. 参芪扶正注射液联合含铂双药化疗治疗晚期非小细胞肺癌的疗效评价 [J]. 中国医院药学杂志，2022，42（3）：299-303.

[3] 潘雅婧，王慧如，张秋娥，等. 参芪扶正注射液联合化疗调节癌症患者免疫功能的系统评价再评价 [J]. 世界科学技术 – 中医药现代化，2022，24（2）：473-481.

[4] 王烁，李经蕾，胡帅航，等. 参芪扶正注射液辅助一线化疗方案治疗晚期结直肠癌的 Meta 分析及试验序贯分析 [J]. 中国中医药信息杂志，2022，29（3）：40-46.

[5] 中国抗癌协会癌症康复与姑息治疗专业委员会，中国临床肿瘤学会肿瘤支持与康复治疗专家委员会. 癌症相关性疲乏诊断与治疗中国专家共识 [J]. 中华医学杂志，2022，102（3）：180-189.

[6] 中华医学会肿瘤学分会肿瘤支持康复治疗学组 . 中国癌症相关性疲乏临床实践诊疗指南（2021 年版）[J]. 中国癌症杂志，2021，31（9）：852–872.

[7]《中成药治疗优势病种临床应用指南》标准化项目组 . 中成药治疗癌因性疲乏临床应用指南（2020 年）[J]. 中国中西医结合杂志，2021，41（5）：534–541.

[8] 中国临床肿瘤学会（CSCO）中西医结合专家委员会，华海清，姚庆华，等 . 抗肿瘤药物引起骨髓抑制中西医结合诊治专家共识 [J]. 临床肿瘤学杂志，2021，26（11）：1020–1027.

[9] 中国中西医结合疼痛学会，中国抗癌协会中西医整合专业委员会，中国中医药研究促进会 . 化疗所致周围神经病理性疼痛中西医诊治专家共识 [J]. 中华肿瘤防治杂志，2021，28（23）：1761–1767，1779.

[10] 中国中西医结合学会肿瘤专业委员会，北京乳腺病防治学会中西医结合专业委员会，北京中西医慢病防治促进会乳腺癌整治防治全国专家委员会，等 . 乳腺癌中西医结合诊疗共识 [J]. 中国医学前沿杂志（电子版），2021，13（7）：44–64.

[11] 崔伟，刘爱珍，艾亮，等 . 参芪扶正注射液联合 TP 方案治疗晚期卵巢癌患者的疗效及对患者免疫功能的影响 [J]. 中华肿瘤防治杂志，2020，27（23）：1927–1930.

[12] 周钱梅，苏式兵 . 参芪扶正注射液通过肿瘤相关巨噬细胞提高人乳腺癌 MDA-MB-231 细胞对顺铂的敏感性 [J]. 中国实验方剂学杂志，2020，26（4）：76–81.

[13] 李潇，崔岩岩，董青，等 . 参芪扶正注射液治疗癌症相关疲劳的临床研究 [J]. 世界中西医结合杂志，2020，15（11）：1967–1971.

[14] 徐继，何治军，张岩 . 参芪扶正对肝癌化疗血浆免疫蛋白表达的影响及疗效观察 [J]. 中华中医药学刊，2018，36（8）：2026–2030.

[15] 尚春香，马吉成，南征，等 . 参芪扶正注射液联合化疗治疗进展期结肠癌的疗效以及对血清 TNF-α 和 IL-2 水平的影响 [J]. 辽宁中医杂志，2017，44（8）：1673–1675.

[16] 水会锋 . 参芪扶正注射液在老年小细胞肺癌患者化疗中的临床价值 [J]. 中国老年学杂志，2017，37（13）：3238–3240.

[17] 江西省中医药学会肺系病分会 . 肺痿诊疗专家共识意见（江西省）[J]. 江西中医药，2017，48（2）：12–15.

[18] 中国抗癌协会癌症康复与姑息治疗专业委员会 . 肿瘤姑息治疗中成药使用专家共识 (2013 版)[J]. 中国中西医结合杂志，2016，36（3）：269–279.

[19] 吴鹏强，袁凯锋，景莉 . 参芪扶正注射液联合化疗对急性髓细胞系白血病患者疗效及机体免疫功能的影响 [J]. 中草药，2015，46（3）：401–404.

[20] 中华中医药学会血液病分会 . 肿瘤相关抑郁状态中医诊疗专家共识 [J]. 中华中医药杂志，2015，30（12）：4397-4399.

[21] 黄燕 . 参芪扶正注射液联合三参芪口服液对宫颈癌术后放疗患者细胞免疫功能的影响 [J]. 中国实验方剂学杂志，2014，20（23）：209-212.

生白颗粒（口服液、合剂）

1. 药品参考信息

【**主要成分**】淫羊藿、补骨脂、附子（制）、枸杞子、黄芪、鸡血藤、茜草、当归、芦根、麦冬、甘草。

【**剂　　型**】颗粒、口服液、合剂。

【**适 应 证**】温肾健脾，补益气血。用于癌症放化疗引起的白细胞减少属脾肾阳虚、气血不足证候者，症见神疲乏力、少气懒言、畏寒肢冷、纳差便溏、腰膝酸软等。

【**用法用量**】口服，一次 40 mL，每日 3 次；或遵医嘱。摇匀服用。

【**不良反应**】个别患者服用后有轻度胃脘不适。

【**禁　　忌**】①阴虚火旺及有出血倾向者禁用。②热毒证者禁用。③孕妇禁用。

【**注意事项**】尚不明确。

【**孕妇及哺乳期妇女用药**】孕妇禁用。

【**儿童用药**】儿童必须在成人监护下使用。

【**药理作用**】本品对化疗药物和放射线造成的小鼠白细胞减少有提升白细胞数量的作用，对环磷酰胺造成的小鼠骨髓抑制有改善作用并能促进骨髓粒系干细胞的增殖，具有一定提高小鼠巨噬细胞吞噬功能的作用。

【**药物相互作用**】生白口服液配合化疗对荷瘤小白鼠抑瘤及增效作用的研究结果显示，生白口服液在提升白细胞、保护骨髓、促进骨髓干细胞增殖的同时，对肿瘤组织无促进生长作用，有一定的抑瘤作用。大、中、小剂量组的抑瘤率分别为 25.8%、23.4%、20.2%，与空白对照组相比有显著性差异（$P < 0.05$）。如果配合化疗药物，抑瘤效果更佳。环磷酰胺与生白口服液合用组的抑瘤率高于单用环磷酰胺组的。

【**药物过量**】未进行该项研究且暂无可靠文献参考。

【**药物毒理学**】急性毒性试验显示：①小鼠灌胃给药，以最大浓度（743%）与最大允许容积（0.75 mL/10 g），剂量为 557.25 g/kg，约为人用量的 139.3 倍（单人体重按 60 kg 计），无中毒和死亡现象。②小鼠腹腔注射给药，LD_{50} 的 95% 可信限为（103.30±9.13）g/kg。长期毒性试验显示：①中、小剂量对大鼠的一般状况、体重无明显影响，大剂量组与对照组相比，大鼠一般状况有变化，体重减轻，有显著性差异（$P < 0.01$）。②大鼠灌胃给药 60 天，对红细胞、血小板及肝肾功能无明显影响，对大鼠的白细胞数量有明显的升高作用（$P < 0.01$）。③大鼠灌胃给药 60 天，处死，取 10 个脏器进行病理学检查，药物组和对照组动物的脏器形态相同，各脏器均未发现明显病理学变化。

【**药代动力学**】未进行该项研究且暂无可靠文献参考。

2. 临床应用指引

（1）说明书适应证：温肾健脾，补益气血。用于癌症放化疗引起的白细胞减少属脾肾阳虚、气血不足证候者，症见神疲乏力、少气懒言、畏寒肢冷、纳差便溏、腰膝酸软等。

名词解释。①温肾健脾：温肾健脾是中医治疗疾病或病证的一种方法，指利用该产品中具有温肾健脾功效的中药治疗脾肾阳虚证（除了说明书列出的症状，还有脘腹冷痛、完谷不化、小便清长、手足不温等）。②补益气血：补益气血是中医治疗疾病或病证的一种方法，指利用该产品中具有补益气血功效的中药治疗气血两虚证（除了说明书列出的症状，还有倦怠自汗、头晕目眩、面色萎黄、心慌心悸、失眠多梦等）。

（2）医保适应证：属于《国家基本医疗保险、工伤保险和生育保险药品目录》"肿瘤用药"项下"肿瘤辅助用药"（乙类）。适应证同说明书，限肿瘤患者。

（3）临床应用要点：①产品特点：该产品是国内唯一温补治疗由气、血、阴、阳诸虚导致的白细胞减少（癌症或放化疗所致）的中药新药。②西医病种：不限病种的多系统癌症的放化疗导致的白细胞减少。③中医简化证候：神疲乏力、少气懒言、畏寒肢冷、纳差便溏、腰膝酸软。④建议疗程：用于预防肿瘤治疗相关白细胞减少时，在治疗前 3 ～ 7 天开始给药；用于肿瘤治疗相关白细胞减少时，以检测到白细胞减少为起始治疗时间点，治疗时间可根据病情确定，不受疗程限制。

（4）拓展临床应用：在符合相关法律、临床用药规范的前提下，在医师指导下，拓展应用如下。①可用于实体瘤与血液肿瘤（急慢性白血病、骨髓增生异常综合征、多发性骨髓瘤、恶性淋巴瘤、骨髓增殖性肿瘤）患者化疗引起的白细胞减少症的治疗。②可用于恶性肿瘤（实体瘤、血液肿瘤）的靶向治疗与免疫治疗引起的白细胞减少症。③可用于不明原因的白细胞减少症属脾肾阳虚、气血不足证候者的治疗。④可用于改善癌因性疲乏症状，能够明显改善患者的临床症状。⑤与放化疗、靶向治疗、免疫治疗伍用，既可增强治疗效果，又可减少不良反应，还可以通过在相关治疗前用药以预防、治疗相关并发症，如白细胞减少、疲乏等。

3. 相关药理作用与治疗原理

药理学研究表明，本品有如下药理作用。①本品配合化疗对荷瘤小鼠的肿瘤有增效抑瘤作用，并能提升外周血白细胞计数，保护骨髓，促进骨髓干细胞增殖。②对化疗药物和放射线造成的小鼠白细胞减少有抑制作用，对环磷酰胺造成的小鼠骨髓抑制有改善作用，并能促进骨髓粒系干细胞的增殖。具有一定的提高小鼠巨噬细胞吞噬功能的作用，并具有增强免疫功能、抑瘤增效作用。③在提升白细胞计数、保护骨髓、促进骨髓干细胞增殖的同时，本品对肿瘤组织无促进生长作用。④对肿瘤患者放疗造成的造血功能损伤有一定保护作用。

4. 临床应用提示

（1）医保准入：属于《国家基本医疗保险、工伤保险和生育保险药品目录》"肿瘤用药"项下"肿瘤辅助用药"（乙类）。

（2）列入指南：人民卫生出版社 2014 年版《恶性肿瘤中医诊疗指南》。

（3）列入共识：①中华中医药学会血液病分会、中国中西医结合学会肿瘤专业委员会 2018 年发布的《化疗后白细胞减少症中医药防治与评估专家共识》。②中国临床肿瘤学会中西医结合专家委员会发表的 2021 年版《抗肿瘤药物引起骨髓抑制中西医结合诊治专家共识》。③中国抗癌协会癌症康复与姑息治疗专业委员会发表的《肿瘤姑息治疗中成药使用专家共识（2013 版）》中，生白口服液作为保护骨髓造血功能 II 类证据 B 级推荐中成药。

（4）行业引用：①《血液疾病优势病种中医诊疗方案与路径解读》。②全国中医药行业高等教育"十三五"创新教材《中医血液病学》。③已被中国协和医科大学出版社出版的 2022 年版《临床路径治疗药物释义·肿瘤疾病分册》列为抗肿瘤中成药推荐治疗用药。④已被《临床路径治疗药物释义·血液病分册》列为血液病中成药推荐治疗用药。

（5）其他提示：参考生产企业提供的产品说明书。

5. 主要参考文献

[1] 中国临床肿瘤学会（CSCO）中西医结合专家委员会. 抗肿瘤药物引起骨髓抑制中西医结合诊治专家共识 [J].临床肿瘤学杂志，2021，26（11）：1020-1027.

[2] Zeng F, Li T, Xia C, et al. Efficacy of Joungal in preventing febrile neutropenia induced by platinum-based doublet chemotherapy in lung cancer[J]. Ann Palliat Med, 2020, 9（4）: 1688-1695.

[3] 陈信义，周郁鸿，胡晓梅. 血液疾病优势病种中医诊疗方案与路径解读 [M].北京：北京科学技术出版社，2019：1-21.

[4] 陈信义，杨文华. 中医血液病学 [M].北京：中国中医药出版社，2019：21-31.

[5] 李冰雪，袁嘉萌，郑佳彬，等. 生白口服液防治放化疗后白细胞减少症研究概况 [J].中华中医药杂志，2018，33（4）：1455-1458.

[6] 周春花，陈功，曾亮，等. 生白合剂对肺癌化疗后骨髓抑制的疗效观察 [J].中国中西医结合外科杂志，2018，24（2）：131-134.

[7] 中国抗癌协会癌症康复与姑息治疗专业委员会. 肿瘤姑息治疗中成药使用专家共识（2013 版）[J].中国中西医结合杂志，2016，36（3）：269-279.

通关藤注射液（消癌平注射液）

1. 药品参考信息

【**主要成分**】通关藤浸膏。辅料为聚山梨酯 80。

【**剂　　型**】注射液。

【**适 应 证**】清热解毒，化痰软坚。用于食管癌、胃癌、肺癌、肝癌，并可作为放疗、化疗的辅助用药。

【**用法用量**】静脉滴注：用 5% 或 10% 的葡萄糖注射液稀释后滴注，一次 20 ～ 100 mL，每日 1 次；或遵医嘱。

【**不良反应**】①过敏反应：全身皮肤潮红、皮疹、瘙痒、呼吸困难、心悸、发绀、血压下降、喉头水肿、过敏性休克等。②肌肉、骨骼损伤：游走性肌肉痛、关节疼痛等。③全身性反应：发热、寒战、疼痛、乏力等。④皮肤及附件损伤：皮疹、瘙痒、多汗等。⑤消化系统损伤：恶心、呕吐、腹痛、腹泻等。⑥呼吸系统损伤：呼吸困难、咳嗽等。⑦心血管系统损伤：胸闷、心悸、血压升高或下降等。⑧神经系统损伤：头晕、头痛等。⑨其他损伤：注射部位疼痛、静脉炎等。

【禁　　忌】①孕妇禁用。②对本品或含通关藤的制剂及本品主要成分中所列辅料有严重不良反应病史者禁用。

【注意事项】①本品不良反应包括过敏性休克，应在有抢救条件的医疗机构使用，相关医护人员应接受过过敏性休克抢救培训，患者用药后出现过敏反应或其他严重不良反应时须立即停药。②严格按照药品说明书规定的功能主治使用。③严格掌握用法用量。按照药品说明书推荐剂量、调配要求用药，不得超剂量用药、过快滴注或长期连续用药，不得使用静脉推注的方法给药。④本品应单独使用，禁忌与其他药品混合配伍使用，谨慎联合用药。如确需联合使用其他药品时，应谨慎考虑与本品的间隔时间以及药物相互作用等问题。输注本品前后，应用适量稀释液对输液管道进行冲洗，避免前后两种输注药物在管道内混合，引起不良反应。⑤用药前应仔细询问患者用药史和过敏史。过敏体质、肝肾功能异常者等特殊人群应慎重使用，且用药后应加强监测。⑥本品在儿童中应用的安全性和有效性尚不明确，不建议儿童患者使用。⑦加强用药监护。用药过程中，应密切观察患者的用药反应，特别是刚开始输注的 30 分钟，若发现异常，应立即停药并采取积极救治措施。⑧本品保存不当可能影响药品质量。本品滴注前需新鲜配制。用药前、配制后及使用过程中应认真检查本品及滴注液，发现药液出现浑浊、沉淀、变色、结晶等性状改变以及瓶身有漏气、裂纹等现象时，均不得使用。

【孕妇及哺乳期妇女用药】孕妇禁用。

【药物相互作用】尚无本品与其他药物相互作用的信息。

【药物过量】未进行该项研究且暂无可靠文献参考。

【药物毒理学】未进行该项研究且暂无可靠文献参考。

【药代动力学】未进行该项研究且暂无可靠文献参考。

2. 临床应用指引

（1）说明书适应证：清热解毒，化痰软坚。用于食管癌、胃癌、肺癌、肝癌，并可作为放疗、化疗的辅助用药。

名词解释。①清热解毒：清热解毒是中医治疗疾病或病证的一种方法，指利用通关藤的清热解毒功效达到清除热邪（高热或低热）、解散毒邪（对机体有害的物质或肿块）的效果。②化痰软坚：化痰软坚是中医治疗疾病或病证的一种方法，指利用通关藤的祛痰通络功效达到软化痰凝、清除坚块的效果。

（2）医保适应证：属于《国家基本医疗保险、工伤保险和生育保险药品目录》"肿瘤用药"项下"抗肿瘤药"（乙类）。适应证同产品说明书，限肿瘤患者。同方不同剂型与不同生产企业生产的品种按照医保目录应用。

（3）临床应用要点：①产品特点：该产品的主要成分为具有抗肿瘤作用的通关藤提取物，属于抗肿瘤的静脉注射药。②西医病种：对中晚期食管癌、胃癌、肺癌、肝癌有治疗效果，并可配合放疗、化疗应用。③中医简化证候：经触诊或现代医学检查（CT、磁共振神经成像、胃镜）证实食管癌、胃癌、肺癌、肝癌诊断，并有相应症状。④建议疗程：按照医保支付病种规定的治疗时间（疗程）。

（4）拓展临床应用：在符合相关法律、临床用药规范的前提下，在医师指导下，拓展应用如下。①合并胸腔积液的ⅢB和Ⅳ期非小细胞肺癌患者，联合标准化疗方案治疗效果显著。②对有化疗史的非小细胞肺癌患者的化疗所导致的血小板减少症治疗效果显著。③应用于指南常规推荐方案治疗失败或治疗不耐受患者、晚期姑息治疗及临终关怀的肿瘤患者，能明显改善患者的生活质量。④推荐用于晚期肝细胞癌 [肝功能为 Child-Pugh B 级（＞7 分）和 C 级] 患者的一线及二线治疗。⑤对于中晚期食管癌，将替吉奥＋顺铂方案与通关藤注射液联合应用可显著提高临床有效率和疾病控制率，提高患者总生存率。

3. 相关药理作用与治疗原理

药理学研究表明：①通关藤含有三萜、甾醇、有机酸等化学成分，其活性成分主要为研究较多的 C21 甾体类化合物。②其活性成分具有较强的抗肿瘤活性，其主要机制包括抑制癌细胞增殖、抗肿瘤血管形成、诱导癌细胞凋亡、促进癌细胞分化以及对联用的抗癌药物的增效减毒作用。

4. 临床应用提示

（1）医保准入：属于《国家基本医疗保险、工伤保险和生育保险药品目录》"肿瘤用药"项下"抗肿瘤药"（乙类）。

（2）列入共识：①中华中医药学会血液病分会、中国中西医结合学会肿瘤专业委员会、北京中西医结合学会肿瘤专业委员会 2021 年发布的《肿瘤化疗相关性血小板减少症中医药防治专家共识》中介绍通关藤注射液具有抗肿瘤和预防化疗所致血小板减少症的效果。②中国抗癌协会发布的《肿瘤姑息治疗中成药使用专家共识（2013 版）》将通关藤注射液列为肿瘤治疗推荐用药。

（3）列入指南：①《中国临床肿瘤学会（CSCO）原发性肝癌诊疗指南 2020》推荐将通关藤注射液用于晚期肝细胞癌［肝功能为 Child-Pugh B 级（＞7 分）和 C 级］患者的一线及二线治疗（Ⅰ级专家推荐）。②《中国临床肿瘤学会（CSCO）胰腺癌诊疗指南 2020》推荐将通关藤注射液用于局部进展期胰腺癌的治疗（Ⅱ级专家推荐）。③林洪生主编的《恶性肿瘤中医诊疗指南》将通关藤注射液列为肝癌、胃癌、肺癌、食管癌、鼻咽癌等多种肿瘤的推荐治疗用药，可用于围手术期，联合放化疗，也可用于晚期姑息治疗。④中华中医药学会编订的《肿瘤中医诊疗指南》推荐通关藤注射液为肿瘤治疗用药。

（4）其他提示：参考生产企业提供的产品说明书。

5. 主要参考文献

[1] 薛晓川, 陈君君, 徐玲艳, 等. 基于 JAK1/STAT3 信号通路的通关藤对人骨肉瘤细胞增殖的影响 [J]. 中国中医药信息杂志, 2024, 31（6）：108-116.

[2] 赵丹, 李楠, 郭星. 通关藤注射液对恶性肿瘤化疗患者血小板的临床作用 [J]. 中国医院药学杂志, 2023, 43（1）：82-86.

[3] 刘炳春, 蒲睿智, 王晓龙, 等. 通关藤口服液联合化疗治疗非小细胞肺癌临床研究 [J]. 辽宁中医杂志, 2023, 50（3）：82-84.

[4] 修俊青, 李亮, 刘瑞. 通关藤注射液联合 GC 方案治疗晚期 NSCLC 的效果及对外周血 T 淋巴细胞亚群的影响 [J]. 中国医药导报, 2022, 19（14）：101-104.

[5] 赵新, 冯小燕, 张妮, 等. 通关藤注射液与顺铂联合治疗膀胱癌的疗效和作用机制分析 [J]. 中国医药导刊, 2022, 24（6）：588-592.

[6] 李潇, 南梦蝶, 许晶, 等. 通关藤制剂对中晚期肿瘤化疗患者免疫功能影响的 Meta 分析 [J]. 世界中医药, 2021, 16（3）：384-392.

[7] 中国临床肿瘤学会指南工作委员会. 中国临床肿瘤学会（CSCO）原发性肝癌诊疗指南 2020[M]. 北京：人民卫生出版社, 2020：88-95.

[8] Qi S, Li X, Dong Q, et al. Chinese herbal medicine（Xiao ai ping）injections for chemotherapy-induced thrombocytopenia: A randomized, controlled, multi-center clinical trial[J]. Journal of Alternative and Complementary Medicine, 2019, 25（6）：648 - 655.

[9] 王峰, 樊青霞, 王洪海, 等. 消癌平注射液联合化疗治疗中晚期食管癌的疗效和安全性 [J]. 中华肿瘤杂志, 2017, 39（6）：453-457.

[10] 杨宗艳，胡传国 . 消癌平注射液治疗老年晚期非小细胞肺癌 121 例疗效观察 [J]. 安徽医药，2010，14（12）：1470-1471.

痛泻宁颗粒

1. 药品参考信息

【主要成分】白芍、青皮、薤白、白术。

【剂　　型】颗粒剂。

【适 应 证】柔肝缓急，疏肝行气，理脾运湿。用于肝气犯脾所致的腹痛、腹泻、腹胀、腹部不适等，以及肠易激综合征（腹泻型）等见上述证候者。

【用法用量】口服，一次 1 袋，一日 3 次。

【不良反应】①偶见轻度恶心。②临床试验中，试验组有 1 例出现皮肤感觉异常，症状持续半月，与本品是否有关尚无法确定。

【禁　　忌】尚不明确。

【注意事项】①忌酒、辛辣、生冷、油腻食物。②未见肝、肾功能不全者用药相关研究资料。③未见妊娠期、哺乳期妇女、儿童、老年人用药相关研究资料。④药品外观性状发生改变时禁止使用。

【药物相互作用】未进行该项研究且暂无可靠文献参考。

【药理作用】临床前药效学研究表明，痛泻宁颗粒对番泻叶所致的小鼠泄泻有明显的止泻作用，对醋酸引起的小鼠腹痛有明显的镇痛作用，对新斯的明所致的小鼠小肠推进功能亢进有明显缓解作用，可明显抑制热刺激引起的大鼠疼痛反应，对离体家兔回肠有显著的解痉作用。急性毒性试验未见明显毒副反应。长期毒性试验表明，用药组大鼠体重增长较对照组大鼠的体重增长缓慢，用药组部分大鼠的血液学、血生化指标轻度变化；停药后这些血液学、血生化指标均恢复，用药组与对照组比较无显著变化。各组脏器的组织学检查均未见明显病理学改变。

【药物过量】未进行该项研究且暂无可靠文献参考。

【药物毒理学】未进行该项研究且暂无可靠文献参考。

【药代动力学】未进行该项研究且暂无可靠文献参考。

2. 临床应用指引

（1）说明书适应证：柔肝缓急，疏肝行气，理脾运湿。用于肝气犯脾所致的腹痛、腹泻、腹胀、腹部不适等症，以及肠易激综合征（腹泻型）等见上述证候者。

名词解释。①肝气犯脾：肝气犯脾是中医证候术语，主要指由肝胆病（急性或慢性肝炎、肝硬化、肝癌、胆囊炎、胆管炎、胆结石等）产生的肝气不舒而影响脾脏功能（脾主运化，即消化）而出现的一组症状。除了产品说明书列出的症状，还可见精神抑郁、胸胁满闷、脘腹胀痛、食欲不振、体倦乏力等。②柔肝缓急：柔肝缓急是中医治疗疾病或病证的一种方法，指利用该产品中具有柔肝（用中医养肝方法治疗肝病）功效的中药达到缓解疼痛（腹痛、胁痛）的效果。③疏肝行气：疏肝行气是中医治疗疾病或病证的一种方法，指利用该产品中具有疏肝理气（用中医养肝方法治疗肝病）功效的中药，治疗肝气郁结证（情志抑郁、胸胁胀闷、两肋胀痛、胃脘不适、月经不调），并改善肝病病理状态，恢复肝脏功能。④理脾运湿：理脾运湿是中医治疗疾病或病证的一种方法，指利用该产品中具有理脾运湿（调理消化系统功能）功效的中药治疗脾虚湿阻证（食欲减退、脘腹胀满、大便稀溏、肢体倦怠）。

（2）医保适应证：属于《国家基本医疗保险、工伤保险和生育保险药品目录》"固涩止泻剂"（乙类）。适应证同产品说明书，无疾病限制。

（3）临床应用要点：①产品特点：该产品主要由具有缓急止痛功效的中药组成，用于治疗腹泻、腹痛。②西医病种：可以试用于肿瘤合并腹泻、腹痛的治疗。③中医简化证候：腹泻（大便次数较发病前明显增多，溏稀便或水样便）。④建议疗程：按照医保支付病种规定的治疗时间（疗程），或根据病情需要确定治疗时间（疗程）。

（4）拓展临床应用：在符合相关法律、中医证候特征、临床用药规范的前提下，在医师指导下，除了治疗肠易激综合征，拓展应用如下。①肠道疾病和肠道感染性疾病：由病毒、细菌、真菌、原虫、蠕虫等感染所致的肠炎及急性出血性坏死性肠炎，以及克罗恩病、溃疡性结肠炎、结肠多发性息肉、吸收不良综合征等引起的腹泻、腹痛。②全身性感染：败血症、伤寒或副伤寒、钩端螺旋体病等感染导致的腹泻、腹痛。③胰腺疾病：慢性胰腺炎、胰腺癌、胰腺切除术后的腹泻、腹痛。④肝胆疾病：肝硬化、胆汁淤积性黄疸、慢性胆囊炎与胆石症引起的腹泻、腹痛。⑤内分泌及代谢障碍性疾病：甲状腺功能亢进、肾上腺皮质功能减退、胃泌素瘤、血管活性肠肽瘤、类癌综合征及糖尿病性肠病导致的腹泻、腹痛。⑥肿瘤及其治疗：结肠绒毛状腺瘤、肠道恶性肿瘤、化疗与靶向治疗导致的腹泻、腹痛。⑦其他原因导致的腹泻、腹痛：变态反应性肠炎、过敏性紫癜；使用某些药物如氟尿嘧啶、利血平、新斯的明、甲状腺素、洋地黄类、考来烯胺、抗生素等；某些内分泌疾病，如肾上腺皮质功能减退危象、甲状腺危象。

3. 相关药理作用与治疗原理

药理学研究表明，本品具有以下作用。①抑制肥大细胞脱颗粒，降低 5- 羟色胺与组胺等递质的释放，减少血清内 5- 羟色胺的含量，可使背角神经元兴奋度减低、内脏痛阈提高，有镇静、抗抑郁作用，抑制小肠平滑肌的自发性收缩，缓解小肠功能亢进，减少肠蠕动。②有效抑制多种肠道致病菌，增强巨噬细胞本身的吞噬功能，还能降低炎症因子水平。③白芍对中枢神经系统有镇静作用；对消化系统有解痉作用，可抑制离体肠道平滑肌收缩。④白术能增强机体的免疫功能；对胃肠道平滑肌有双重调节作用，即小剂量白术可兴奋肠道平滑肌，大剂量白术则对肠道平滑肌的收缩有抑制作用；对神经系统有镇静作用。⑤青皮主要含有挥发油、黄酮类化合物、氨基酸等，发挥松弛肠道、胆囊、支气管等处平滑肌的作用。⑥薤白的主要药理作用是增强机体免疫力、抗菌等，有利于维持肠道菌群平衡。

4. 临床应用提示

（1）医保准入：属于《国家基本医疗保险、工伤保险和生育保险药品目录》"固涩止泻剂"（乙类）。适应证同产品说明书。

（2）列入指南：《消化系统常见病肠易激综合征中医诊疗指南（基层医师版）》。

（3）列入共识：《新型冠状病毒居家成人中医药健康管理专家共识》。

（4）副反应提示：个别患者服药后出现皮疹及 AST 轻微升高的不良反应，停药 2 周后即可自愈。

（5）其他提示：参考生产企业提供的产品说明书。

5. 主要参考文献

[1] 黄洋. 盐酸洛哌丁胺联合痛泻宁颗粒对腹泻型肠易激综合征的临床疗效 [J]. 实用临床医药杂志，2023，27（10）：114-116，123.

[2] 陆敏，杨友丽，苏静，等. 痛泻宁颗粒联合米曲菌胰酶片治疗腹泻型肠易激综合征效

果研究 [J]. 医药论坛杂志，2021，42（20）：29-31.

[3] 中华中医药学会脾胃病分会，温艳东，李保双，等 . 消化系统常见病肠易激综合征中医诊疗指南（基层医生版）[J]. 中华中医药杂志，2020，35（7）：3518-3523.

[4] 罗冰 . 痛泻宁颗粒对肠道动力的影响及其作用机制探究 [D]. 北京：北京中医药大学，2016.

[5] 张利 . 白芍的药理作用及现代研究进展 [J]. 中医临床研究，2014，6（29）：25-26.

五灵胶囊

1. 药品参考信息

【主要成分】柴胡、灵芝、丹参、五味子。

【剂　　型】胶囊剂。

【适 应 证】疏肝健脾活血。用于慢性乙型肝炎肝郁脾虚夹瘀证，症见纳呆、腹胀嗳气、胁肋胀痛、疲乏无力等。

【用法用量】口服。一次 5 粒，一日 3 次。饭后半小时服用。

【不良反应】服用本品可能出现恶心、上腹不适等消化系统不良反应。

【禁　　忌】对本品及所含成分过敏者禁用。

【注意事项】①临床试验表明本品可降低丙氨酸转氨酶和总胆红素水平，促进肝功能转好，服药期间需定期复查肝功能。②药理研究表明本品具有抗乙肝病毒、抗肝损伤、抗肝纤维化、改善血液流变学及提高机体免疫功能等作用。③慢性乙型病毒性肝炎属慢性疾病，要促进其肝功能恢复需连续服药 3 个月为一个疗程。④临床试验中个别患者出现血小板减少，尚不能确定这是否与服用本品有关。服药期间应注意检测血小板计数。⑤有消化道溃疡病史者慎用。⑥孕妇慎用。

【孕妇及哺乳期妇女用药】孕妇慎用。

【儿童用药】儿童必须在成人监护下使用。

【药物相互作用】未进行该项研究且暂无可靠文献参考。

【药物过量】未进行该项研究且暂无可靠文献参考。

【药物毒理学】未进行该项研究且暂无可靠文献参考。

【药代动力学】未进行该项研究且暂无可靠文献参考。

2. 临床应用指引

（1）说明书适应证：疏肝健脾活血。用于慢性乙型肝炎属肝郁脾虚夹瘀证者，症见纳呆、腹胀嗳气、胁肋胀痛、疲乏无力等。

名词解释。①肝郁脾虚夹瘀证：指由肝病（包括胆囊疾病）引起脾功能失调（消化功能失调），症见胸胁胀满、食后腹胀、腹痛腹泻、心情抑郁或急躁易怒，兼有疼痛（压痛、刺痛、定痛、夜痛）、瘀斑（肌肤或舌质见瘀斑、瘀点）、癥积包块（肝脾大、质硬、固定不移，或拒按触痛）、出血（紫暗或成块，或见大便黑色）等。②疏肝健脾活血：疏肝健脾活血是中医治疗疾病或病证的一种方法，指利用该产品中具有疏肝健脾活血功效的中药，达到通畅肝气、健脾和胃、祛除瘀血的效果（改善慢性乙型肝炎导致的相关症状）。

（2）医保适应证：属于《国家基本医疗保险、工伤保险和生育保险药品目录》"清肝解毒剂"（甲类）。适应证同产品说明书。

（3）临床应用要点：①产品特点：该产品由对肝炎有治疗作用的药物（柴胡、灵芝、丹参、五味子）制成，对慢性乙型肝炎有明显疗效。②西医病种：可试用于肿瘤化疗或其他治疗引起的肝功能异常（包括总胆红素异常等）。③中医简化证候：胸胁胀痛、脘腹胀闷、食少便溏、肠鸣矢气。④建议疗程：按照医保支付病种规定的治疗时间（疗程），或根据病情需要确定治疗时间（疗程）。

（4）拓展临床应用：在符合相关法律、中医证候特征、临床用药规范，并在保障用药安全的前提下，拓展应用如下。①配合治疗急性乙型肝炎，具有保肝降酶作用。②对其他类型病毒性肝炎、药物（包括抗肿瘤药物）性肝损伤、脂肪肝、代谢相关脂肪性肝病、自身免疫性肝病、酒精性肝病有治疗效果。③有助于降低血清中Ⅲ型前胶原、层粘连蛋白、透明质酸水平，阻止慢性肝病的进展（预防肝硬化）。④能明显改善多种慢性肝病引起的肝区疼痛、脘腹胀满、疲倦乏力、食少纳呆等症状。⑤改善慢性乙型肝炎患者情志抑郁症状。⑥有明显的退黄作用。

3. 相关药理作用与治疗原理

药理学研究证明，五灵胶囊具有如下药理作用。①保护肝功能，促进体内（肝脏）血液循环。②可以抵抗自由基造成的损伤，发挥抗氧化效果，缓解皮肤衰老，修复肝细胞。③止痛：可以缓解慢性肝炎引起的胁痛症状。单味中药研究显示：①柴胡能够抑制肝脏库普弗细胞释放过量炎症因子（如MCP-1、IL-1、

TNF-α），减轻肝细胞损伤，从而降低转氨酶水平。②灵芝能促进肝细胞内蛋白质的合成，修复肝细胞损伤。③丹参能有效抑制Ⅲ型肝纤维蛋白的增生，从而抑制透明质酸、层粘连蛋白的表达，具有抗肝纤维化的功效。④五味子可通过有效清除活性氧自由基导致的脂质过氧化，增强肝细胞膜稳定性。

4. 临床应用提示

（1）医保准入：属于《国家基本医疗保险、工伤保险和生育保险药品目录》"清肝解毒剂"（甲类）。

（2）列入指南：①《国家基本药物临床应用指南(中成药)2018年版》。②《中国药物性肝损伤诊治指南（2023年版）》。③《中国药物性肝损伤基层诊疗与管理指南（2024年）》。④《老年非酒精性脂肪性肝病慢病管理指南》。⑤《抗肿瘤药物相关肝损伤诊疗指南2024》。⑥《抗结核药所致药物性肝损伤诊治指南（2024年版）》。

（3）列入共识：①《五灵胶囊（丸）治疗慢性乙型肝炎临床应用专家共识》。②《慢乙型肝炎中西医结合诊疗专家共识》。③《抗风湿病药物性肝损伤诊治中国专家共识（2024年版）》。

（4）行业引用：入选《国家基本药物目录》，收载于《中华人民共和国药典（2020年版）》。

（5）治疗疗程：慢性乙型肝炎肝纤维化或慢性乙型肝炎代偿期肝硬化患者，服药应不少于6个月。治疗慢性乙型肝炎时，肝生化指标恢复正常后患者需要继续服用五灵胶囊巩固治疗。

（6）不良反应：①偶见恶心、胃肠道反应等症状，停药后均可好转。②临床试验中，个别病例出现血小板减少，尚不能确定是否与服用本品有关。服药期间应注意检测血小板计数。

（7）其他提示：参考生产企业提供的产品说明书。

5. 主要参考文献

[1] 中华中医药学会肝胆病分会. 五灵胶囊（丸）治疗慢性乙型肝炎临床应用专家共识 [J]. 临床肝胆病杂志，2022，38（9）：1986-1989.

[2] 朱莹，付明，郭海燕，等. 五灵胶囊联合恩替卡韦治疗乙肝肝硬化代偿期患者疗效观察 [J]. 岭南急诊医学杂志，2021，26（6）：593-595.

[3] 周晓元，罗润齐，万蕾，等. 五灵胶囊联合恩替卡韦治疗慢性乙型肝炎的临床疗效 [J].

实用医学杂志，2021，37（22）：2939-2945.

[4] 刘加群，曹立华，鲁小杰，等.恩替卡韦联合五灵胶囊治疗代偿期乙型肝炎肝硬化的效果 [J].中国实用医刊，2021，48（8）：116-118.

[5] 万新焕，王瑜亮，周长征，等.丹参化学成分及其药理作用研究进展 [J].中草药，2020，51（3）：788-798.

[6] 王颖，魏佳韵，吴思佳，等.灵芝多糖结构特征及药理作用的研究进展 [J].中成药，2019，41（3）：627-635.

[7] 颜美玲，杨柳，侯阿娇，等.柴胡化学成分及药理作用研究进展 [J].中医药信息，2018，35（5）：103-109.

[8] 曲中原，王一横，邹翔，等.中药五味子研究进展 [J].食品与药品，2018，20（1）：71-75.

消炎退热合剂

1. 药品相关信息

【主要成分】大青叶、蒲公英、紫花地丁、甘草。

【剂　　型】合剂。

【适 应 证】清热解毒，凉血消肿。用于感冒发热、上呼吸道感染、咽喉肿痛及各种疮疖肿痛。

【用法用量】口服，一次 10 mL，一日 4 次。

【不良反应】尚不明确。

【禁　　忌】尚不明确。

【注意事项】①忌烟、酒及辛辣、生冷、油腻食物。②不宜在服药期间同时服用滋补性中成药。③风寒感冒者不适用，其表现为恶寒重、发热轻、无汗、头痛、鼻塞、流清涕、喉痒咳嗽。④高血压、心脏病、肝病、糖尿病、肾病等慢性病且病情严重者应在医师指导下服用。⑤服药 3 天后症状无改善，或症状加重，或出现新的严重症状如胸闷、心悸等，应立即停药并去医院就诊。⑥小儿、年老体弱者、孕妇应在医师指导下服用。⑦脾胃虚寒，症见腹痛、喜暖、泄泻者慎用。⑧对本品过敏者禁用，过敏体质者慎用。⑨药品性状发生改变时禁止服用。⑩儿童必须在成人监护下使用。⑪请将此药品放在儿童不能接触到的地方。⑫如正在服用其他药品，使用本品前请咨询医师或药师。

【孕妇及哺乳期妇女用药】应在医师指导下服用。

【儿童及老人用药】应在医师指导下服用。

【药物相互作用】未进行该项研究且暂无可靠文献参考。

【药物过量】未进行该项研究且暂无可靠文献参考。

【药物毒理学】未进行该项研究且暂无可靠文献参考。

【药代动力学】未进行该项研究且暂无可靠文献参考。

2. 临床应用指引

（1）说明书适应证：清热解毒，凉血消肿。用于感冒发热、上呼吸道感染、咽喉肿痛及各种疮疖肿痛。

名词解释。①清热解毒：清热解毒是中医治疗疾病和病证的一种方法，指利用该产品中具有清热解毒功效的中药清除热邪（高热或低热）、解散毒邪（对机体有害的物质）。②凉血消肿：凉血消肿是中医治疗疾病和病证的一种方法，指利用该产品中具有清热凉血功效的中药凉血，使血液状态趋于正常，达到消肿止痛效果（通常用于治疗感染性疾病）。

（2）临床应用要点：①产品特点：该产品由具有清热解毒功效的药物制成，具有抗病毒与抗细菌感染作用。②西医病种：多系统肿瘤合并病毒或细菌感染及由此导致的发热症状。③中医简化证候：感染部位症状加发热或恶寒症状。④建议疗程：按照产品说明书适应证，根据病情需要确定治疗时间（疗程）。

（3）拓展临床应用：在符合相关法律、中医证候特征、临床用药规范，并在保障用药安全的前提下，拓展应用如下。①基于大青叶、蒲公英、紫花地丁单味中药的功能主治，本品除了可用于感冒发热、上呼吸道感染、咽喉肿痛及各种疮疖肿痛，还可配合抗生素治疗肺脓疡、肝脓疡等。②与抗生素联用可试用于多种耐药菌引起的多部位感染。③对肿瘤（实体瘤或血液肿瘤）化疗后白细胞减少导致的肛周脓肿等有一定的治疗效果。

3. 相关药理作用与治疗原理

药理学研究表明，消炎退热合剂能有效降低脂多糖诱导的肺损伤模型小鼠的炎症水平。单味中药研究显示：①大青叶煎剂体外试验对金黄色葡萄球菌、甲型链球菌、脑膜炎双球菌、肺炎链球菌、卡他球菌、伤寒杆菌、大肠埃希菌、流感杆菌、白喉杆菌及痢疾杆菌有一定抑制作用；大青叶对乙型脑炎病毒、腮腺炎病毒、流感病毒等也有抑制作用。此外，大青叶还有杀灭钩端螺旋体的作用。

体内、外实验表明，大青叶有抗大肠埃希菌 O111B4 内毒素的作用。大青叶中所含的靛玉红对小鼠 L7212 白血病的抑制率较高。②蒲公英具有抗炎抑菌、抗病毒、抗肿瘤、抗氧化等作用，并可通过多种机制发挥抗癌活性，包括抑制肿瘤细胞的增殖、迁移和侵袭的能力，以及诱导凋亡、激活自噬以及影响肿瘤微环境。③紫花地丁具有抗菌、抗炎、抗病毒、抗氧化、抗癌、免疫调节等作用。④甘草能够通过抑制或上调相关酶的表达、调控蛋白质及蛋白通路的表达、影响致炎或抑炎因子的分泌等发挥双向调节作用进而发挥抗炎活性。

4. 临床应用提示

参考生产企业提供的产品说明书。

5. 主要参考文献

[1] 石爱文，姚佳靖，王庆，等 . 蒲公英化学成分和药理作用研究进展及其质量标志物预测分析 [J]. 中华中医药学刊，2024，42（9）：38-45，后插 1.

[2] 李媛媛，毛妍，梁曾恩妮，等 . 紫花地丁药理作用研究进展 [J]. 中国畜牧兽医，2023，50（7）：2998-3006.

[3] 崔园园，刘佳昕，邢博宇，等 . 甘草抗炎活性物质基础及其作用机制研究进展 [J]. 中华中医药学刊，2024，42（6）：99-103，后插 18.

[4] 吴良发，周国平，袁铭铭，等 . 大青叶不同提取物解热作用比较及其机制研究 [J]. 中国现代应用药学，2022，39（16）：2075-2079.

新癀片

1. 药品参考信息

【**主要成分**】肿节风、三七、人工牛黄、猪胆粉、肖梵天花、珍珠层粉、水牛角浓缩粉、红曲、吲哚美辛。

【**剂　　型**】片剂。

【**适 应 证**】清热解毒，活血化瘀，消肿止痛。用于热毒瘀血所致的咽喉肿痛、牙痛、痹痛、胁痛、黄疸、无名肿毒等症。

【**用法用量**】口服，一次 2～4 片，一日 3 次，小儿酌减。外用，用冷开水调化，敷患处。

【**不良反应**】个别患者空腹服药会有眩晕、咽干、倦怠、胃部嘈乱不适、轻度腹泻，停药后自行消失。

【禁　　忌】有消化道出血史者忌用。

【注意事项】胃及十二指肠溃疡者、肾功能不全者及孕妇慎用。

【孕妇及哺乳期妇女用药】孕妇慎用。

【药物相互作用】未进行该项研究且暂无可靠文献参考。

【药理作用】参考产品说明书。

【药物过量】未进行该项研究且暂无可靠文献参考。

【药物毒理学】未进行该项研究且暂无可靠文献参考。

【药代动力学】未进行该项研究且暂无可靠文献参考。

2. 临床应用指引

（1）说明书适应证：清热解毒，活血化瘀，消肿止痛。用于热毒瘀血所致的咽喉肿痛、牙痛、痹痛、胁痛、黄疸、无名肿毒等症。

名词解释。①清热解毒：清热解毒是中医治疗疾病或病证的一种方法，指利用该产品中具有清热解毒功效的中药达到清除热邪（高热或低热）、解散毒邪（对机体有害的物质或病灶）的效果。②活血化瘀：活血化瘀是中医治疗疾病或病证的一种方法，指利用该产品中具有活血化瘀功效的中药，达到通畅血流、解除瘀血的效果。③消肿止痛：消肿止痛是中医治疗疾病或病证的一种方法，指利用该产品中具有消肿止痛功效的中药，消除全身或局部硬结、肿块（良性或恶性肿瘤）而达到止痛效果。

（2）医保适应证：属于《国家基本医疗保险、工伤保险和生育保险药品目录》"清热解毒剂"（甲类）。适应证同产品说明书。

（3）临床应用要点：①产品特点：该产品由多种药材如牛黄、猪胆粉、肖梵天花、珍珠层粉、水牛角浓缩粉等制成，这些药材在现代处方中很少应用。②西医病种：除了用于治疗咽喉肿痛、牙痛、痹痛、黄疸、无名肿毒等症，还可以试用于多系统肿瘤的治疗。③中医简化证候：经触诊或现代检查方法明确的体表或内脏肿块等。④建议疗程：按照医保支付病种规定的治疗时间（疗程），或根据病情需要确定治疗时间（疗程）。

（4）拓展临床应用：在符合相关法律、中医证候特征、临床用药规范，并在保障用药安全的前提下，拓展应用如下。①单独用于胰腺癌、肝癌、肺癌、骨转移癌、消化道肿瘤、头颈部肿瘤引起的咽喉肿痛、牙痛、胸痛、胁痛、腹痛属于轻、中度癌痛者，或与阿片类药物联合应用治疗中、重度癌痛。②治疗皮肤科疾病中的寻常痤疮、带状疱疹、尖锐湿疣、丹毒、口疮。③新癀片与红光照射疗法可发挥协同作用，缓解患者疼痛症状。④治疗痛风性关节炎，新癀片口服加局部外敷给药，亦有明显的抗炎、消肿、镇痛作用，内外合力，效力倍增，可使药力直达病所。

3. 相关药理作用与治疗原理

药理学研究显示，新癀片的药理作用如下。①肿节风、三七有抗菌作用。体外抑菌试验显示，肿节风对金黄色葡萄球菌、痢疾杆菌、大肠埃希菌、铜绿假单胞菌、伤寒和副伤寒杆菌等均有一定抑制作用。三七对多种皮肤真菌有不同程度抑制作用。②人工牛黄、三七具有抗炎作用。蛋清关节炎法证明牛磺酸和人工牛黄对实验性炎症有抑制作用。另外，人工牛黄、胆酸、去氧胆酸均有抑制毛细血管通透性增加和毛细血管渗出的作用。③人工牛黄能对抗由咖啡因、樟脑和印防己毒素等引起的小鼠中枢兴奋症状。④大鼠口服人工牛黄或去氧胆酸能松弛胆道括约肌，促进胆汁排泄。⑤肿节风、人工牛黄均有抗肿瘤作用，人工牛黄还能促进家兔红细胞生成，增加红细胞数量和血红蛋白含量。

4. 临床应用提示

（1）医保准入：属于《国家基本医疗保险、工伤保险和生育保险药品目录》"清热解毒剂"（甲类）。

（2）列入共识：《癌痛规范化治疗中成药合理使用专家共识》。

（3）副反应提示：①对胃肠道有刺激作用，偶见上腹不适、恶心纳差等胃肠道症状。消化道溃疡、消化道出血、胃溃疡性结肠炎患者应禁用。②宜饭后服用，与食物或制酸药同服可减少对胃肠道的刺激，服药后出现胃肠道反应者建议减量服用或直接停用。③新癀片中含有猪胆汁，故对部分有宗教信仰的患者，应禁用或提前告知。

（4）其他提示：参考生产企业提供的产品说明书。

5. 主要参考文献

[1] 许莎莎，孙振. 新癀片联合奥硝唑治疗急性智齿冠周炎的临床研究 [J]. 现代药物与临床，2024，39（1）：213-217.

[2] 丁志明，张宸玥，王辉. 新癀片治疗带状疱疹有效性和安全性的系统评价 [J]. 天津中医药，2023，40（11）：1438-1444.

[3] 张瑞丽，苏爽，蒋季明，等. 新癀片致药品不良反应分析 [J]. 中国药物警戒，2022，

19（5）：561-563.

[4] 北京市疼痛治疗质量控制和改进中心癌痛专家组.癌痛规范化治疗中成药合理使用专家共识 [J].中国疼痛医学杂志，2021，27（1）：9-17.

[5] Xu BY, Huang YJ, Sun BG, et al. Skin-patch of Xin Huang Pian on relieving joint symptoms in patients with acute gouty arthritis: A randomized, double-blind, active-controlled trial[J]. J Adv Nurs, 2020, 76（6）: 1416-1424.

[6] 项倩彤，崔伟，张慧，等.用红光照射疗法联合新癀片预防带状疱疹后遗神经痛的效果观察 [J].当代医药论丛，2020，18（4）：102-103.

[7] 杨杰，安琪，李峰，等.口服新癀片致低体温1例 [J].中国合理用药探索，2019，16（7）：193-195.

[8] 孟阳，蒋琼，潘启红，等.新癀片联合更昔洛韦、甲钴胺治疗中老年带状疱疹的临床研究 [J].中国中西医结合皮肤性病学杂志，2017，16（4）：346-348.

[9] 张宏岩，王艳丽.新癀片新用 [J].中国民间疗法，2016，24（9）：53.

[10] 陆海山，甘精兵，陈智勇，等.新癀片在皮肤科临床应用概况 [J].浙江中西医结合杂志，2015，25（1）：102-104.

[11] 王海申.新癀片内服外敷治疗痛风性关节炎60例疗效观察 [J].国医论坛，2014，29（6）：31.

血速升颗粒

1. 药品参考信息

【**主要成分**】黄芪、当归、阿胶、鸡血藤、淫羊藿、山楂。

【**剂　　型**】颗粒剂。

【**功能主治**】益气温阳，养血活血。用于气血亏虚引起的贫血及各种失血性疾病。

【**用法用量**】用水冲服，一次1袋，一日3次。

【**不良反应**】监测数据及文献显示，本品不良反应有恶心、呕吐、腹痛、皮肤瘙痒等。

【**禁　　忌**】①感冒发热患者及糖尿病患者禁服。②对本品及所含成分过敏者禁用。

【**注意事项**】①忌辛辣、生冷、油腻食物。②本品宜饭前服用。③过敏体质者慎用。

【孕妇及哺乳期妇女用药】孕妇慎用。

【儿童用药】儿童必须在成人监护下使用。

【药物相互作用】未进行该项研究且暂无可靠文献参考。

【药物过量】未进行该项研究且暂无可靠文献参考。

【药物毒理学】未进行该项研究且暂无可靠文献参考。

【药代动力学】未进行该项研究且暂无可靠文献参考。

2. 临床应用指引

（1）说明书适应证：益气温阳，养血活血。用于气血亏虚引起的贫血。

名词解释。①益气温阳：益气温阳是中医治疗疾病或病证的一种方法，指利用该产品中具有益气温阳作用的中药（黄芪、淫羊藿）治疗阳虚证，临床症见畏寒肢冷、口淡不渴、善喜热饮、尿少浮肿、大便稀溏、面色㿠白、舌淡胖嫩、苔白滑、脉沉迟无力。②养血活血：养血活血是中医治疗疾病或病证的一种方法，指利用该产品中具有补血、养血、活血作用的中药（当归、阿胶、鸡血藤）治疗血虚兼夹血瘀证，临床症见面色萎黄、头晕眼花、心悸多梦、刺痛固定、月经色暗或有血块、经痛经闭，舌淡紫或有斑点、脉细涩等。

（2）临床应用要点：①产品特点：该产品组方精炼，既用黄芪配当归（当归补血汤）、阿胶、鸡血藤体现了"气能生血，血能载气"理论，又添加淫羊藿体现了"阴生阳长"以及"善补阴者，必阳中求阴"的中医理论，更用山楂健脾开胃，增进饮食，以防阿胶滋腻之品壅滞脾胃。②西医病种：各种类型贫血。③中医简化证候：面色萎黄、畏寒肢冷、头晕眼花、心悸多梦等。④建议疗程：用于说明书规定的疾病或病证治疗时，可不受治疗时间限制。

（3）拓展临床应用：在符合相关法律、临床用药规范，并在保障临床用药安全的前提下，拓展应用如下。①肿瘤相关性贫血：显著提升患者红细胞、白细胞的数量及血红蛋白含量，明显改善神疲、乏力等临床症状以及患者的体力状态和生活质量，有利于肿瘤的综合治疗和预后改善。②放化疗患者：有效改善放化疗引起的细胞免疫抑制状态，对放化疗患者细胞免疫功能有一定恢复作用，可改善肿瘤相关性贫血及免疫功能低下的症状。③癌因性疲乏：用血速升颗粒治疗癌因性疲乏属气血两虚证者，可改善患者疲乏症状，减轻其疲乏程度，提高患者的生活质量，并可减轻骨髓抑制程度，提升免疫功能，调节免疫性细胞因子，具有较好的临床疗效。④非重型再生障碍性贫血：血速升颗粒联合西医常规方案可明显改善非重型再生障碍性贫血患者骨髓增生程度，促进骨髓造血，降低不良反应发生率，提高临床疗效。⑤骨髓增生异常综合征：血速升颗粒联合复方黄黛片治疗骨髓增生异常综合征化疗相关血细胞减少的临床疗效确切，且可有效抑制血清IL-6 和 TNF-α 水平。⑥术后贫血：改善患者术后贫血症状及铁代谢指标，安全可靠。⑦肾性贫血：血速升颗粒联合 EPO 治疗肾性贫血临床疗效确切，其疗效优于单独应用 EPO。两者联合应用能有效改善慢性肾脏病患者的贫血状态，提升红细胞数量、血红蛋白含量；有效提高患者体内铁储备，改善铁代谢及铁蛋白结合，同时改善神疲乏力、头晕等贫血相关的临床症状，安全性较高。⑧缺铁性贫血：有效改善缺铁性贫血及相关临床症状。

3. **相关药理作用与治疗原理**

药理学研究证明：在小鼠急性失血性贫血模型中，血速升颗粒组与模型对照组比较，红细胞计数、网织红细胞计数及血红蛋白含量升高，差异有统计学意义（$P < 0.05$），两组白细胞计数及血小板计数的比较，差异无统计学意义（$P > 0.05$）；在大鼠化疗性贫血模型中，与模型对照组比较，在化疗药物伤害期及恢复期，血速升颗粒组大鼠的白细胞计数、网织红细胞计数、红细胞计数及血红蛋白含量升高，差异有统计学意义（$P < 0.05$），两组血小板计数的比较，差异无统计学意义（$P > 0.05$）。研究结论：血速升颗粒能够改善小鼠急性失血导致的红细胞计数和血红蛋白含量减少，对化疗药物引起的白细胞计数、红细胞计数和血红蛋白含量降低有效，能够明显改善骨髓的造血功能。单味中药研究显示：①黄芪能够激活造血细胞的造血功能。②当归可通过与促红细胞生成素相似的作用途径抑制炎症反应，减少炎症因子的产生。同时，通过抑制铁调素的表达，提高慢性病贫血模型动物体内的铁含量，有利于阻止炎症因子的产生与贫血的发展。③阿胶酶解后的活性组分能促进贫血小鼠外周血白细胞和红细胞数量的升高，促进骨髓和脾造血干细胞／祖细胞集落 BFU-E、CFU-E、CFU-GM 的增加，提高外周血 GM-CSF、IL-6、EPO 的含量。④鸡血藤可提升白细胞、红细胞、血小板的数量，其中提升白细胞数量的作用最为明显。鸡血藤活性成分通过 IL-3、IL-6、GM-CSF 等在细胞因子水平进行直接和间接调节，以保持其调控网络的均衡。⑤淫羊藿可通过改善造血系统细胞因子分泌异常和改善造血微环境，减轻免疫因素对机体的损害，促进骨髓造血功能的恢复。

4. 临床应用提示

（1）列入共识：①《肿瘤相关性贫血中医药防治专家共识》。②《肿瘤化疗相关性血小板减少症中医药防治专家共识》。③《老龄缺铁性贫血高危人群社区中医药防治专家共识》。

（2）行业引用：产品已被中华中医药学会多部专家共识推荐，并被全国中医药行业高等教育"十三五"创新教材《中医血液病学》引用。

5. 主要参考文献

[1] 刘明峰，杨金霞，刘笑，等．血速升颗粒治疗贫血模型鼠的实验研究 [J]．河北医科大学学报，2018，39（7）：822-827.

[2] 牛韧．血速升颗粒治疗肿瘤相关性贫血的临床疗效观察 [J]．医学理论与实践，2019，32（7）：953-955.

[3] 田艳花，胡宁，李力，等．血速升颗粒对肺癌化疗患者血液及相关免疫功能指标的影响 [J]．肿瘤药学，2019，9（3）：491-494，499.

[4] 陈信义，杨文华．中医血液病学 [M]．北京：中国中医药出版社，2019：21-31.

[5] 刘力强．血速升颗粒治疗高分级脑胶质瘤术后放化疗患者疗效观察 [J]．世界中医药，2020，15（3）：430-433.

[6] 蔡兴炎，黄律，叶亮，等．血速升颗粒联合铁剂治疗胃大部切除术后贫血的疗效及安全性 [J]．现代中西医结合杂志，2020，29（25）：2807-2810.

[7] 张立晓．血速升颗粒联合铁剂治疗胃癌切除术后贫血的疗效及安全性比较 [J]．实用癌症杂志，2020，35（1）：101-103.

[8] 陈娜飞，焦宗久．血速升颗粒治疗非重型再生障碍性贫血的近期疗效及不良反应观察 [J]．中医药导报，2020，26（14）：43-46.

[9] 刘欣，刘艳芬，孙旭，等．血速升颗粒联合复方黄黛片治疗骨髓增生异常综合征化疗相关血细胞减少临床研究 [J]．陕西中医，2021，42（1）：78-80.

[10] 孙涛，李雅，郭志华，等．血速升颗粒对心肌缺血再灌注大鼠心肌组织的保护作用及机制研究 [J]．临床和实验医学杂志，2020，19（24）：2581-2585.

[11] 邢亚东，郭晓华．评价血速升颗粒联合蔗糖铁治疗胃癌切除术后合并缺铁性贫血患者的疗效及安全性 [J]．黑龙江中医药，2021，50（4）：197-198.

[12] 李普阳，付增彬，李月牛，等．血速升颗粒对癌因性疲乏患者的疗效评价及机制 [J]．中国实验方剂学杂志，2021，27（17）：118-123.

[13] 中华中医药学会血液病分会，中国中西医结合学会肿瘤专业委员会，北京中西医结合学会肿瘤专业委员会.肿瘤相关性贫血中医药防治专家共识 [J]. 北京中医药，2021，40（1）：48-52.

[14] 中华中医药学会血液病分会，中国中西医结合学会肿瘤专业委员会，北京中西医结合学会肿瘤专业委员会.肿瘤化疗相关性血小板减少症中医药防治专家共识 [J]. 北京中医药，2021，40（5）：451-455.

[15] 罗梅宏，崔乐乐，孙伟正，等.老龄缺铁性贫血高危人群社区中医药防治专家共识 [J]. 现代中医临床，2021，28（4）：29-35.

[16] 穆霖，王晓荣，陈亚坤.血速升颗粒联合促红细胞生成素治疗肾性贫血的疗效观察 [J]. 河北中医，2022，44（4）：613-616.

[17] 邸海侠，王国姿，高岚，等.多中心真实世界血速升颗粒治疗气血两虚型较低危组 MDS 临床观察 [J]. 中药材，2023，46（12）：3142-3145.

[18] 李三喜，颜保松，徐玲，等.血速升颗粒联合环孢素 A 对非重型再生障碍性贫血的疗效及对 GATA-3、G-CSF 水平的影响 [J]. 世界临床药物，2023，44（11）：1179-1184.

养血饮口服液

1. 药品参考信息

【主要成分】当归、黄芪、鹿角胶、阿胶、大枣。

【剂　　型】口服液。

【适 应 证】补气养血，益肾助脾。用于气血两亏，体虚羸弱。

【用法用量】口服，一次 1 支，一日 2 次。

【不良反应】尚不明确。

【禁　　忌】尚不明确。

【注意事项】①忌油腻食物。②外感或实热内盛者不宜服用。③孕妇慎用。④本品宜饭前服用。⑤按照用法用量服用，小儿应在医师指导下服用。⑥若需长期连续服用，应向医师咨询。⑦药品性状发生改变时禁止服用。⑧儿童必须在成人监护下使用。⑨请将本品放在儿童不能接触到的地方。⑩如正在服用其他药品，使用本品前请咨询医师或药师。

【孕妇及哺乳期妇女用药】孕妇慎用。

【儿童用药】儿童必须在医师指导及成人监护下使用。

【药物相互作用】未进行该项研究且暂无可靠文献参考。

【药理作用】现代药理学研究表明，黄芪能促进机体代谢，有效改善动物贫血现象。当归水浸液能显著促进小鼠血红蛋白及红细胞的生成。阿胶有显著的补血作用，其疗效优于铁剂，阿胶还可使血钙浓度轻度升高。大枣有保肝、增强肌力、抗变态反应、抗癌等作用。

【药物过量】未进行该项研究且暂无可靠文献参考。

【药物毒理学】未进行该项研究且暂无可靠文献参考。

【药代动力学】未进行该项研究且暂无可靠文献参考。

2. 临床应用指引

（1）说明书适应证：补气养血，益肾助脾。用于气血两亏，体虚羸弱。

名词解释。①体虚羸弱：指身体极度虚弱、体力不足，还包括精神脆弱、缺乏自信和坚强的意志力等（非常疲乏，极度疲惫，不能忍受）。②补气养血：是中医治疗疾病或病证的一种方法，指利用该产品中具有补益气血功效的中药治疗气血两虚证（症见气短懒言、语声低微、面色萎黄、头晕目眩、失眠多梦）。③益肾助脾：是中医治疗疾病或病证的一种方法，指利用该产品中具有益肾助脾（恢复脾肾功能状态）功效的中药治疗脾肾两虚证（这里指脾肾阳虚，临床表现为食欲不振、完谷不化、四肢不温、肢体浮肿、神疲困倦、腰膝酸软、夜晚尿频）。

（2）医保适应证：属于《国家基本医疗保险、工伤保险和生育保险药品目录》"肿瘤用药"项下"肿瘤辅助用药"（乙类）。适应证同产品说明书。

（3）临床应用要点：①产品特点：该产品由当归补血汤（黄芪、当归）加鹿角胶、阿胶、大枣组成，为典型的益气补血方剂。②西医病种：用于肿瘤相关性贫血（轻、中度）的治疗。③中医简化证候：心悸气短、面色萎黄、头晕乏力、食欲不振。④建议疗程：按照医保支付病种规定的治疗时间（疗程），或根据病情需要确定治疗时间（疗程）。

（4）拓展临床应用：在符合相关法律、中医证候特征、临床用药规范，并在保障用药安全的前提下，拓展应用如下。①治疗肿瘤相关性贫血、血小板减少、白细胞减少症，并能明显改善患者虚弱症状。②治疗各种类型的贫血，并能够明显改善由贫血导致的虚弱症状。③能有效预防化疗药引起的体质量下降、白细胞减少、免疫功能失调。④治疗应用促红细胞生成素后疗效不佳的肾性贫血。

3. 相关药理作用与治疗原理

药理学研究表明，养血饮口服液可改善骨髓造血微环境，促进骨髓造血，增加红细胞数量和血红蛋白的生成。单味中药研究显示：①当归有造血、抗贫血、抑制血小板聚集和抗血栓等作用。②黄芪多糖能够促进蛋白质和 RNA 合成，增强人体免疫力，对造血功能有保护和促进作用。③鹿角胶：对淋巴母细胞转化有促进作用；能增加周围血液中的红细胞、白细胞、血小板的数量。④阿胶具有显著的抗贫血作用，对环磷酰胺引起的小鼠白细胞减少、网织红细胞减少有抑制作用，对骨髓造血系统的造血功能有保护和促进作用。有增加缺血性动物的红细胞数量、血红蛋白含量等作用，能够促进机体造血干细胞的增殖和分化，刺激白细胞生长因子生成。⑤大枣有免疫抑制、抗肿瘤、抗氧化等综合作用。黄芪与当归配伍为当归补血汤，现代研究表明：①通过调整当归补血汤方中黄芪与当归配比可对不同类型的贫血（失血性贫血、化疗性贫血）起效。②当归补血汤及其中不同配比的黄芪与当归可通过直接和（或）间接途径启动机体造血调控系统，直接或间接地刺激造血祖细胞增殖、分化，进而调控机体造血。③当归补血汤及其中不同配比的黄芪与当归对造血生长因子有调节作用。

4. 临床应用提示

（1）医保准入：属于《国家基本医疗保险、工伤保险和生育保险药品目录》"肿瘤用药"项下"肿瘤辅助用药"（乙类）。适应证同产品说明书。同方不同剂型以及不同生产企业生产的产品按照医保规定的适应证应用。

（2）临床应用提示：①个别患者服药后出现轻度腹泻，系处方中当归之润肠通便作用所致，减量可缓解。②心脏病患者慎用。本品可能引起心脏不适，个别患者服药后出现心慌、胸痛。③孕妇慎用（妊娠早期有恶心、呕吐等妊娠反应者慎用，以免导致妊娠反应加重）。

（3）其他提示：参考生产企业提供的产品说明书。

5. 主要参考文献

[1] 李丽静，李晶，刘同彦，等 . 养血饮口服液对免疫系统的影响 [J]. 吉林中医药，2018，38（6）：697-699.

[2] 郭媛媛 . 养血饮联合环孢素 A 治疗再生障碍性贫血临床观察 [J]. 西部中医药，2020，33（7）：121-124.

[3] 张桂玲，卢青军，李永申，等．养血饮口服液与硫酸亚铁对照治疗小儿缺铁性贫血100 例 [J]. 中国新药杂志，2002，11（3）：232-234.

[4] 陈天池，文海英，秦志丰，等．养血饮口服液治疗化疗后白细胞与血小板减少 32 例临床观察 [J]. 时珍国医国药，2007，18（4）：976.

[5] 杨元长，秦祝梅，尚士亮．养血饮与环孢素 A 治疗再生障碍性贫血的临床效果 [J]. 中国校医，2022，36（7）：547-549.

[6] 舒静，王怡，陈敏．养血饮联合促红细胞生成素对维持性血液透析患者免疫功能的影响 [J]. 长春中医药大学学报，2006，22（4）：17-18.

[7] 刘光美．养血饮口服液联合环孢素 A 治疗再生障碍性贫血的临床观察 [J]. 大医生，2021，6（4）：64-66.

[8] 卜训亚．促红细胞生成素联合养血饮治疗血透肾性贫血 60 例观察 [J]. 江苏医药，2012，38（11）：1346-1347.

[9] 刘恩令，刘冬满．养血饮合并蜂龄胶囊治疗卵巢癌化疗后白细胞及血小板减少的疗效观察 [J]. 中华综合医学，2001，2（2）：154.

[10] 刘龙，秦志丰，余志红．养血饮口服液治疗化疗导致骨髓抑制 39 例临床观察 [J]. 中华实用中西医杂志，2005，18（1）：113-114.

养阴生血合剂

1. 药品参考信息

【主要成分】地黄、黄芪、当归、玄参、川芎、麦冬、石斛等。

【剂　　型】合剂。

【适 应 证】养阴清热，益气生血。本品为肿瘤患者放射治疗时的辅助用药，有助于减轻患者的白细胞下降，改善免疫功能。用于肿瘤放疗患者阴虚内热、气血不足证，症见口干咽燥、食欲减退、倦怠无力等。

【用法用量】口服，放疗前 3 天开始服用，每日 1 次，每次放疗前 1 小时口服 50 mL；其他阴虚内热及放疗结束的患者，每日 2 次，早、晚各 25 mL。摇匀后服用，或遵医嘱。

【不良反应】尚不明确。

【禁　　忌】尚不明确。

【注意事项】请遵医嘱。

【**药物相互作用**】如与其他药物同时使用，可能发生药物相互作用，详情请咨询医师或药师。

【**药物过量**】未进行该项研究且暂无可靠文献参考。

【**药物毒理学**】未进行该项研究且暂无可靠文献参考。

【**药代动力学**】未进行该项研究且暂无可靠文献参考。

【**包装规格**】50 毫升 / 瓶。

2. 临床应用指引

（1）说明书适应证：养阴清热，益气生血。本品为肿瘤患者放射治疗时的辅助用药，有助于减轻患者的白细胞下降，改善免疫功能。用于肿瘤放疗患者阴虚内热、气血不足证，症见口干咽燥、食欲减退、倦怠无力等。

名词解释。①养阴清热：养阴清热是中医治疗疾病或病证的一种方法，指利用该产品中具有养阴清热作用的药物，治疗因阴虚导致的内伤发热症状（颜面潮红、五心烦热、潮热盗汗、失眠多梦）。②益气生血：益气生血是中医治疗疾病或病证的一种方法，指利用该产品中具有益气生血作用的药物（黄芪与当归的组合又称当归补血汤）治疗气血不足（症见面色萎黄、头晕目眩、气短懒言、失眠多梦、食欲不振）的症状。

（2）医保适应证：属于《国家基本医疗保险、工伤保险和生育保险药品目录》"扶正剂"项下"养血剂"（乙类）。无病种限制。

（3）临床应用要点：①产品特点：该产品是由具有补气血、养阴作用的药物制成的补益剂，可以用于治疗气血不足、阴虚之证。②西医病种：肿瘤放疗后白细胞减少症。③中医简化证候：面色萎黄、头晕目眩、气短懒言、失眠多梦、食欲不振；或颜面潮红、五心烦热、潮热盗汗、失眠多梦。④建议疗程：按照医保支付病种规定的治疗时间（疗程），或根据病情需要确定治疗时间（疗程）。

（4）拓展临床应用：在符合相关法律、临床用药规范，并在保障临床用药安全的前提下，拓展应用如下。①用于改善患者的生存质量，减轻神疲乏力等症状，减少体重下降。②对放射性食管炎有一定治疗效果。③对化疗后患者的白细胞减少有防治作用。

3. 相关药理作用与治疗原理

暂缺乏详细资料。

4. 临床应用提示

暂无。

5. 主要参考文献

[1] 李梁，朱兆峰，黄德波，等．养阴生血合剂防治放射性食管炎的临床研究 [J]. 中国肿瘤临床与康复，2013，20（6）：597-598.

[2] 任雪梅，翁高洁，王兰兰．养阴生血合剂治疗恶性肿瘤患者化疗后白细胞下降的疗效 [J]. 中国老年学杂志，2013，33（6）：1446-1447.

[3] 汪晓龙，龚军，唐昃，等．养阴生血合剂对恶性肿瘤患者放疗副反应的影响 [J]. 中国肿瘤临床与康复，2010，17（3）：288-289.

[4] 陈潇潇，何敏，李晨露，等．HPLC 多指标成分定量与化学计量学相结合的养阴生血合剂综合质量评价 [J]. 中国中医药信息杂志，2022，29（4）：104-110.

益血生胶囊

1. 药品参考信息

【主要成分】阿胶、龟甲胶、鹿角胶、鹿血、牛髓、紫河车、鹿茸、茯苓、黄芪（蜜制）、白芍、当归、党参、熟地黄、白术（麸炒）、制何首乌、大枣、炒山楂、炒麦芽、炒鸡内金、知母（盐制）、大黄（酒制）、花生衣。

【剂　　型】胶囊剂，内容物为棕褐色颗粒状粉末；气腥，味微咸。

【适 应 证】健脾补肾，生血填精。用于脾肾两虚、精血不足所致的面色无华、眩晕气短、体倦乏力、腰膝酸软；缺铁性贫血、慢性再生障碍性贫血见上述证候者。

【用法用量】口服，一次 4 粒，一日 3 次，儿童酌减。

【注意事项】虚热者慎用。请仔细阅读说明书并遵医嘱使用。

【孕妇及哺乳期妇女用药】孕妇慎用。

【儿童用药】儿童必须在成人监护下使用。

【包装规格】每粒 0.25 g，36 粒／盒。

2. 临床应用指引

（1）说明书适应证：健脾补肾，生血填精。用于脾肾两虚、精血不足所致的面色无华、眩晕气短、体倦乏力、腰膝酸软；缺铁性贫血、慢性再生障碍性贫血见上述证候者。

名词解释。①健脾补肾：健脾补肾是中医治疗疾病或病证的一种方法，指利用该产品中具有健脾益气、滋阴补肾作用的中药治疗脾肾两虚证，症见面色萎黄或苍白、肢体倦怠、食欲不振、畏寒肢冷、久泻久痢、脉搏细弱等。②生血填精：生血填精是中医治疗疾病或病证的一种方法，指基于"肾主骨生髓，髓生血"理论，利用该产品中具有填精生血作用的中药治疗肾精亏虚、精不生血类疾病。

（2）医保适应证：属于《国家基本医疗保险、工伤保险和生育保险药品目录》"扶正剂"项下"养血剂"（乙类）。

（3）临床应用要点：①产品特点：该产品由 20 余味中药材制成，为补气养血、滋阴温阳、调理五脏的补益剂。②西医病种：再生障碍性贫血、缺铁性贫血。③中医简化证候：腰膝酸软、五心烦热、形体消瘦；或面色萎黄、头晕目眩、失眠多梦、倦怠自汗。④建议疗程：用于治疗缺铁性贫血时，至少用药 1～2 个月再评价疗效；用于治疗再生障碍性贫血时，可根据病情需要确定治疗时间；拓展性用于其他疾病治疗时，不受治疗时间限制，可根据病情需要确定治疗时间。注意，若用药时间超过 3 个月，需要定期检测肝肾功能。

（4）拓展临床应用：在符合相关法律、中医证候特征、临床用药规范，并在保障用药安全的前提下，拓展应用如下。①可试用于治疗骨髓衰竭性疾病，如骨髓增生异常综合征、免疫性全血细胞减少等。②可用于治疗肿瘤相关性贫血与防治化疗后骨髓抑制，且能够提高肿瘤患者的生活质量。③用于治疗非肿瘤相关的白细胞减少。④用于治疗各类血小板减少症，以及肝炎、肝硬化导致的血小板减少症等。⑤用于治疗妊娠期贫血等。

3. 相关药理作用与治疗原理

药理学研究显示，益血生胶囊具有以下作用。①治疗贫血作用：益血生胶囊可升高缺铁性贫血大鼠的血红蛋白含量和红细胞数量，对乙酰苯肼诱导的小鼠溶血性贫血有防治作用，可提升其血红蛋白含量和红细胞数量；对失血性贫血小鼠亦可在一定程度上提升其血红蛋白含量和红细胞数量。益血生胶囊对多种贫血模型具有预防和治疗作用，此种作用是益血生胶囊治疗贫血的药理学基础之一。②辐射损伤的保护作用：益血生胶囊能提升受辐射鼠的白细胞计数、骨髓有核细胞数，并使受辐射鼠胸腺、脾重量回升，这证明益血生胶囊对 X 射线所致辐射损伤有较好的缓解作用。

4.临床应用提示

（1）医保准入：属于《国家基本医疗保险、工伤保险和生育保险药品目录》"扶正剂"项下"养血剂"（乙类）。

（2）列入指南：《恶性肿瘤中医诊疗指南（2014年版）》。

（3）列入共识：①《肿瘤姑息治疗中成药使用专家共识（2013版）》。②《中西医结合治疗骨髓增生异常综合征专家共识（2019）》。③《肿瘤化疗相关性血小板减少症中医药防治专家共识》。④《肿瘤相关性贫血中医药防治专家共识》。⑤《贫血的多学科中西医防治和管理专家共识》。

（4）行业引用：①《血液疾病优势病种中医诊疗方案与路径解读》。②全国中医药行业高等教育"十三五"创新教材《中医血液病学》相应章节。③《临床路径治疗药物释义·肿瘤疾病分册》（下）。④《临床路径治疗药物释义·血液病分册（2022年版）》。

5.主要参考文献

[1] 郑小清，李丽.益血生胶囊联合蔗糖铁注射液治疗气血两虚型缺铁性贫血疗效观察 [J].新中医，2015，47（3）：78-80.

[2] 张伟.益血生胶囊联合重组人粒细胞集落刺激因子治疗妇科肿瘤化疗后骨髓抑制32例 [J].河南中医，2015，35（5）：1046-1048.

[3] 梁惠卿，吴耀南，杨嘉恩，等.益血生胶囊联合西药治疗慢性丙型病毒性肝炎40例临床观察 [J].中医杂志，2015，56（16）：1394-1397.

[4] 迟晓娟，武伯军，胡广，等.益血生胶囊治疗血虚证患者的临床疗效 [J].中国药物经济学，2015，10（8）：75-77.

[5] 田国燕，顾磊，封爱英.益血生胶囊治疗恶性血液病化疗后骨髓抑制的疗效观察 [J].中华中医药学刊，2016，34（2）：505-507.

[6] 薛军，崔伟.益血生胶囊联合 ^{131}I 在甲亢伴白细胞降低患者中的应用 [J].承德医学院学报，2016，33（4）：294-296.

[7] 曾祥学，张跃强，刘安家.益血生胶囊联合人粒细胞集落刺激因子治疗妇科肿瘤化疗后白细胞下降的临床研究 [J].药物评价研究，2016，39（5）：836-839.

[8] 张平.益血生胶囊联合兔抗人胸腺细胞免疫球蛋白治疗再生障碍性贫血的临床研究 [J].现代药物与临床，2018，33（7）：1751-1754.

[9] 唐维，李宪.益血生改善药物相关性全血细胞减少症的效果 [J].中国社区医师，2018，

34（22）：78-79.

[10] 吴秀珍，谢利英，许园姣.多维铁口服溶液联合益血生胶囊治疗妊娠合并缺铁性贫血的临床疗效观察 [J].上海医药，2018，39（15）：29-30，33.

[11] 付岭，成雪，刘金梅.益血生胶囊对非霍奇金淋巴瘤患者化疗后免疫功能的影响 [J].海南医学，2019，30（8）：1039-1041.

[12] 谭伟兰，曾秋霞，区凯敏.蛋白琥珀酸铁口服溶液联合益血生胶囊治疗妊娠期缺铁性贫血疗效评价 [J].中国药业，2020，29（5）：146-148.

[13] 王娜，秦玲，刘珂.益血生胶囊联合 DA 化疗方案治疗急性髓细胞系白血病临床研究 [J].新中医，2020，52（19）：108-110.

[14] 史启霞.益血生胶囊联合蔗糖铁对缺铁性贫血患者血清铁蛋白、血清铁水平的影响 [J].吉林医学，2021，42（3）：583-585.

[15] 王娜，陈丽珍，邱雪洲，等.益血生胶囊联合多糖铁复合物治疗妊娠期缺铁性贫血的临床研究 [J].现代药物与临床，2021，36（6）：1190-1193.

[16] 赵琳，李虹，崔英.益血生胶囊联合琥珀酸亚铁治疗妊娠贫血的疗效观察 [J].现代药物与临床，2021，36（6）：1186-1189.

[17] 谢忠丽，杨堃，廖文娟.益血生胶囊治疗儿童急性白血病化疗后骨髓抑制临床研究 [J].中国中医药现代远程教育，2021，19（20）：91-93.

[18] 程翠霞，时晓贞.益血生胶囊辅助 DA 方案治疗急性髓细胞系白血病患儿的效果及其对红细胞参数的影响 [J].华夏医学，2022，35（2）：28-31.

[19] 刘建.益血生胶囊联合多糖铁复合物胶囊治疗缺铁性贫血的效果 [J].系统医学，2022，7（18）：177-181.

[20] 张静娴，陈信义，田劭丹.益血生胶囊基于肾主骨生髓化血理论治疗贫血的临床实践 [J].北京中医药大学学报，2023，46（5）：731-735.

元胡止痛片（胶囊、颗粒、滴丸）

1. 药品相关信息

【**主要成分**】延胡索（醋制）、白芷。

【**剂　　型**】片剂、胶囊剂、颗粒、滴丸。

【**适 应 证**】理气，活血，止痛。用于行经腹痛、胃痛、胁痛、头痛。

【**用法用量**】口服，一次 4～6 片，一日 3 次，或遵医嘱。

【不良反应】①在服用本品期间，如果感到不适应尽快告诉医师或药师。情况紧急时可先停止使用，必要时到医院就诊。②偶见过敏反应（皮肤瘙痒、出现荨麻疹、眼结膜充血、面目浮肿、恶心欲吐、口苦口干、小便少黄）与内服致急性胃黏膜损害。

【禁　　忌】对本药品所含任何成分过敏者禁用。

【注意事项】①饮食宜清淡，忌酒及辛辣、生冷、油腻食物。②忌愤怒、忧郁，保持心情舒畅。③有高血压、心脏病、肝病、糖尿病、肾病等慢性病且病情严重者应在医师指导下服用。④儿童、孕妇、哺乳期妇女、年老体弱者应在医师指导下服用。⑤疼痛严重者应及时去医院就诊。⑥若服药3天症状无缓解，应去医院就诊。⑦对本品过敏者禁用，过敏体质者慎用。⑧本品性状发生改变时禁止使用。⑨儿童必须在成人监护下使用。⑩请将本品放在儿童不能接触到的地方。⑪ 如正在使用其他药品，使用本品前请咨询医师或药师。

【孕妇及哺乳期妇女用药】孕妇、哺乳期妇女应在医师指导下服用。

【儿童用药】儿童应在医师指导下服用。

【药物相互作用】①如果需服用任何其他药品，请告知医师或药师，包括任何从药房、超市或保健品商店购买的非处方药品、保健品。②马钱子或含有士的宁的药物可以增强延胡索的毒性，不宜与本品同服。③本品与氯丙嗪同用，可产生震颤麻痹，不宜同服。④服药期间避免与生冷之品同用，戒烟酒，以防降低药效，加重病情。⑤医师和药师可能对服用元胡止痛片（胶囊、颗粒、滴丸）的注意事项有更多的信息。

【药理作用】参考生产企业提供的产品说明书。

【药物过量】未进行该项研究且暂无可靠文献参考。

【药物毒理学】未进行该项研究且暂无可靠文献参考。

【药代动力学】未进行该项研究且暂无可靠文献参考。

2.临床应用指引

（1）说明书适应证：理气，活血，止痛。用于行经腹痛、胃痛、胁痛、头痛。

名词解释。①理气：理气是中医治疗疾病或病证的一种方法，指利用该产品中具有理气（保持人体气机舒畅、气行通顺）功效的中药治疗气滞（气机郁滞不畅，表现为胸胁满闷、两胁或脘腹胀痛、咽部如有异物梗阻、忧郁寡欢、情绪激动、腹痛腹泻、乳房胀痛）、气逆（气不下降而上逆，表现为咳嗽、气喘、恶心、呕吐、嗳气、呃逆）。②活血：活血是中医治疗疾病或病证的一种方法，指利用该产品中具有活血功效的中药或其他特定的方法治疗血瘀证（疼痛、肿块、出血、舌紫暗），并促使气血恢复正常状态（凝血功能与血液的流动性正常）。

（2）医保适应证：属于《国家基本医疗保险、工伤保险和生育保险药品目录》"疏肝和胃剂"（甲类）。适应证同产品说明书。同方不同剂型与不同生产企业的产品按照医保规定的范围应用。

（3）临床应用要点：①产品特点：该产品由止痛药物延胡索配白芷制成。②西医病种：用于癌症疼痛的辅助治疗。③中医简化证候：多系统肿瘤加疼痛症状。④建议疗程：按照医保支付病种规定的治疗时间（疗程），或按照病情需要确定治疗时间（疗程）。

（4）拓展临床应用：在符合相关法律、中医证候特征、临床用药规范，并在保障用药安全的前提下，拓展应用如下。①用于缓解各种类型的疼痛（局部疼痛、放射性疼痛、扩散性疼痛、牵涉性疼痛、幻肢痛、灼烧性神经痛等）。②本品与阿片类止痛药物配伍使用可以治疗癌性疼痛，而且二者伍用既可增加疗效，又可缓解阿片类止痛药物所引起的恶心、呕吐、便秘等消化系统不良反应。

3. 相关药理作用与治疗原理

药理学研究表明，本品具有以下药理作用。①可以提高热板法试验小鼠的痛阈值，减少醋酸引起的大鼠扭体次数，延长热水甩尾试验小鼠痛反应的潜伏期。②具有改善微循环的作用，能降低血瘀模型大鼠的全血黏度、血浆黏度、血细胞比容，增大小鼠耳郭微血管管径，增加毛细血管网交点数。③能抑制小鼠的自发活动，延长戊巴比妥处理小鼠的睡眠时间，还可延长悬挂试验小鼠悬垂不动的时间。④可下调血液疼痛介质的表达水平、抑制体内炎症反应。前期临床研究资料可参见相关文献。单味中药研究显示：①延胡索有不同于非甾体抗炎药及阿片类药物的镇静、镇痛及麻醉作用，可以减轻脑缺血－再灌注损伤。研究表明，其有效活性成分左旋延胡索乙素对神经痛有很强的镇痛效果，延胡索全碱也可有效抑制胃酸过量分泌、控制胃酸浓度、有效保护胃黏膜，延胡索丑素等成分也有一定的镇静、催眠等作用。②白芷的主要活性成分有挥发油类、香豆素类、微量元素和多糖成分，其中，白芷总挥发油可调节体内单胺类神经递质的传递，并促进体内内啡肽前体物质前阿黑皮素原 mRNA 的表达，促使其水平升高，增强镇痛效果。

4. 临床应用提示

（1）医保准入：属于《国家基本医疗保险、工伤保险和生育保险药品目录》"疏肝和胃剂"（甲类）。

（2）列入指南：《安徽省慢性胃炎分级诊疗指南（2016版）》。

（3）列入共识：①《癌痛规范化治疗中成药合理使用专家共识》。②消化性溃疡中医诊疗专家共识意见（2017）》。③《肿瘤姑息治疗中成药使用专家共识（2013版）》。④《胃痛中医诊疗专家共识意见》。⑤《消化性溃疡中医诊疗共识意见（2009，深圳）》。⑥《慢性浅表性胃炎中医诊疗共识意见（2009，深圳）》。

（4）用药提示：①有高血压、心脏病、肝病、糖尿病、肾病等慢性病且病情严重者应在医师指导下服用。②儿童、孕妇、哺乳期妇女、年老体弱者应在医师指导下服用。③对本品过敏者禁用，过敏体质者慎用。个别患者服药后出现过敏反应，表现为皮肤瘙痒、眼结膜充血、面目浮肿、恶心欲吐、口苦口干、小便少黄等现象，或出现急性胃黏膜损害，减量或停药后可痊愈或缓解，必要时应到医院就诊。④马钱子或含有士的宁的药物，可以增强延胡索的毒性，不宜与本品同服。⑤本品与氯丙嗪同用，可产生震颤麻痹，不宜同服。

（5）其他提示：参考生产企业提供的产品说明书。

5. 主要参考文献

[1] 易华平，罗纯清. 元胡生物碱成分在元胡止痛片质量控制中的研究 [J]. 中国社区医师，2023，39（2）：6-8.

[2] 张沛，冯亮群，李利霞，等. 元胡止痛片联合普瑞巴林治疗带状疱疹后遗神经痛的临床研究 [J]. 现代药物与临床，2021，36（12）：2516-2521.

[3] 北京市疼痛治疗质量控制和改进中心癌痛专家组. 癌痛规范化治疗中成药合理使用专家共识 [J]. 中国疼痛医学杂志，2021，27（1）：9-17.

[4] 谭丹，曾小琴，鲍全伟，等. 元胡止痛片联合强阿片类药物治疗肺癌术后中重度疼痛的临床观察 [J]. 局解手术学杂志，2020，29（1）：55-58.

[5] 吴连科. 元胡止痛片临床运用疗效分析 [J]. 中国药物与临床，2020，20（8）：1314-1316.

[6] 安徽省慢性胃炎分级诊疗指南（2016版）[J]. 安徽医学，2017，38（7）：813-822.

[7] 中华中医药学会脾胃病分会, 张声生, 王垂杰. 消化性溃疡中医诊疗专家共识意见 (2017)[J]. 中华中医药杂志, 2017, 32 (9): 4089-4093.

[8] 中国抗癌协会癌症康复与姑息治疗专业委员会. 肿瘤姑息治疗中成药使用专家共识 (2013 版) [J]. 中国中西医结合杂志, 2016, 36 (3): 269-279.

[9] 海峡两岸医药卫生交流协会中医药专业委员会消化学组. 胃痛中医诊疗专家共识意见 [J]. 中医杂志, 2016, 57 (1): 87-90.

[10] 李方帅. 元胡止痛片联合芬太尼在骨科老年患者术后镇痛中的应用 [J]. 亚太传统医药, 2016, 12 (3): 125-126.

[11] 俞晓艳, 原永芳. 元胡止痛片联合布洛芬和维生素 B_1 治疗带状疱疹后遗神经痛的疗效观察 [J]. 现代药物与临床, 2015, 30 (10): 1251-1254.

[12] 张秀书. 元胡止痛片结合运动治疗女大学生原发性痛经疗效观察 [J]. 河北中医, 2015, 37 (6): 904-905, 954.

[13] 陆军达. 元胡止痛片与二氟尼柳片口服联合应用在治疗胸肋疼痛中的疗效观察 [J]. 海峡药学, 2013, 25 (5): 273-274.